中山大学附属第一医院院史文化丛书

肖海鹏　骆　腾 ◎ 主编

"医"万个为什么

骆　腾

彭福祥

主　编

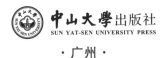

中山大学出版社

·广州·

版权所有　翻印必究

图书在版编目（CIP）数据

"医"万个为什么/骆腾，彭福祥主编.—广州：中山大学出版社，2022.12
（中山大学附属第一医院院史文化丛书/肖海鹏，骆腾主编）
ISBN 978-7-306-07430-0

Ⅰ.①医…　Ⅱ.①骆…②彭…　Ⅲ.①医学—普及读物　Ⅳ.①R-49

中国版本图书馆 CIP 数据核字（2022）第 212820 号

出 版 人：王天琪
策划编辑：嵇春霞　王　睿
责任编辑：王　睿
封面设计：曾　斌
责任校对：周　玢
责任技编：靳晓虹
出版发行：中山大学出版社
电　　话：编辑部 020-84110283，84113349，84111997，84110779，84110776
　　　　　发行部 020-84111998，84111981，84111160
地　　址：广州市新港西路 135 号
邮　　编：510275　　　　传　真：020-84036565
网　　址：http://www.zsup.com.cn　　E-mail：zdcbs@mail.sysu.edu.cn
印 刷 者：佛山市浩文彩色印刷有限公司
规　　格：787mm×1092mm　1/16　26.125 印张　538 千字
版次印次：2022 年 12 月第 1 版　2022 年 12 月第 1 次印刷
定　　价：128.00 元

如发现本书因印装质量影响阅读，请与出版社发行部联系调换

中山大学附属第一医院院史文化丛书
主 编 简 介

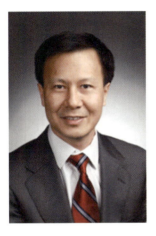

肖海鹏 教授，博士研究生导师。国务院学位委员会学科评议专家，国务院政府特殊津贴专家，中山大学常务副校长，中山大学附属第一医院院长、内分泌科首席专家，中国医师协会内分泌代谢科医师分会副会长，广东省医学会副会长。主持国家自然科学基金和省部级等多项课题，学术成果发表在 *BMJ*, *Lancet Digital Health*, *Cell Research*, *Thyroid*, *JCEM*, *Diabetologia*, *Molecular Therapy* 等国际权威期刊，获广东省科技进步一等奖、广东教育教学成果特等奖、国家级教学成果二等奖、教育部宝钢优秀教师等多项荣誉，是首批全国高校"黄大年式教师团队"负责人、获欧洲医学教育联盟 Honorary Fellowship 奖项的首位中国专家。

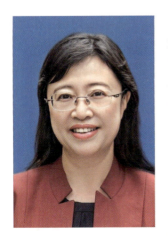

骆腾 法学博士，研究员，中山大学附属第一医院党委书记。获"全国优秀教育工作者""中国高教学会优秀工作者"荣誉称号，第八次优秀高等教育科学研究成果优秀奖主要完成人，第十三届最具领导力中国医院领导者卓越贡献奖获得者。曾担任中国高等教育学会常务理事、中国高等教育学会师资研究分会副理事长。现担任中国质量协会医疗与健康分会副会长、国家卫生健康标准委员会医疗服务标准专业委员会委员、中国现代医院管理智库党的建设与医院文化专业委员会委员。

本书编委会

主　　审：肖海鹏　骆　腾
主　　编：骆　腾　彭福祥
副 主 编：潘曼琪　梁嘉韵
编　　委：林芳宇　谢凤兰　周　瑜　林沅英
审稿专家：（按姓氏笔画排序）

王　于	王　竹	王安训	王　妍	王　岩	王治平
王洪刚	王章锋	王　琼	王道虎	元　刚	毛志钢
文译辉	方　群	左可军	叶玉津	包　勇	冯慧宇
邢世会	邢象斌	朱森林	任玉峰	华赟鹏	向贤宏
庄晓东	刘卫彬	刘王凯	刘龙山	刘东红	刘庆华
刘江辉	刘军秀	刘　辉	刘　斌	刘　鹏	江广理
许韩师	孙祥宙	麦庆云	苏培强	李　平	李志坚
李易娟	李　怡	李绍强	李剑波	李　健	李梓伦
李鹤平	杨东杰	杨　超	杨　震	杨　璐	连　帆
肖英莲	吴荣佩	吴　旋	邱　江	何　强	余　剑
余慕雪	邹外一	张亚东	张志奇	张昆松	张信华
张盛洪	张赟建	陈子怡	陈木开	陈玉清	陈　东
陈光献	陈　杰	陈　昆	陈国栋	陈秋莉	陈海天

陈培松　陈　崴　陈　曦　林　颖　岳智慧　周振海
周路遥　周燕斌　郑勋华　郑艳玲　郑朝旭　赵　强
荣　健　胡安斌　胡春林　柯志勇　姚凤娟　姚尖平
姚　陈　莫承强　莫　樱　莫穗林　夏文豪　徐向东
高　勇　郭俊兵　唐可京　唐　冰　黄东锋　黄礼彬
黄建强　黄勇慧　黄慧玲　曹筱佩　戚　剑　崔立谦
康　焱　梁孟亚　彭振鹏　程　超　舒　斌　童秀珍
游泽山　谢显彪　谢举临　蔡冬梅　廖　康　谭双全
谭进富　熊　迈　熊　艳　黎曙霞　霍丽君　鞠卫强

前　言

健康，是人民群众幸福生活的共同追求，也是实现中国式现代化的重要基础。

党的十八大以来，党中央加快推进健康中国建设，我国居民主要健康指标跃居中高收入国家前列，人民健康获得感显著增强。党的二十大进一步强调，"把保障人民健康放在优先发展的战略位置，完善人民健康促进政策"。具体而言，就是要营造一个政府、社会、个人共同落实健康行动的有利环境，引导每个人在全生命周期中更好地树立健康管理理念，促进人民健康水平的全面提升。

近年来，中山大学附属第一医院积极响应"健康中国"号召，坚持从大卫生、大健康出发，高度重视健康促进和医学知识普及工作，从工作机制、传播渠道、队伍建设和主题策划等方面进行了一系列探索，致力于构建一个大健康传播新体系，坚持做健康理念的倡导者、健康知识的传播者、健康行为的塑造者。

医院构建了"官方-科室-专家"三级自媒体平台矩阵，与中央、地方和行业的50多家媒体深入合作，放大一体传播效应，组建了包括学科带头人、专科主任、名优专家在内的科普专家库，3年来连续策划了"70年·70位名医""医万个为什么""妙手仁心"等大型系列健康宣传项目，引起社会热烈反响，为提升全民健康素养发挥了引领示范作用。

5年间，医院官方自媒体平台总订阅用户接近400万人，总阅读量超过8000万人次，社会媒体报道超过1.2万篇次，医院宣传工作先后荣获"中国医疗机构互联网品牌影响力全国十强"等各级奖项30多个，《医院大宣传格局建设实践》入选2019年国家卫健委首届"现代医院管理典型案例"。

为进一步培育健康科普新文化，推动健康宣传品牌建设，2021年在医院建院111周年之际，我们结集出版了第一部科普图书——《医病医身医心——111位名医说健康》，深受读者喜爱。贯彻落实党的二十大精神，推进健康中国建设，我们继续面向百姓健康需求，围绕百姓关心的健康话题，组织各学科知名专家132人，撰写了100多篇主题科普文章，集结成第二部科普图书——《"医"万个为什么》。全书聚焦内科、外科、妇产科、儿科、神经科、骨科、心脑血管等领域的常见病多发病，以通俗易懂的方式传播权威的医学知识、有效的防治方法，并配有短视频，力求让大家喜欢看、看得懂、学得会、用得上。另外，"中山一院"微信公众号设有与本书某些内容相关的栏目，感兴趣的读者朋友扫描图书封底二维码关注公众号即可阅览。

本书在编写和出版过程中得到了各位医学专家的鼎力支持，编委对每"医问"每"医答"反复校审，审稿专家字斟句酌，合力著成这本有用且有趣的科普读物。

祝愿每一名读者都能从中领悟到健康的真谛，养成健康的生活方式，真正做自己健康的第一责任人，健康快乐地过好每一天。

编　者

2022年11月

目录 CONTENTS

第一章 慢性病的秘密 / 1

为什么出现发热、贫血、出血须警惕急性白血病？ 童秀珍 / 3
为什么有的淋巴瘤早期不用治疗？ 周振海 / 6
治疗慢性粒细胞白血病，为什么首选小分子靶向药物？ 邹外一 / 9
为什么胃食管反流要少吃甜食和少喝浓茶及咖啡？ 肖英莲 / 12
治疗贲门失弛缓症，为什么多建议进行POEM手术？ 邢象斌 / 15
为什么要快速普及推广胃镜、肠镜检查？ 朱森林 / 18
为什么炎症性肠病缓解后还不能停药？ 张盛洪 / 21
为什么免疫治疗是晚期肺癌患者长久生存的"希望之星"？ 周燕斌 / 24
出现顽固性咳嗽、痰中带血，为什么要警惕肺癌？ 唐可京 / 27
为什么吸入性激素治疗哮喘副作用比较小？ 黄建强 / 30
为什么狼疮性肾炎患者要防晒、防感染？ 陈崴 / 33
为什么普通人也要监测尿常规？ 李志坚 / 36
为什么慢性肾脏病治疗强调"三驾马车"？ 刘庆华 / 39
为什么终末期肾病患者要尽早进行肾脏替代治疗？ 郑勋华 / 42
尿频、尿急、尿痛，应该怎么办？ 李剑波 / 45
为什么类风湿关节炎不能仅凭关节痛的症状就确诊？ 叶玉津 / 48
为什么红斑狼疮要强调早期识别？ 许韩师 / 51
为什么要强调强直性脊柱炎患者的锻炼必不可少？ 连帆 / 54
为什么糖尿病前期需要及时干预？ 曹筱佩 / 57

第二章　外科治疗是否"一切了之" / 61

为什么脑积水不一定要做分流手术？　杨　超 / 63
头痛、呕吐、头颅增大，为什么要警惕小儿脑肿瘤？　陈　昆 / 66
糖尿病足，一定要截肢吗？　谢举临 / 69
为什么皮肤肿物不能都"一切了之"？　唐　冰 / 72
为什么烧伤后应立即用冷水冲洗？　舒　斌 / 75
为什么人体泌尿系统会产生结石？　吴荣佩 / 78
为什么防治泌尿结石要多喝水？　莫承强 / 81
为什么治疗男性更年期综合征要监控睾酮水平？　孙祥宙 / 84
为什么说男性早泄是典型的脑科学问题？　张亚东 / 87
为什么下肢发凉麻木要警惕下肢动脉硬化闭塞症？　李梓伦 / 90
为什么大部分甲状腺结节不用手术治疗　徐向东 / 93
非常实用的乳房健康知识，你了解多少？　林　颖 / 96
如何更好地应对乳腺癌？　张赟建 / 99
为什么不建议胆囊结石患者保胆取石？　华赟鹏 / 102
为什么这些血液病治疗需要切除脾脏？　郑朝旭 / 105
为什么女性进行肾移植术后可以备孕生子　邱　江 / 108
为什么ABO血型不相容也能进行活体肾移植？　陈国栋 / 111
为什么胰岛移植能治疗糖尿病？　胡安斌 / 114
肝移植可怕吗？　赵　强 / 116
为什么儿童尿毒症的首选疗法是肾脏移植？　刘龙山 / 119

第三章　女性养护及育儿之道 / 123

为什么人工流产会导致宫腔粘连？　陈玉清 / 125
为什么部分子宫肌瘤患者需要手术治疗？　刘军秀 / 128
张力性尿失禁如何治疗？　游泽山 / 130
为什么双胎妊娠要重视孕检和孕期监测？　方　群 / 132
为什么有些孕妇要安胎？　王　琼 / 135
为什么孕妇要做胎心监护？　陈海天 / 138
为什么孕妇要重视孕期的保健？　刘　斌 / 141

为什么进行试管婴儿治疗的孕妇不建议长期卧床？　麦庆云 / 144
为什么治疗男性不育重在生活调理？　高　勇 / 147
为什么早产儿出院后还要定期复查？　余慕雪 / 150
儿童肾病综合征知多少？　莫　樱 / 153
为什么儿童白血病能治愈？　黄礼彬 / 156
为什么儿童支气管哮喘患者需要长期用药？　岳智慧 / 159
为什么孩子矮小要强调规范诊治？　陈秋莉 / 161
为什么会得免疫性血小板减少症？　柯志勇 / 164
为什么母乳性黄疸不建议片面停母乳？　李易娟 / 167
为什么治疗新生儿黄疸不能单靠晒太阳？　刘王凯 / 170

第四章　心神安宁五官舒 / 173

眼睑下垂、易疲劳，为什么应警惕重症肌无力？　刘卫彬 / 175
为什么建议重症肌无力患者多"偷懒"？　冯慧宇 / 179
癫痫女性患者如何生育健康宝宝？　陈子怡 / 182
为什么缺血性脑卒中抢救须把握发病后6小时？　邢世会 / 185
为什么心理行为治疗是失眠障碍的首选疗法？　崔立谦 / 188
为什么脑卒中患者要服用抗血小板药物？　余　剑 / 191
为什么睡久了会头痛？　谭双全 / 194
为什么儿童哭闹抓耳朵要警惕急性中耳炎？　吴　旋 / 196
为什么治疗慢性化脓性中耳炎建议采用耳内镜微创技术？
　　江广理 / 199
为什么过敏性鼻炎反反复复久治不愈？　李　健 / 202
为什么经鼻内镜手术创伤更小、恢复更快？　左可军 / 205
为什么颈部肿块的恶性概率较高？　王章锋 / 208
为什么打鼾也可能是一种病？　文译辉 / 210
为什么嚼槟榔、吸烟容易诱发口腔癌？　王安训 / 213
为什么种植牙被誉为人类的第三副牙齿？　郭俊兵 / 216
为什么白内障无须等"熟"了再手术？　霍丽君 / 219

第五章　护心健脑，健康到老 / 223

为什么高血压患者血压正常也不能停药？　夏文豪 / 225
为什么运动会诱发猝死？　黄慧玲 / 228
为什么防治冠心病要控制血脂？　杨　震 / 231
为什么高血压急症要有节奏地控制血压？　胡春林 / 233
为什么急性冠脉综合征多选择介入治疗？　李　怡 / 236
为什么ECMO被称为"急救神器"？　荣　健 / 239
为什么慢性冠脉综合征要管住嘴、迈开腿？　庄晓东 / 241
为什么二尖瓣关闭不全首选二尖瓣成形术？　王治平 / 244
为什么二叶主动脉瓣患者会出现咳嗽、呼吸困难症状？　梁孟亚 / 247
为什么会得主动脉夹层，怎样预防？　姚尖平 / 250
主动脉瓣狭窄可采取微创手术吗？　陈光献 / 253
为什么服用华法林要少吃富含维生素K的食物？　熊　迈 / 255
为什么预防老人跌倒要强调合理用药？　元　刚 / 258

第六章　急救有妙招，筋骨康健看技巧 / 261

突发情况发生时如何快速急救？　熊　艳 / 263
为什么异物卡喉不能用手或其他东西去抠？　刘江辉 / 266
为什么脊柱侧凸"偏爱"青少年？　苏培强 / 269
为什么淋巴水肿患者要进行终身治疗和护理？　李　平 / 272
关节严重变形该怎么办？　康　焱 / 275
为什么周围神经鞘瘤多建议手术治疗？　戚　剑 / 277
中风后出现痉挛性偏瘫，还能手术治疗吗？　王洪刚 / 280
为什么治疗骨肉瘤不一定要截肢？　谢显彪 / 283
为什么骨关节炎需要重视全程规范治疗？　张志奇 / 286
为什么治疗青少年脊柱侧凸不一定需要进行手术？　刘　辉 / 289
为什么扁平足的孩子应穿矫形鞋？　黄东锋 / 292
为什么脑卒中患者要开展康复治疗？　刘　鹏 / 295
为什么帕金森病患者需要进行康复治疗？　陈　曦 / 298
骨质疏松了，光补钙可以吗？　蔡冬梅 / 301

第七章　抵御癌症的正确方式 / 305

为什么结直肠癌发现时多是晚期？　谭进富 / 307
为什么治疗垂体腺瘤多采用微创手术？　毛志钢 / 310
尽早发现前列腺癌，为什么重在定期做 PSA 检查？　王道虎 / 313
尽早发现肺癌，为什么要做低剂量螺旋 CT 检查？　程　超 / 316
当腹痛、腰痛时，为什么要警惕腹主动脉瘤？　姚　陈 / 318
为什么要重视肝癌高危人群的筛查？　何　强 / 321
为什么肝癌术后容易复发？　李绍强 / 324
胰腺炎与胰腺癌的治疗方法是什么？　张昆松 / 327
为什么胃肠道肿瘤要重视早诊早治和营养支持？　杨东杰 / 330
为什么胃肠道间质瘤要做基因检测？　张信华 / 333
为什么肝移植能根治肝癌？　鞠卫强 / 336
为什么说介入治疗是治疗肝癌的枢纽手段？　黄勇慧 / 339
为什么肿瘤精准治疗离不开介入技术？　向贤宏 / 342
为什么说介入治疗是晚期神经内分泌肿瘤肝转移的首选方法？
　　王　于 / 344
为什么肺癌放疗需要定期复查？　包　勇 / 346
为什么妇科肿瘤需要进行放射治疗？　任玉峰 / 348
为什么实体肿瘤和非实体肿瘤的治疗方式不同？　王　岩 / 351
为什么肝癌发现时大多已是中晚期？　李鹤平 / 354
一发现多是晚期，为什么胰腺癌这么难治？　陈　东 / 357

第八章　辨"症"施治，要了解这些知识 / 361

为什么男性健康问题要重视中西医结合？　莫穗林 / 363
为什么身体没有不适还要定期体检？　王　妍 / 366
为什么治疗痤疮需要用个性化治疗方案？　陈木开 / 369
为什么麻醉前要严格禁食禁饮？　杨　璐 / 372
为什么便秘需要做排粪造影检查？　彭振鹏 / 375
为什么超声心动图与心电图检查不能相互替代？　刘东红 / 378
为什么超声是筛查乳腺疾病的最常用手段？　郑艳玲 / 381

为什么介入超声治疗肩周炎能取得显著疗效? 王 竹 / 384
发现心脏瓣膜反流该怎么办? 姚凤娟 / 387
宝宝出生14天后仍有黄疸,为什么要警惕胆道闭锁? 周路遥 / 390
为什么感染性腹泻要做病原菌检测? 廖 康 / 393
为什么地中海贫血患者生育前要做基因检测? 陈培松 / 396
为什么用药前须仔细阅读药品说明书? 黎曙霞 / 398
为什么输液不能随意调节滴速? 陈 杰 / 401

第一章 慢性病的秘密

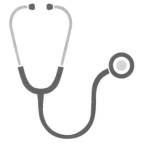

为什么出现发热、贫血、出血须警惕急性白血病？

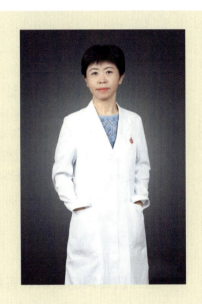

童秀珍 中山大学附属第一医院血液内科教授、主任医师、博士研究生导师。中华医学会血液学分会白血病学组委员、中国医药教育协会白血病分会委员、广东省医学会血液病学分会第九届委员会白血病学组委员、广东省健康管理学会血液病学专业委员会委员、广州市医学会血液学分会第五届委员会常务委员。

什么是白血病？

白血病是起源于造血干、祖细胞的恶性克隆性疾病，由于骨髓中的白血病细胞大量增殖，抑制正常的造血功能，并浸润肝、脾、淋巴结等组织器官，导致患者出现贫血、出血、感染和浸润征象。

白血病有哪几种？

白血病分为急性白血病和慢性白血病，前者包括急性髓系白血病、急性淋巴细胞白血病，后者包括慢性髓系白血病、慢性淋巴细胞白血病。

急性白血病有哪些症状？

(1) 贫血：与正常造血功能受到抑制有关，多表现为面色苍白、头晕、乏力、活动后心悸气喘。

(2) 出血：与血小板减少以及凝血功能异常有关，多表现为皮肤瘀点瘀斑、牙龈出血、女性月经过多、消化道出血、血尿等，严重时可导致颅内出血。

(3) 发热：与中性粒细胞缺乏所致的感染有关，也有白血病本身引起的发热。发热多为高热，也可表现为低热，患者可伴有畏寒、出汗等，局部感染症状一般不明显，需用比较高级的抗生素才能控制。

(4) 白血病细胞增殖浸润的表现：如肝、脾、淋巴结肿大，胸骨压痛、牙龈增生、皮肤出现灰色斑丘疹等。

(5) 其他表现：包括头痛、呕吐、视力下降、儿童单侧睾丸无痛性增大等。

一旦出现上述症状，建议尽早到医院进行血常规检查。

急性白血病的血常规有什么改变？

可有不同程度红细胞、血红蛋白下降；多数患者的血小板减少；白细胞数则有的正常，有的增多，有的减少；有的白细胞分类可见原始细胞或幼稚细胞。

如何确诊急性白血病？

需要做骨髓穿刺术、骨髓形态学检查用于确定急性白血病，进一步行免疫学、白血病融合基因、基因突变、染色体核型分析，从而明确急性白血病的具体类型及预后分组。

骨髓穿刺术有危险吗？

骨髓穿刺术是血液科常用的检查手段之一，不会对患者造成任何持续性伤害，只是在穿刺过程中有较轻的疼痛感，穿刺结束后患者可以正常活动。

急性白血病有哪些治疗手段？

包括输注红细胞、输注血小板、抗感染等对症治疗；化疗（分为诱导缓解化疗、巩固化疗，某些类型需要维持治疗）；有的需要行造血干细胞移植，有的需用免疫治疗，有的需要用靶向药物治疗。

急性白血病预后情况如何？

急性早幼粒细胞白血病（M3）大多数可治愈；其他急性白血病若不经特殊治疗，平均生存期短，但经现代医学治疗，不少患者可长期存活。

为什么有的淋巴瘤早期不用治疗？

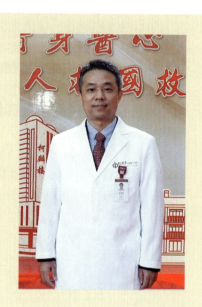

周振海 中山大学附属第一医院血液内科教授、主任医师、博士研究生导师、输血科主任、血液内科副主任。中华医学会血液学分会淋巴细胞疾病学组委员、广东省医学会血液病学分会副主任委员、广东省抗癌协会血液肿瘤专业委员会副主任委员、广东省医师协会血液科医师分会常务委员。

什么是淋巴瘤？

淋巴瘤是淋巴细胞恶性转化，导致一组异质性的恶性肿瘤，它可局限在淋巴结或淋巴组织，也可转移到身体不同的部位。其表现较为丰富多样，以无痛性、进行性的淋巴结肿大或局部肿块最为常见。此外，还可带来发热、盗汗、消瘦等全身症状。

按进展速度划分，进展较为缓慢的称为惰性淋巴瘤；进展较快的则称为侵袭性淋巴瘤。惰性淋巴瘤可随疾病进展变成侵袭性淋巴瘤。

按照病理组织可分为霍奇金淋巴瘤和非霍奇金淋巴瘤，其两者内部又各有不同的分型。

哪些淋巴瘤早期不一定需要治疗？

淋巴瘤分类较多，部分淋巴瘤早期不一定需要治疗。

（1）小淋巴细胞淋巴瘤，也称慢性淋巴细胞白血病，简称"慢淋"。很多患者在诊断时并无症状，大约70%的患者是在常规体检时发现外周血白细胞和淋巴细胞增多而初次就诊。慢淋病情进展慢，早期不建议治疗，定期门诊随诊就可以，直到疾病进展出现符合治疗的指征时才开始治疗。治疗指征指出现了包括骨髓衰竭、脾脏巨大、体重显著下降等。

（2）滤泡淋巴瘤，对于病理分级好、无大肿块的早期Ⅰ～Ⅱ期患者，局部治疗即可长期无病生存。对于分期较后的Ⅲ～Ⅳ期患者，目前普遍认为还不可以治愈，而且大部分患者病变进展缓慢，相当长时间不接受治疗亦可保持良好的生活质量，因此对于这类患者仅在出现重要器官损害、血液学异常、肿块巨大或快速增大等治疗指征时才需要治疗，否则持续观察即可。

如何治疗淋巴瘤？

（1）化疗，这是最经典和最传统的疗法。目前，医生会根据不同的淋巴瘤来选择不同的化疗方案。

（2）放疗，即针对局部肿瘤病灶的疗法，还可联合化疗一起运用。

（3）靶向治疗，使用药物包括利妥昔单抗、BTK抑制剂等，这些药物在临床上得到了较为广泛的应用。

（4）免疫治疗，包括使用PD-1、PD-L1的抑制剂，以及CAR-T的细胞疗法等。

（5）手术治疗，主要针对出现危急症状的患者，包括消化系统淋巴瘤引起的梗阻、穿孔，以及大出血等。

（6）造血干细胞移植，主要针对预后不良的复发难治愈患者。

淋巴瘤治疗的副作用大吗？

化疗的常见副作用包括恶心呕吐、腹泻、便秘、口腔溃疡、脱发等，其中较为严重的副作用是化疗引起骨髓抑制，表现为白细胞减少、贫血和血小板减少，出现感染、乏力、出血。

肿瘤负荷大时可出现肿瘤溶解综合征，即肿瘤细胞被破坏后，由于大量代谢产物的释放所导致的一系列临床综合征，主要表现为高尿酸血症、高钾血症、低钙血症等，严重的还会引起急性肾功能衰竭等。此外，化疗药的毒性可对心脏、肝、肾、生殖系统造成影响并引发相应副作用。

靶向治疗常用的药物是利妥昔单抗，主要用于 B 细胞淋巴瘤的治疗。它总体比较安全，但可在初次治疗时出现输注反应；还可能引起肺部反应，包括组织缺氧、肺浸润、急性呼吸衰竭等；也可能发生肿瘤溶解综合征。

以上治疗的副作用可提前预防，出现后也可对症治疗以缓解症状。通常治疗前需要进行水化、碱化尿液等措施预防副作用，治疗时及治疗后还需要做好监测并对副作用进行及时的处理。

治疗慢性粒细胞白血病，为什么首选小分子靶向药物？

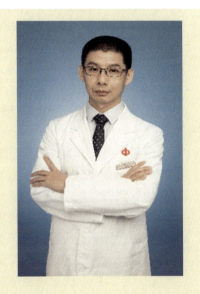

邹外一 中山大学附属第一医院血液内科教授、主任医师、硕士研究生导师。中华医学会血液学分会抗感染学组委员、CSCO中国自体造血干细胞移植工作组委员、中国抗癌协会肿瘤血液病专业委员会常务委员、广东省健康管理学会血液病学专业委员会委员、广东省抗癌协会血液肿瘤专业委员会CML/MPN工作组副主任委员、广东省中西医结合学会血液病分会常务委员、广东省医师协会血液科医师分会造血干细胞移植细胞免疫治疗组委员、中华慈善总会GIPAP项目首批注册医生。

什么是慢性粒细胞白血病？

白血病即在某种病理情况下，骨髓内产生大量异常的白细胞，这时患者正常造血功能会受到抑制，同时容易出现感染。

根据发病的缓急，白血病可分为慢性白血病和急性白血病。其中以相对成熟粒细胞增加为主的慢性白血病则称为慢性粒细胞白血病，简称"慢粒"。

慢粒非遗传病并不会遗传，女性患者也可在医生的监控下生育健康的下一代。

慢性粒细胞白血病有哪些症状？

（1）几乎没有症状，部分临床患者是因为其他疾病接受检查，或是常规体检中发现白细胞、血小板高等异常后复查确诊的。

（2）肠胃不适，腹触发硬，这其实是由脾脏增大所导致的。

（3）高代谢表现，特点为下午至夜间发热，或是晚上出虚汗，同时表现为消瘦乏力。

慢性粒细胞白血病的预后如何？

临床上慢粒分为慢性期、加速期和急变期三个阶段。一般情况下，5～6年慢性期后，患者会自然进展到加速期。其后在1年内就会进入急变期，即转为急性白血病。

传统治疗只能尽可能延长患者的慢性期，却不能阻止患者病情向前发展的进程。近年来，通过小分子靶向药物的治疗，可将患者停留在慢性期，让慢粒不再向前进展，患者能长期生存并回归正常生活。

临床上，90%的患者初诊时都处在慢性期，预后情况较好。

慢性粒细胞白血病的治疗方式有哪些？

（1）化疗，即服用羟基脲，主要目的是减少患者的白细胞，但它治标不治本，基本上无法阻挡患者病情向加速期和急变期进展。仅依靠化疗，其5年生存率不足50%。

（2）干扰素和阿糖胞苷，可将5年生存率提高到约60%，但仍无法让患者获得分子学缓解。

（3）造血干细胞移植，这是唯一能根治慢粒的手段。但它对患者的年龄有要求，要找到同胞全相合的供者难度较大，若选择异基因造血干细胞移植则会带来一系列的并发症，影响患者生活质量。

（4）小分子靶向药物治疗，使用的第一代靶向药物即伊马替尼，应用于临床已有20年。近年还有尼洛替尼、达沙替尼、氟马替尼等第二代靶向药物问世，治疗后，10年生存率接近94%。

目前，慢粒的首选疗法是小分子靶向药物治疗，医生会根据患者具体情况来选择靶向药物，而其他疗法都属于二线甚至三线的治疗方法。

慢性粒细胞白血病应该如何服药？

（1）规范服药。尽可能养成每天在同一时间服药，可利用通信设备设置定时或家人提醒的方式来实现。切忌随意停药，也尽量不要漏服。

（2）定期复查。主要是为了监测患者 BCR-ABL 融合基因的变化情况，第一年建议每 3 个月复查一次，之后随着病情的稳定，可放宽至每年至少两次以上的复查。

（3）及时报告药物副作用。出现不良反应要及时与医生联系，以便医生进行专业处理。

（4）适时换药。若复查时发现数据不达标，则提示治疗失败，这时需要尽早更换药物。

为什么胃食管反流要少吃甜食和少喝浓茶及咖啡？

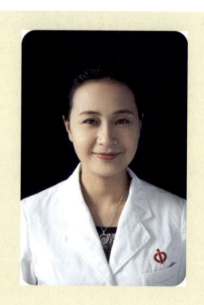

肖英莲 中山大学附属第一医院消化内科教授、主任医师、博士研究生导师，内科、内科学教研室、消化内科副主任，中山大学附属第一（南沙）医院副院长、消化与内镜教职工党支部书记。中华医学会消化病学分会青年委员会副主任委员、中华医学会消化病学分会胃肠动力学组副组长、中国医师协会医学科学普及分会消化学组副组长、中华医学会消化内镜学分会胶囊内镜协作组委员。

什么是胃食管反流病？

胃食管反流指的是胃、十二指肠的内容物反流进入食管，从而引起一系列的症状或并发症的一种疾病。它的主要症状是烧心和反流，部分患者会由于反流导致咽喉部不适或是出现呼吸道症状，甚至出现胸骨后的疼痛感。

胃食管反流病是消化科的常见病，按照内镜下表现分为非糜烂性反流病、糜烂性食管炎和巴雷特食管。全球的患病率约为13%。据调查，国内每周至少有一次反流症状的患者达到1.9%～7%。

为什么会出现胃食管反流？

食管与胃的连接处存在一圈高压力肌肉，称为食管下括约肌。一般情况下，食管下括约肌在进食的时候开放，在非进食的时候处于紧闭状态，以防止胃内容物进入食管。而当某些因素导致食管下括约肌压力降低，胃内容物就会反流进入食管，导致胃食管反流病出现。可导致胃食管反流的因素有以下四类。

（1）食管裂孔疝，即食管下段的膈肌和食管下括约肌之间发生了分离。

（2）腹内压增高，可由肥胖、妊娠或便秘所致，会导致胃腔的食物反流入食管。

（3）不良生活习惯，包括高脂饮食以及过量摄入咖啡、浓茶和过甜食物等。

（4）其他，包括一过性食管下括约肌松弛、食管清除功能障碍、上皮防御功能减弱、食管敏感性增高、免疫因素介导等。

胃食管反流有什么危害？

（1）持续的烧心、反流会导致患者生活质量下降，部分患者甚至夜间不能平卧，也难以安睡。

（2）食管炎症不断加重可导致局部形成纤维增生，食管狭窄后患者可出现吞咽困难甚至无法吞咽的情况。

（3）持续的食管反流会损害食管黏膜，造成巴雷特食管，即正常食管的鳞状上皮被柱状上皮所替代。当巴雷特食管伴有不典型增生时，它可能会进一步向食管腺癌转化。一旦出现不典型增生则须严密随访乃至进行内镜下的消除治疗。

如何治疗胃食管反流病？

（1）调整生活方式。患者首先需要尽量减轻腹压，超重的患者需要减肥；若是便秘导致腹内压增高，则需要对便秘症状进行干预。此外，患者也需要注意改善饮食习惯，饭后不应立即躺下，睡觉时可适当抬高枕头。在食物选择方面，患者应避免进食可导致下食管括约肌松弛的食物，包括甜食、高脂食物、浓茶、咖啡等。

（2）药物治疗。临床上主要采用抑酸治疗，包括拉唑类药物和钾离子竞争性的酸阻滞剂，有时还需要辅助应用抗酸药和促动力药物缓解患者的症状。患者需遵循医嘱服药，尤其需要注意服药的时间。

（3）手术治疗。主要针对病情反复发作的年轻患者。手术方式分为内镜下抗反流手术和外科手术，前者包括内镜下射频消融术、经口无切口的胃底折叠术和抗反流黏膜切除术，其中，内镜下射频消融术临床研究最多，安全性及长期疗效较好；后者主要为腹腔镜下胃底折叠术，创伤稍大，但效果是比较明确和有效的。

治疗贲门失弛缓症，为什么多建议进行 POEM 手术？

邢象斌 中山大学附属第一医院消化内科主任医师、硕士研究生导师。中华消化内镜学会 NOTES 学组委员、广东省消化内镜学会委员/ERCP 学组委员、广东省抗癌协会肿瘤内镜分会 NOTES 学组副组长、广东省肝脏病学会 EUS 专业委员会副主任委员、广东省医疗行业协会消化内科/消化内镜专业委员会副主任委员、广东省健康管理学会消化内镜 MDT 专业委员会副主任委员、广东省中西医结合学会消化内镜专业委员会常务委员。

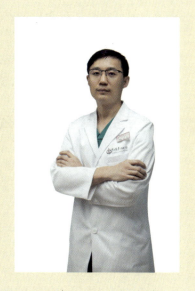

什么是贲门失弛缓症？

贲门失弛缓症是一种食管动力性疾病，属于良性疾病，是由食管神经肌肉功能障碍所致，其发病与肌间神经节细胞变性、副交感神经分布缺陷有关，病毒感染、自身免疫等可能是致病因素。

它的特点包括食管下括约肌痉挛以及食管缺乏蠕动。因此，患者进食以后，食物难以从食管进入胃部，往往潴留在食管腔内，引起吞咽困难的症状。

此外，由于食物长期潴留在食管，还可带来反流、烧心、胸痛等症状。部分患者还会有上腹痛、咳嗽、哮喘、声音嘶哑、体重下降等表现，还会影响未成年患者的正常生长发育。

反流性食管炎和贲门失弛缓症有何区别？

两者都可带来反流的症状。反流性食管炎主要表现为明显的反流、烧心症状，吞咽困难的症状则较为少见；贲门失弛缓症也会有反流、烧心的症状表现，但以吞咽困难为最主要的症状。

要想鉴别两者，除了医生问询患者病史外，主要是借助辅助检查，如胃镜、上消化道造影、食管测压等，可清晰判断患者的贲门是处于松弛状态还是痉挛状态，有无食管糜烂、溃疡等表现。

得了贲门失弛缓症怎么办？

在临床上，医生会根据患者的临床症状进行 Eckardt 评分（贲门失弛缓症临床症状评分系统），进而判断患者病情的严重程度，若分级在Ⅱ型以上，即建议患者积极治疗。

贲门失弛缓症的治疗方式包括药物治疗、内镜下的肉毒素注射治疗、球囊扩张治疗、支架治疗、经口内镜食管下括约肌切开术（POEM）治疗、Heller 手术治疗和开放式手术治疗等。

(1) 药物治疗。包括钙离子拮抗剂、硝酸酯类和抗胆碱类药物，治疗效果一般且有一定副作用，临床应用较少。

(2) 内镜下的肉毒素注射治疗。安全有效但作用时间较短，6 个月内疗效较好，其后效果会明显下降，一年内的有效率只有 60% 左右。

(3) 球囊扩张治疗。有效率在 62%～90%，5 年后 1/3 的患者可能会复发。更适用于食管扩张不太明显的Ⅱ型贲门失弛缓症患者。

(4) 支架治疗。主要针对老年人或合并严重基础疾病等无法耐受手术的患者，支架一般放置 4 天到 2 周后取出。

(5) Heller 手术治疗。为腹腔镜下肌切开术，有效率可达 85%～90%，手术创伤大于 POEM 手术，且腹腔镜下辨别贲门结构存在困难，可能影响手术效果。

(6) 经口内镜食管下括约肌切开术（POEM）治疗。这是一种超微创的隧道内镜手术，术后患者体表不留疤痕。目前已成为一线手术方法，有效率优于球囊扩张治疗，与 Heller 手术效果类似。曾进行其他术式手术复发的贲门失弛缓症患者，也可进行 POEM 手术，且不影响有效率。

贲门失弛缓症 POEM 术后要注意什么？

绝大多数患者的吞咽困难、反流、胸痛等症状术后都可显著缓解。

患者术后需要禁食 24 小时并应用常规药物治疗，随后可开始进食流质食物，1 个月内向半流质、正常饮食逐步过渡，但切忌过早恢复到正常饮食。术后 3 个月和 1 年需根据医嘱回院复查。

为什么要快速普及推广胃镜、肠镜检查？

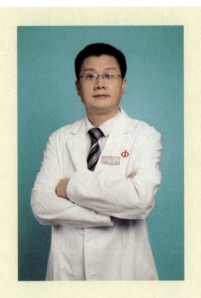

朱森林 中山大学附属第一医院消化内科教授、主任医师、博士研究生导师。国家自然科学基金评审专家、广东省卫生系列高级职称评委会评委、农工民主党省直中山大学基层委员会副主委兼中山大学附属第一医院一支部主委、"羊城好医生"称号获得者。

为什么迫切需要普及胃镜、肠镜检查？

在恶性肿瘤中，消化道肿瘤地位很突出。消化道恶性肿瘤主要包括食管癌、胃癌和大肠癌。据世界卫生组织国际癌症研究机构（IARC）发布的2020年全球最新癌症负担数据显示，这三大恶性肿瘤占全部恶性肿瘤总发病率的30%，占全部恶性肿瘤总死亡率的32%。

为什么在农村地区推广普及胃镜、肠镜检查更具紧迫性？

根据相关调查统计，在农村胃肠道肿瘤发病率较高，特别是大肠癌及其癌前病变在近7年时间内发病率增加70%以上；2005年开始，河南省14个市（县）对农村适龄人群（40～69岁）10万余人开展上消化道癌胃镜筛查，为期 10 年，上消化道癌的检出率为 2.1%。可见在农村地区消化道癌高发，且大肠肿瘤发病率呈快速攀升态势。

在农村地区快速推广胃镜、肠镜检查，可以及时检出消化道早癌和癌前病变，从而尽可能减少消化道肿瘤威胁。

尽早发现消化道癌的主要方法是什么？

胃肠道肿瘤早期没有症状，不易被发现，只能通过胃镜和结肠镜检查发现。且胃镜、肠镜检查成本相对较低，能有效遏制目前农村地区消化道肿瘤高发，甚至快速攀升的态势，保障农村地区人民的身体健康。

在农村地区有哪些问题影响胃镜、肠镜检查的普及推广？

农村地区的卫生健康事业虽然在改革开放后有较快发展，但在推广胃镜、肠镜检查方面依然存在以下四个问题。

（1）在广大农村地区，不仅人口多，而且居住分散，交通也不方便，多数村民去县级医院就诊检查受限。

（2）不少村民，特别是年长者，由于种种原因，其所具备的相关健康意识亟待提高。

（3）农村（特别是中西部农村）地区，通常只有县人民医院和县中医院能开展胃镜、肠镜检查，乡镇卫生院尚未开展胃镜、肠镜检查，服务能力十分有限。

（4）农村地区经济条件较差，在购置胃镜、肠镜设备和培训内镜人才方面欠缺资金支持。

如何在农村地区推广胃镜、肠镜检查？

各省市卫健委及相关部门应重视并作出部署，把在"农村地区适龄人口中普及胃镜、肠镜检查"作为实施"健康中国"的重要任务。可采取如下措施。

（1）提高农村居民对胃镜、肠镜检查重要性的认识。各新闻媒体应积极宣传、普及胃肠道肿瘤方面的知识，提高大众对胃镜、肠镜检查重要性的认识。鼓励医务人员在卫生宣教方面加大力度，大力宣传和普及胃镜、肠镜检查的知识。

（2）积极在基层医生中培训内镜医生，壮大基层内镜医生队伍。在医生规培阶段设置内镜科室以供选择，让部分执业医生具备基本的胃镜、肠镜检查技能，扩大基层内镜医生队伍。可选派基层医院医生到上级医院进修内镜知识，上级医院医生也可到基层医院进行技术指导。

（3）购置更多胃镜、肠镜检查设备。这方面需要加大资金的投入，还可以动员胃镜、肠镜生产厂家和社会力量等，鼓励他们出钱出力，解决设备方面的缺乏问题。

（4）合理布局内镜检查点。应该在基层医院适当增设胃镜、肠镜检查点（如在中心卫生院设点），合理布局，以方便农村居民就近进行检查，打通健康农村的最后一公里。

为什么炎症性肠病缓解后还不能停药？

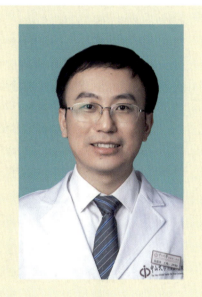

张盛洪 中山大学附属第一医院消化内科教授、主任医师、博士研究生导师。中华医学会消化病学分会青年委员会委员、中华医学会消化病学分会炎症性肠病学组青年副组长、中华医学会中国炎症性肠病质量控制评估中心秘书、广东省医学会消化内镜学分会青年委员会副主任委员、广东省特支计划青年拔尖人才、广东省杰出青年科学基金获得者、首届广东省杰出青年医学人才。

炎症性肠病及其分类是什么？

炎症性肠病，通俗讲就是多种原因引起的肠道慢性复发性炎症，被称为"绿色癌症"，一旦"中招"，就像是不定时炸弹，终身可能复发。基于中山大学附属第一医院炎症性肠病中心对广东省中山市的流行病学调查显示，我国炎症性肠病的发病率约为十万分之三点二。虽然该病发病率不高，但有逐年上升的趋势。

炎症性肠病主要分为两种类型：克罗恩病和溃疡性结肠炎。两种亚型治疗方案有很大差异，因此准确的鉴别尤其重要。

克罗恩病和溃疡性结肠炎有什么区别?

(1) 症状。溃疡性结肠炎症状比较明显,患者多因便血前来就诊,通常没有其他不适;但克罗恩病较为"狡猾",伪装成普通肠胃炎,表现为腹痛腹泻、体重下降等非典型症状,不易引起患者重视,部分患者皮肤病变、关节疼痛、口腔溃疡等全身症状较为明显,常被误认为其他疾病。

(2) 并发症。溃疡性结肠炎可导致中毒性巨结肠、消化道大出血、肠穿孔和癌变;克罗恩病的并发症中,以肠梗阻和梗阻后肠穿孔更为常见。这些都是可能会威胁生命的病症。

(3) 内镜下表现。溃疡性结肠炎大多表现为累及结肠的连续性病变,患者肠道黏膜充血红肿,正常的血管纹理消失;克罗恩病的病变常常跳跃性、节段性地分布于小肠、结肠等,甚至"侵害"上消化道。

如何治疗克罗恩病?

在明确诊断后,克罗恩病治疗总原则是:首先诱导缓解,其后维持缓解,即将疾病的湍流从悬崖瀑布拉至低谷溪流并保持平稳,维持患者低度炎症和长期的症状缓解、黏膜愈合。

激素是诱导缓解的常见药物,但副作用较大,不建议用作长期维持的治疗药物。在维持治疗方面,生物制剂、硫唑嘌呤、甲胺嘌呤都属于较为有效的药物,而肠内营养治疗、抗生素、氨基水杨酸等,疗效尚不明确。

生物制剂亦可用于中重度溃疡性结肠炎及克罗恩病的诱导治疗。建议一定要坚持维持缓解的治疗,有些患者认为自己症状好转便擅自停药,疾病很快就会复发,反而增加治疗难度和医疗费用。这条建议对溃疡性结肠炎患者来说也同样适用,维持治疗能够降低结直肠癌这一并发症的发病风险。

炎症性肠病能停药吗?

仅有极小部分炎症性肠病患者可考虑暂时停药,范围十分局限,需要满足症状缓解多年,且从未使用过激素、生物制剂、免疫抑制剂等药物的条件。与此同时,停药也会存在一定的风险,一定要在与主诊医生沟通后再决定是否采取间断治疗。

孕期患者应当更为谨慎地用药,尽量使用安全性较高的药物。如果患者用药过程中怀孕,则须在与医生充分沟通后判断是否继续妊娠。

炎症性肠病的老年患者要注意什么?

(1)老年患者直肠出血更为多见,若因便血就诊,需要与缺血性肠病进行鉴别,避免误诊。

(2)老年人发生感染和结直肠癌并发症的风险较高,需要进行相应的筛查。

(3)老年患者和青壮年患者治疗方案类似,但应用药物时需要注意感染扩散以及增加肿瘤发生率的风险,即应对老年患者进行筛选,并选择合适的治疗方案。针对有基础疾病的老年患者,选择药物的时候还应注意避免与患者原有药物发生反应,从而扩大并发症范围。

为什么免疫治疗是晚期肺癌患者长久生存的"希望之星"?

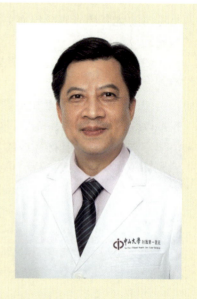

周燕斌 中山大学附属第一医院呼吸与危重症医学科教授、主任医师、博士研究生导师、诊断学教研室主任，中山大学呼吸病研究所副所长。中华医学会呼吸病学分会第十届委员会全国委员、中华医学会呼吸病学分会肺癌学组委员、中国医师协会呼吸医师分会肺癌工作组委员、中国老年医学学会呼吸病学分会肺部肿瘤工作委员会副主任委员、中国肺癌防治联盟免疫治疗委员会副主任委员、广东省健康管理学会呼吸病学专业委员会主任委员、广东省医学会呼吸病学分会副主任委员和肺癌学组组长。

肺癌都能通过手术治愈吗？

外科手术是肺癌治疗首选和最重要的方式，手术能最大范围地切除局部病灶、引流淋巴结和其他受侵犯的邻近组织，有望实现对肺癌的根治。但手术有一定指征和适应证，临床上只通过手术即可治愈肺癌的患者只是少部分。

对大多数肺癌患者而言，确诊时已属局部晚期或晚期，失去了手术的最佳时机。因此，针对大多数肺癌患者还是强调综合治疗，即根据患者病情和全身状况进行综合衡量，并将局部治疗和全身治疗有机结合起来，产生互补作用。除外科手术外，常应用于肺癌治疗领域的疗法还包括放疗、化疗、介入治疗、靶向治疗、免疫治疗和中医中药治疗等。

放疗在肺癌治疗中有什么作用？

放射治疗，简称放疗，即通过射线抑制和杀灭癌细胞，是肺癌综合治疗的一部分，常与化疗和手术治疗联合进行。临床上，身体状况和肺功能较好，且肺癌病灶局限在胸腔内的患者可考虑进行放疗。

放疗期间，患者需要明确放疗的时间、疗程、副反应和预防副反应的措施，并遵循医嘱进行放疗。同时，患者需保持高蛋白、高维生素饮食，应做到少吃多餐，每天进食流质 3000 mL 以上。

化疗在肺癌治疗中有什么作用？

化学治疗，简称化疗，即用化学药物杀灭肿瘤细胞，是目前应用得最广泛和最成熟的全身治疗手段。目前，肺癌化疗多采用联合化疗的方式，即通过应用多种作用机制不同的化疗药物以增加对肿瘤细胞的杀伤力。医生一般是根据肺癌的病理类型和临床分期、肿瘤病灶的部位、患者全身状况、患者经济状况和个人意愿等制定个体化的化疗方案。

化疗可带来注射局部的红肿疼痛、骨髓抑制、胃肠道反应、脱发、感染、肝肾功能损害、心肌损害等副作用，在化疗期间需要对患者身体各项功能指标进行监控，同时，患者要做到充分休息、平衡饮食以及避免去人多密集的公共场所。

什么是肺癌的靶向治疗？

靶向治疗是近年来随着分子生物学技术的进展和人类对癌症发病机制认识的加深而发展起来的一种新型肿瘤治疗手段。它只针对和杀灭特定的肿瘤细胞，不杀伤正常细胞，疗效好且毒副作用少，患者可在家中口服药物治疗，对改善生活质量有很大帮助。

临床上，只要是在治疗之前进行基因检测，明确了驱动基因突变状态的非小细胞肺癌患者，都可考虑进行相应的有针对性的靶向治疗。晚期肺癌使用针对性的靶向治疗有效率可以达到 70%～80%，有效时间可持续 1 年以上，平均生存期在 2～3 年，部分患者生存期可达 5 年以上。

靶向治疗常见不良反应是皮疹、腹泻和肝功能损害，症状大多比较轻微，可自行缓解，一般不会给患者正常工作和生活带来明显影响。

什么是肺癌的免疫治疗？

免疫治疗是使用免疫和生物调节系统的细胞及细胞产物，通过改变人体的免疫反应来治疗癌症。肺癌免疫治疗包括生物调节剂、细胞因子、基因治疗和特异性免疫治疗等，目前临床常用的药物是免疫检查点抑制剂（PD-1和PD-L1抑制剂），欧狄沃（简称"O药"）、可瑞达（简称"K药"）、泰圣奇（简称"T药"）和英飞凡（简称"I药"），等等。

免疫检查点抑制剂的主要目的，就是通过抗体解除免疫检查点对免疫系统的阻断，重新恢复免疫系统对肿瘤细胞的识别和杀伤功能，能使很多晚期肺癌患者获得更长的生存期，并显著提高其生活质量。PD-1抑制剂单药的一线免疫治疗能使PD-L1高表达的晚期肺癌患者的5年生存率达31.9%，而联合化疗可以进一步提高患者生存获益，覆盖人群更广，长期随访显示持久获益，是治疗晚期肺癌的"希望之星"。随着越来越多的免疫治疗药物的成功研发和上市，让晚期肺癌最终成为慢性病是完全可能的。

出现顽固性咳嗽、痰中带血，为什么要警惕肺癌？

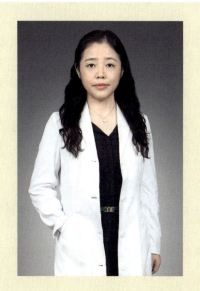

唐可京 中山大学附属第一医院呼吸与危重症医学科主任医师、博士研究生导师，药学部、感染性疾病科主任，呼吸与危重症医学科副主任，药学部教职工党总支书记。中国肺癌防治联盟免疫治疗委员会常务委员，中国医师协会呼吸医师分会肺癌工作委员会委员，广东省医师协会呼吸科医师分会常务委员、感染与重症专业工作组组长，广东省医学会呼吸病学分会常务委员，广东省医学会临床药学分会副主任委员，广东省女医师协会呼吸与危重症医学专业委员会副主任委员，广东省临床医学学会呼吸病学专业委员会副主任委员，广东省临床试验协会（GACT/CTONG）理事。

哪些原因导致肺癌的发病？

肺癌的确切病因和发病机制尚未完全明确，相关因素包括吸烟、空气污染、致癌物质的吸入或接触，包括氡气、石棉、砷等。此外，电离辐射、遗传因素、既往的慢性肺部疾病等，也与肺癌的发病有一定的关系。

哪些人需要进行肺癌筛查？

肺癌强调早发现、早诊断和早治疗。首先，每天吸烟一包且持续 20 年以上的人群，均建议进行肺癌筛查。其次，有接触职业性或环境致癌因素的特殊人群也建议进行筛查，如从事化工行业的人群等。

目前，肺癌筛查的主要手段是低剂量CT检查。

肺癌有哪些症状？

肺癌早期往往没有明显的症状，若出现症状，一般提示肿瘤已不处于早期阶段。

与肺癌相关的症状，包括顽固性咳嗽、痰中带血或咯血、胸闷气短、胸痛、食欲下降、不明原因消瘦等。

当肺癌出现转移时，可引起其他器官的症状，包括头痛、眩晕、不明原因的恶心呕吐、淋巴结肿大、腹痛、骨痛、病理性骨折等。出现这些症状，也说明肺癌已到中晚期。

非小细胞肺癌有哪些治疗方式？

非小细胞肺癌的治疗方式与它的临床分期密切相关。

（1）手术治疗。唯一可能根治的治疗手段，有手术机会的患者，应尽可能接受手术治疗。非小细胞肺癌Ⅰ期、Ⅱ期和部分ⅢA期的患者都可考虑进行手术治疗。

（2）放射治疗。即利用放射线杀死肿瘤细胞，根据放疗的目的可分为根治性、辅助性、姑息性和预防性放疗。

（3）化学治疗。即通过药物抑制肿瘤细胞增殖，化疗既可应用于晚期患者，也可用于可手术患者术前的新辅助治疗或术后的辅助治疗。目前化疗药物有效性明显提高，同时毒性显著降低，患者不必太过惧怕。

（4）靶向治疗。即针对患者存在的可靶向的驱动基因（如EGFR、ALK、ROS1等）给予相应的靶向药物，以尽可能精准地杀灭肿瘤细胞，这是近年来肺癌治疗领域的新进展，可明显改善患者的预后效果；且多数靶向药物可以口服，不良反应也较传统化疗轻。

（5）免疫治疗。一般指PD-1或者PD-L1抑制剂，其通过恢复机体正常的抗肿瘤免疫反应从而控制与清除肿瘤，对于晚期小细胞肺癌以及驱动基因阴性的晚期非小细胞肺癌的治疗都起到重要作用，临床上常与化疗联合使用。

（6）姑息治疗。主要针对无法耐受各种手术、放疗、化疗、免疫治疗等，或者在接受这些治疗的同时需要减轻症状的患者。包括镇痛治疗、原发基础疾病的对因治疗、心理治疗、运动锻炼等。

患者和家属该如何正确面对肺癌？

肺癌确诊以及治疗带来的不良反应，会诱发并加重患者的消极情绪，这需要医生和家属给予充分的理解，并与患者一同去面对和克服。我们不主张家属对患者完全隐瞒病情，因为只有患者知情，他们才能更好地学习相关知识并主动参与和配合治疗。

患者需要正确认识疾病，并尽可能保持积极的心态和规律的生活，尽量与身边的人多交流。饮食方面不需要刻意忌口，进食自己喜欢且营养丰富均衡的食物即可，并注意对体重进行监测，如果出现明显的体重减轻或者超重时需要及时就医。

遵医嘱和定期随访对肺癌的全程管理也是非常重要的。患者和家属都应确保用药的准时和定量，避免药物的漏服或者随意减量服用，还要按照约定的频率回院复诊，若出现不适也应及时与医生联系。

为什么吸入性激素治疗哮喘副作用比较小？

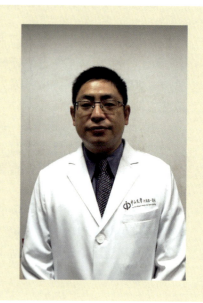

黄建强 中山大学附属第一医院呼吸与危重症医学科副主任医师、诊断学教研室副主任、内科综合教职工党支部书记，广东省胸部疾病学会呼吸康复专业委员会常务委员、广东省医学会呼吸病学分会间质病学组委员、中国医学装备协会呼吸病学装备技术专业委员会呼吸介入治疗装备学组委员、广州抗癌协会委员。

哮喘是一种慢性气道炎症性疾病，是一种特殊的支气管炎，其特征是气道高反应性以及可逆性的气流受限。这种特征表现为在一些因素影响下，气道会出现痉挛、狭窄，引起咳嗽、气喘，当这些因素去除或治疗后，气道痉挛、狭窄可以减轻或好转。哮喘的发病是遗传因素与环境共同作用的结果，它在我国乃至全球都属于常见病，2012—2015年"中国肺健康研究"的调查结果显示，我国20岁以上人群哮喘的患病率为4.2%。未良好控制的哮喘会给患者的生活带来很大的困扰，让他们无法正常睡觉、工作、社交和运动，甚至可能致命。

应该如何治疗哮喘？

经过科学、规范治疗，80%以上的哮喘患者的病情可得到良好的控制。方案一般针对的是慢性持续期的治疗，医生会将患者的病情分为1～5级，再根据病情轻重和治疗效果来制定合适的治疗方案。

临床上，哮喘治疗药物主要分为控制性药物和缓解性药物两类，部分难以控制病情或想达到更好控制效果的患者，还需联合采用一些其他治疗方法。

其中，缓解性药物（如常用的沙丁胺醇气雾剂）由于止咳、止喘见效快，让部分患者误以为治疗哮喘只需要缓解性药物即可。实际上，哮喘是一种慢性炎症性疾病，对慢性炎症治疗的核心在于"控制性药物"。常用的控制性药物是吸入性糖皮质激素，其用量与病情控制情况有关。吸入性糖皮质激素采用吸入的方式，主要作用在局部，在呼吸系统的气道以及肺泡的表面被吸收，全身吸收的量微少，因此，其对全身的副作用会比注射或口服的激素显著减少。

很多哮喘治疗药物是通过吸入装置吸入，能否正确使用吸入装置会影响到哮喘治疗的效果，而通过讲解和训练可以让患者很好地掌握使用吸入装置的方法。

哮喘能治愈吗？

哮喘由于发病机制复杂，目前全球范围内尚没办法做到根治。但是在哮喘治疗过程中，通过医生对治疗效果、治疗风险等因素的专业评估，患者对自己的身体状况和病情的自我评估，以及医患双方协作能够制定出合理的治疗方案。通过科学、规范的治疗，大多数患者的哮喘症状可得到良好控制，这时候可以逐渐减少治疗药物使用剂量，甚至有些患者还可达到长期停药观察状态。

得了哮喘还能安全怀孕吗？

病情得到良好控制的哮喘患者能够安全怀孕，如果控制不当则会影响女性怀孕生育。

有的患者可能会担心哮喘药物对胎儿造成负面影响，目前一些重要的治疗药物都没有明确证实会给胎儿带来风险。对孕期患者而言，在医生的指导下继续使用合适的药物（如布地奈德等）控制哮喘，带来的益处会远大于停药所带来的风险。因此，女性患者不应担心孕期使用药物对胎儿的影响而擅自停用合理的治疗药物，否则可能带来哮喘急性发作等自身风险，也会影响胎儿的生长发育。

成人哮喘患者如何做好自我管理？

患者的依从性，也就是患者的认真参与和配合是有效地控制哮喘的重要条件。

首先，患者需要加强与医务人员的沟通，提高对哮喘的认识；其次，通过长期规范的治疗，患者学习并掌握哮喘吸入性药物的使用方法；最后，还要学习对自身病情控制情况的观察和评估等知识，这些都有助于做好哮喘的自我管理。

为什么狼疮性肾炎患者要防晒、防感染？

陈崴 中山大学附属第一医院肾内科教授、主任医师、博士研究生导师，内科、内科学教研室、肾内科、卫健委肾脏病重点实验室主任，内科教职工党总支书记。亚太肾脏病学会 CME 委员会委员，中华医学会肾脏病学分会第十届常务委员、副秘书长，中华医学会肾脏病学分会第九届、第十届青年委员会副主任委员，中国研究型医院学会肾脏病学专业委员会副主任委员，中国老年学会肾脏病学分会副会长，中国医师协会循证医学专业委员会肾科学组副组长，广东省精准医学应用学会肾脏病分会副主任委员。

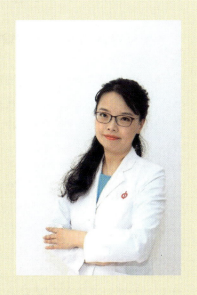

狼疮性肾炎是怎么回事？

系统性红斑狼疮（狼疮）是一种自身免疫性疾病。患者机体的免疫系统发生异常产生多种自身抗体，自身抗体攻击自身器官而导致损伤。在人群当中，狼疮常见于女性，特别是生育期的妇女。

狼疮的外在临床表现主要为双颧颊部呈蝶形分布的红斑，光过敏，口腔溃疡，关节疼痛、肿胀，发热，疲乏，等等。除了这些外在的表现，患者需要更加注意的是全身各个内脏器官受到的损伤。

至少40%～60%的狼疮患者伴有狼疮性肾炎，而且狼疮性肾炎控制情况影响着狼疮患者的远期存活。肾脏的重要作用是把机体每天产生的代谢产物、水、废物、毒物等排出体外,但当患狼疮的时候,机体产生的自身抗体很容易在滤过过程中沉积在肾脏,损伤患者的肾脏。

狼疮肾炎临床表现轻重不一,除了狼疮的全身表现外,还包括浮肿、高血压、尿蛋白、血尿、肾功能受损的表现(如乏力、恶心、呕吐等)。因此,确诊狼疮的患者应重视检查血压、尿常规、肾功能。

狼疮性肾炎患者的饮食和生活应注意什么?

在日常生活中,患者应特别注意防晒和预防感染。患者一旦确诊狼疮就要严格防晒,在南方地区尤其重要,哪怕是阴天都需要防紫外线。年轻的女性朋友避免穿超短裙、吊带装,外出建议穿长袖与长裤、戴帽或打伞、戴口罩。预防感染,是在狼疮治疗过程中另一个至关重要的问题。患者如果能很好地避免感染,就能为安全平稳地进行治疗奠定重要基础。

狼疮性肾炎患者应保持健康均衡饮食,均衡饮食是指低脂肪的饮食,同时避免高盐饮食,即一天食盐的摄入量不超过 6 g(一啤酒瓶盖的盐约 6 g);还应该根据肾功能情况判断蛋白质的摄入量;尽量避免吃加工食物,很多加工食物都含有大量的盐,如火腿、腊肉、腌菜、果脯、熟食罐头等;选择有益心脏健康的食物,如瘦肉、蔬菜、水果、去皮的家禽、低脂或脱脂牛奶、酸奶和奶酪、豆类等;要避免吃可能对肾脏造成影响的食物,如阳桃、小龙虾、鱼腥草、高盐加工品、高雌激素含量食物。

狼疮性肾炎应该如何治疗?

狼疮性肾炎的治疗主要包括免疫抑制治疗和针对相关临床表现和并发症的支持治疗。

治疗阶段分为诱导期和维持期。开始治疗的前半年称为诱导期,医生给予患者相对大量的激素和免疫抑制剂,目的是快速控制病情,实现病情的部分或者完全缓解。半年后进入维持治疗,逐渐减少药物剂量,实现以最小剂量的药物获得长久的病情稳定。

医生在确定治疗方案时会告知患者病情,让患者充分地了解治疗药物,提前告知药物可能产生的副作用,做好预防措施。患者也需要主动地充分了解这些知识,有利于更好地保护自己。

增殖性狼疮性肾炎的维持治疗至少要 3 年。狼疮性肾炎患者的复发率高达 33%~40%，不按照医嘱服药和定期随访的患者容易复发。为减少复发，患者应与医生密切配合，严格按照医生处方规律用药，不随意减药或停药；定期随访，方便医生根据情况调整治疗方案；避免使用会诱发狼疮复发的药物，如青霉素等；病情不稳定的女性患者应注意避孕。

狼疮性肾炎能不能生育？

患有狼疮性肾炎的女性能够成功妊娠，可谓一种"计划及紧密合作的艺术"，很多育龄期的患有狼疮性肾炎的女性在充分准备下都能够生育健康的宝宝。前提条件是病情允许，并有富有经验的医疗团队的保驾护航。满足以下条件的患者才建议怀孕：病情稳定至少 6 个月；尿蛋白 <0.5 g/d 且持续 6 个月；肾小球滤过率最好 >60 mL/min；糖皮质激素的使用剂量为泼尼松 15 mg/d（或相当剂量）以下；停用免疫抑制药物如环磷酰胺、甲氨蝶呤等至少 6 个月。

怀孕后性激素的变化可诱发狼疮和狼疮性肾炎患者病情复发或加重；同时，活动性肾脏疾病可导致不良妊娠结局。狼疮性肾炎患者妊娠属于高危妊娠，不能掉以轻心，需要充分计划并进行多学科合作以保障母婴的健康。

为什么普通人也要监测尿常规？

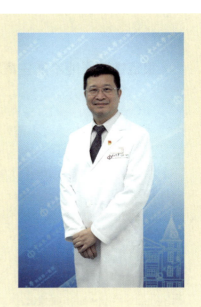

李志坚 中山大学附属第一医院肾内科教授、主任医师、博士研究生导师、肾内科副主任。广东省健康管理学会肾脏病学专业委员会主任委员、广东省医学会血液净化学分会常务委员、广东省医学会肾脏病学分会委员、岭南名医。

"看不到，摸不着"的慢性肾脏病有哪些？

成人患慢性肾脏病的概率高达10.8%，现有患者数达1.3亿。该病常常起病隐匿，没有明显的临床症状，知晓率低，因此，监测尿常规对慢性肾脏病的发现至关重要。目前常见的慢性肾脏病有以下四种类型。

（1）慢性肾小球肾炎。它是我国最常见的原发肾脏疾病，起病隐匿、进展缓慢、知晓率低，如不及时治疗可进展为慢性肾衰竭，甚至尿毒症。

（2）糖尿病肾病。其为糖尿病的常见并发症，约有1/4到1/3的糖尿病患者最终会出现肾脏损伤。

（3）慢性间质性肾炎。主要由药物、炎症和其他因素引起。

（4）其他类型慢性肾脏病。包括高血压肾病、风湿免疫性疾病的肾损害、高尿酸血症肾病、梗阻性肾病、遗传性肾病等。

哪些人容易患肾病？

（1）高血压患者。特别是年轻人出现的血压升高，提示很可能是肾性高血压，需要进行相关排查。

（2）糖尿病患者。不少糖尿病患者会伴有肾损伤，包括蛋白尿、浮肿、肾病综合征、肾功能减退等。对糖尿病患者而言，尤其需要警惕微量蛋白尿，这是糖尿病患者肾损伤的首要表现。

（3）痛风患者。高尿酸会造成痛风结石损伤肾脏，同时还会引小管间质功能的损伤，引起肾功能的下降。

（4）长期用药的人群。抗肿瘤药物、消炎止痛片、退热片、造影剂等都可能造成肾损伤，若需要长期服用相关药物，应警惕肾功能损伤。

（5）风湿免疫性疾病及肿瘤所致肾损害，临床上也不少见，此类患者应重视检查尿常规及肾功能，便于早期发现问题。

如何及早发现肾脏疾病？

（1）留意尿液的性状，若出现泡沫尿、混浊尿、乳糜尿，或是尿液颜色产生变化，如呈褐黄色、红色、绿色、白色、褐色、橙色等，则提示肾脏可能出现疾病。

（2）留意排尿习惯，正常人小便的次数和频率是相对固定的，如果出现尿频、尿急、尿痛、夜尿增多等情况时，也需要提高警惕。

（3）警惕异常症状，如高血压、口干、浮肿、眼肿、腹水、腰酸、腰痛、贫血等，这也可能是肾脏疾病的症状。

当出现以上症状时，应及时到医院进行进一步检查，常规检查包括尿常规和肾功能检查等。

尿常规报告单要怎么看？

（1）尿液酸碱度。正常人尿液呈弱酸性，过酸、过碱的尿液都提示异常，并且可能增加肾结石风险。

（2）尿比重。代表肾小管的浓缩功能，晨尿尿比重过低同时伴有夜尿增多情况要及时就诊，可能存在小管间质损伤。

（3）尿蛋白。若尿蛋白阳性常提示肾脏实质损伤，一定要及时去肾内科就诊。

（4）尿红细胞。如果超过正常值上限，要及时就诊，以明确镜下血尿原因，可能是肾炎导致的血尿。也可能是结石甚至肿瘤导致的血尿。

（5）白细胞尿。代表有炎症，可能存在感染或非感染性炎症，女性还要注意留尿是否正规，出现炎症也可能是白带污染所致。

尿常规化验单中尿蛋白和尿红细胞异常更应引起重视。

如何预防和治疗慢性肾病？

（1）健康饮食，以低盐低脂饮食为佳，戒烟限酒。

（2）合理用药，切忌滥用消炎止痛药，有基础病及年长的患者，尤其要慎重使用造影剂和含有马兜铃酸的中药。

（3）健康作息，避免熬夜和过度劳累，适当运动，并养成定期体检的习惯。

（4）慢性肾脏病一旦进展至肾衰竭尿毒症期，则肾脏无法排出毒素及维持水电解质及酸碱平衡，这时只有进行透析（血液透析/腹膜透析）或肾移植才能维持患者的生命。因此，关于慢性肾脏病强调早防早治，及时治疗干预。

为什么慢性肾脏病治疗强调"三驾马车"？

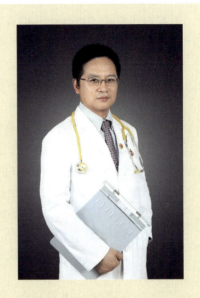

刘庆华 中山大学附属第一医院肾内科教授、主任医师、博士研究生导师，肾内科副主任、肾内科教职工党支部书记。国家自然科学基金委员会评审专家，中国研究型医院学会肾脏病专业委员会委员，中国医师协会肾脏内科医师分会青年委员，广东省医学会临床研究学分会副主任委员，广东省肾脏病医师协会常务委员、秘书，广东省健康管理学会肾脏病学专业委员会常务委员，广东省精准医学应用学会肾脏病分会委员，《中山大学学报》编委会专家委员，"羊城好医生"称号获得者。

肾脏的功能包括稳定身体内环境、排泄废物以及多余的水分、维持骨骼强壮、促进红细胞生成以及调节血压。当出现血尿、蛋白尿、肾脏影像学异常，或肾小球滤过率下降，且持续时间在3个月以上时，则可能患有慢性肾脏病。

哪些因素可引起慢性肾脏病？

（1）IgA肾病。它是最为常见的一种原发性肾小球疾病，其病情隐匿，临床表现差异大，主要表现是发作性血尿，包括镜下血尿和蛋白尿，上呼吸道感染可为常见诱因。严重时可发展到肾衰竭，确诊须进行肾穿刺检查。

（2）慢性肾小球肾炎。患者以青中年为主，男性多见，起病隐袭。临床表现为蛋白尿、血尿、高血压、水肿,病程迁延、进展缓慢,部分患者最终发展为尿毒症。病理类型多样,包括局灶节段性肾小球硬化、系膜增生肾炎(包括 IgA 和非 IgA)、系膜毛细血管性肾炎、膜性肾病等,凡尿化验异常、水肿及高血压病史达 3 个月以上,无论有无肾功能损害均应考虑此病。

(3)糖尿病肾病。首先需要检测血糖,确定患者是否得了糖尿病。其次要进行尿常规、血生化等检查以确诊糖尿病肾病,还需要进行眼底、心脏、血管等其他并发症的排查。

(4)高血压肾损害。高血压可表现为头晕、头痛、胸闷、眼花等,首先需要进行血压测量。确诊高血压后,还需要进行尿常规、血生化和肌酐、尿素氮,以及眼底检查。

(5)遗传性肾病。如多囊肾,可合并多囊肝、颅内动脉瘤,早期病情隐匿,但可通过 B 超明确诊断。患者一般会在 30～40 岁出现多囊肾的症状,而如果任其进展,50～60 岁后,50% 的患者可出现肾衰竭。此外,青少年还需注意 Alport 综合征,可出现肉眼血尿或镜下血尿,合并高频神经性耳聋和眼部病变,需要进行肾活检或基因诊断才能明确。

(6)高尿酸肾损害。包括急性、慢性尿酸性肾病以及尿酸性肾结石,可导致痛风发作,高尿酸血症或痛风患者要注意低嘌呤饮食,还要避免不规范的药物治疗。

(7)药物相关性肾损害。可由消炎镇痛药、感冒药、抗生素、造影剂和不明来历保健品引起。其中,尤其要重视马兜铃酸肾病,即由含有马兜铃酸的中草药引起的肾损害。

(8)肥胖。肥胖也可引起肾损害,常表现为血尿、蛋白尿甚至肾功能不全,需要通过肾活检来明确诊断。

此外,常见的继发性肾脏病还包括梗阻性肾病、狼疮性肾炎、ANCA 相关性血管炎肾损害等。

如何治疗慢性肾脏病?

治疗慢性肾脏病的"三驾马车",即饮食治疗、药物治疗、替代治疗。

(1)饮食治疗。建议患者在保证摄入足够热量的前提下,限制蛋白质摄入和低磷饮食,食盐摄入量减半或更少,同时补充维生素和叶酸。

(2)药物治疗。需要积极治疗基础疾病,如高血压、高血脂、高血糖、高尿酸等,避免使用肾毒性药物;针对病因及发病机制进行免疫抑制治疗,如应用糖皮质激素、免疫抑制剂、新型生物制剂等；还要注意控制贫血、低钙血症、高磷血症、感染等并发症。

（3）替代治疗。包括血液透析、腹膜透析和肾移植，主要针对进入晚期的慢性肾脏病（尿毒症）患者，三者可相互替换。其中，腹膜透析治疗可居家治疗，较为方便，可较好保护残余肾功能，费用相对低廉；血液透析能较快过滤体内多余水分和清除体内毒素；肾移植能更好地提高患者生活质量。

慢性肾脏病如何预防？

慢性肾脏病需要进行三级预防。

（1）一级预防。对高危人群，如高血压、痛风、糖尿病患者而言，需要积极进行预防，控制好基础疾病。建议及早体检，检查肾功能和尿常规，做到慢性肾脏病早诊早治。

（2）二级预防。早期患者需要积极延缓或逆转慢性肾脏病的发展。

（3）三级预防。已经进展为尿毒症的患者，需要采取积极的治疗措施，包括肾脏替代治疗，防治严重并发症的出现。

此外，建议养成良好的生活习惯，避免吸烟、酗酒、过度劳累以及服用肾毒性药物，一旦发现肾脏异常，应到肾脏专科接受正规的治疗。

为什么终末期肾病患者要尽早进行肾脏替代治疗？

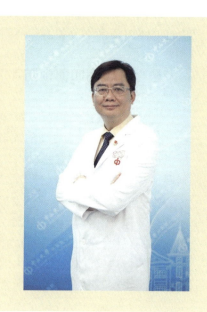

郑勋华 中山大学附属第一医院肾内科副主任医师，对各种原发性/继发性肾小球疾病、肾小管-间质疾病、尿路感染的诊断与治疗有较高的水平，尤善于急性肾衰竭和慢性肾衰竭的诊治。

什么是慢性肾脏病？它会出现哪些症状呢？

任何原因导致肾脏出现形态或功能受损超过3个月且无法恢复原有功能时，可以诊断为慢性肾脏病。慢性肾脏病患者会出现如疲倦、浮肿、食欲减退，以及小便异常等症状。临床检查时会发现血液成分异常、尿液成分异常、肾小球滤过率下降以及肾脏影像学检查异常等，也有一些患者未能察觉明显不适，结果发现的时候已到了比较严重的阶段。因此，慢性肾脏病要做到早发现早治疗，日常生活中如果出现以下症状，一定要及时到医院就诊。

（1）蛋白尿。即俗称的泡沫尿，建议可在小便后进行观察，若尿中泡沫5分钟后仍十分明显，建议就医检查。

（2）血尿。包括肉眼可见的血尿和在显微镜下才能发现的镜下血尿。

（3）浮肿。包括眼睑浮肿、下肢浮肿等，持续存在尤其需要提高警惕。

（4）出现高血压和/或贫血。

（5）夜尿增多和尿量增多，排除生活习惯改变也应怀疑慢性肾脏病。

有哪些原因导致慢性肾脏病，它会给患者带来哪些危害呢？

慢性肾脏病包括糖尿病肾病、慢性肾炎、多囊肾等各类型的疾病，这些疾病都会导致肾脏单位不断被破坏，若得不到有效治疗，可导致肾脏功能逐渐下降直到不能满足机体的需要，最终进入慢性肾衰竭阶段，即尿毒症期。

随着肾小球的滤过率逐渐下降，慢性肾脏病逐步发展，我们将慢性肾脏病的病程根据肾小球滤过率水平分为一到五期，患者的肾小球滤过率会从90%逐步下滑到不足15%。因此，为了尽可能延缓这个过程，不论患者处于哪个时期，都需要尽早就医以早发现早治疗，这样才能最大可能地避免肾脏进一步受到损害直至发生更严重的情况。

慢性肾脏病患者需要在什么时候进行肾脏替代治疗呢？

终末期肾脏病阶段就是我们常说的尿毒症期，肾脏替代治疗对患者来说已经不可避免。为了尽可能在提高疗效的同时让患者拥有更好的生活质量，就需要我们选择合适的时机尽早开始治疗。当出现下列情况时，提示患者需要尽早开始肾脏替代治疗。

（1）明显的尿毒症症状，如乏力、恶心呕吐、明显的水钠潴留，包括浮肿和高血压。

（2）高容量性心力衰竭的征兆，即患者心跳每分钟超过100次，晚上一躺下就会连续咳嗽，或睡着后被憋醒。

（3）严重电解质紊乱，包括高血钾症、严重代谢性酸中毒等。

肾脏替代治疗要怎么做？

肾脏替代治疗的方式包括腹膜透析、血液透析和肾脏移植，它们各有优缺点并可互补。这里先介绍患者多采用的腹膜透析及血液透析。

（1）腹膜透析。利用人体腹膜作为半透膜，将来自腹膜毛细血管的溶质和水分加以清除，维持机体水电解质平衡。腹膜透析的实现需通过简单的手术，往腹腔中置入导管，通过导管将腹膜透析液注入腹腔和将交换后的液体引出体外。它的优点是可以居家自主治疗并通过互联网得到专业医护人员的随访照护，操作较为简单，可手工或可通过自动腹膜透析机进行，操作时间灵活自由，更有利于患者回归社会，在新型冠状病毒肺炎疫情时有发生的当下，居家治疗及管理优势凸显；此外，它对残余肾功能的保护优于血液透析且对血流动力学影响较少，还能避免出血和减少血源性感染的风险，其缺点是会增加腹膜炎发生的风险。

（2）血液透析。是一种体外血液净化技术，在国内仍需到医院进行。它对小分子代谢废物清除效果较好，且短时高效，安全性较高。但缺点是可能在治疗过程中出现血液循环不稳定导致心血管方面风险的增加，且可能出现血源性感染的风险，长期使用抗凝剂也可带来副作用。

自动腹膜透析是怎么回事？有什么优势？

自动腹膜透析通过机器可自动进行换液操作，它可按照设定的处方在夜间进行换液处理，每天进行一次即可。患者白天完全可以恢复正常的工作和生活，使其有更多的自由支配时间，更好地回归自我。

通过远程管理系统，医生可及时了解腹膜透析患者居家的治疗情况，并给出单独的指导治疗方案。

目前，自动腹膜透析机的技术已经十分成熟，价格也不昂贵，更有利于帮助需要透析的患者实现腹透治疗。

尿频、尿急、尿痛，应该怎么办？

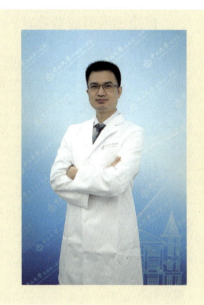

李剑波 中山大学附属第一医院肾内科副主任医师、硕士研究生导师。广东省健康管理学会肾脏病学专业委员会常务委员、广东省医师协会援藏工作委员会委员、广东省康复医学会肾脏康复分会委员。

尿路感染是临床上非常常见的疾病。据统计，每年有2%～10%的女性患者至少有一次尿路感染，其中20%～30%的患者反复发作。成年男性随着年龄的增长，尿路感染的发生率也明显增加。

什么是尿路感染？

各种病原微生物在尿路中生长繁殖引起的炎症疾病，称为尿路感染。尿路感染按部位可分为上尿路感染（主要指肾盂肾炎）和下尿路感染（主要指膀胱炎）；按有无复杂因素可分为复杂性尿路感染和单纯性尿路感染，复杂因素包括免疫力下降、尿路梗阻、泌尿系统结构和/或功能异常、妊娠，等等。

什么情况下容易发生尿路感染？

多数患者发作前都有劳累、憋尿等情况。女性、抵抗力下降者、尿路结石者、前列腺增生者以及存在上述提到的其他复杂因素者,比普通人更容易发生尿路感染。

尿路感染有哪些症状?

尿路感染包括以下常见症状:尿频、尿急、尿痛等尿路刺激症状最为常见;血尿;下腹疼痛、尿液浑浊、腰痛、排尿困难等;全身症状,如发热、畏寒、寒颤等。需要注意的是,有以上症状并不一定是尿路感染,建议大家不要随便对号入座,要听从专业医生的建议。

如何治疗尿路感染?

建议患者在专科医生指导下用药,尿路感染的治疗包括以下两个方面。

(1)一般治疗。包括以下四点:①休息。有助于增强抵抗力,促进康复。②多喝水、勤排尿,保持尿量每天 2000 mL 以上。通过尿液冲刷,可以减少细菌在尿路的滋生和定植。③补充碳酸氢钠。其可碱化尿液,从而减轻患者膀胱刺激征的症状,还可抑制细菌生长和预防尿路堵塞等。④寻找并治疗引起尿路感染的复杂因素,如尿路结石、肿瘤等。

(2)抗感染治疗。需要根据尿路感染的类型制定方案。①下尿路感染的治疗,常采用 3 天抗感染疗法,常用抗生素包括头孢、青霉素、喹诺酮类等。上尿路感染多为较严重的感染。首选静脉使用抗生素,体温正常 3 天后可改为口服抗生素,总疗程至少 14 天。②反复发作的尿路感染,应考虑长程低剂量抑菌治疗,即患者每晚睡前排空膀胱,服用敏感抗生素正常日剂量 1/3 到 1/2,至少连用 3~6 个月(中途可酌情更换抗生素)。③无症状尿路感染,一部分患者可不用抗感染治疗,但孕妇、近期需要行尿路器械操作以及存在其他一些特殊情况的患者,须积极进行抗感染治疗。

尿路感染反复发作怎么办?

尿路感染反复发作与以下三个原因有关。

(1)抗感染治疗不够彻底。部分患者可能症状好转就自行停药,病原体没有完全清除。

(2)复杂因素未去除。若结石、肿瘤等复杂因素没有去除,尿路感染就容易反复发作。

（3）没采取足够的预防措施。如患者经常劳累、不注意个人卫生、喝水少、憋尿等，都可能导致尿路感染反复发作。

尿路感染反复发作的患者建议到正规医院找专科医生进行诊断，自行买药服用往往难以起到理想疗效。

如何预防尿路感染呢？

做到以下四点，对预防尿路感染有一定帮助。

（1）多喝水、勤排尿，不要憋尿，保持每天尿量 2000 mL 以上。

（2）养成良好的卫生习惯。注意会阴部的清洁，勤换洗内裤，上厕所后注意把卫生纸从前往后擦，避免肛门周围细菌进入尿道。

（3）性生活后排尿。部分尿路感染与性生活有关联性，如果曾发生与性生活相关的尿路感染，可在性生活后排尿，必要时口服一次常规剂量的抗生素。

（4）二次排尿。对于膀胱输尿管反流患者，建议第一次排空小便后，隔几分钟后再排一次小便，让尽可能多的尿液排出。

为什么类风湿关节炎不能仅凭关节痛的症状就确诊?

叶玉津 中山大学附属第一医院风湿免疫科教授、主任医师、博士研究生导师、风湿免疫科副主任、内科门诊主任。中华医学会风湿病学分会第九、第十届青年委员,海峡两岸医药卫生交流协会风湿免疫病学专业委员会 IgG4 相关性疾病学组常务委员,中国医师协会风湿免疫科医师分会血管炎和痛风专业组委员,中国女医师协会风湿病分会委员,广东省医学会风湿病学分会委员,广东省医师协会风湿免疫科医师分会委员,广东省女医师协会风湿病分会副主委,广东省医疗行业协会风湿免疫学分会副主委,广州市医学会风湿病学分会常务委员。

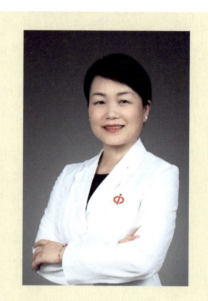

什么是类风湿关节炎?

类风湿关节炎是一种侵蚀性关节炎,它以关节炎症——肿胀、疼痛为突出表现,关节遭到破坏,最终导致关节功能毁损。除累及关节,类风湿关节炎还可累及全身多个器官与系统,包括心脏、肺、血管、神经、皮肤等。类风湿关节炎发病有人种的差异,我国患病率约为 0.28%,其中以女性更为高发,高发年龄为 50~60 岁。

类风湿关节炎有什么特点?

(1) 小关节、多关节受累。受累的关节常见为手部的掌指关节、近端指间关节、腕关节,足部的足趾关节,以及肘关节、肩关节、膝关节、踝关节等,且常呈现对称性。

(2) 关节疼痛。以炎症性疼痛为主,为自发痛或活动性疼痛,挤压关节时会显著加重疼痛。

(3) 关节肿胀。与关节腔积液、滑膜增生和周围软组织水肿有关。

(4) 晨僵。这是一种较为特异性的表现,患者静止一段时间后关节会出现僵硬感,活动后僵硬的感觉可缓解。

(5) 关节畸形。多数出现在疾病进展的中晚期,关节破坏导致关节畸形,患者关节功能受损,严重时甚至生活无法自理。

因此,只是存在关节的轻微疼痛或晨僵,没有明显的关节红肿、压痛时,类风湿关节炎的诊断需要结合血液学和影像学检查。

如何鉴别类风湿关节炎和骨关节炎?

骨关节炎和类风湿关节炎都高发于五六十岁的人群,同样都可出现手部关节病变。但骨关节炎炎症表现不是太明显,且多数侵犯膝关节、髋关节等负重大关节,若在手部发病,很少侵犯近端指间关节、掌指关节和腕关节。此外,骨关节炎可引起软骨病变、软骨下囊性变、关节间隙狭窄、骨赘形成等,这些表现可通过 X 线检查发现。

若要确诊类风湿关节炎,不能仅凭疼痛症状。例如,可参照美国风湿病学会和欧洲抗风湿病联盟 2010 年的分类标准,需要评估患者受累关节的部位和数目、血清类风湿因子和 ACPA 抗体水平、症状持续时间、ESR 和 CRP 等炎症指标,根据这些指标综合判断和打分,分数超过 6 分即可诊断为类风湿关节炎。

什么是类风湿关节炎的达标治疗?

类风湿关节炎患者的治疗目标是尽快达到持续的低疾病活动度或临床缓解,这样能有效延缓疾病的进展和关节破坏,维持患者关节功能。治疗是否达标可参考 DAS28 评分,主要评估肿胀的关节数、压痛的关节数、患者总体感觉和血浆 ESR/CRP 水平,患者 DAS28(ESR)评分达到 3.2 分以下即达标。此外,还有更严格的 Boolean 标准,要求患者同时满足以下 4 个条件:压痛关节数不超过 1 个、肿胀关节数不超过 1 个、炎症指标 CRP 小于 1 mg/dl、患者对病情总体评估小于 1 分。

如何治疗类风湿关节炎?

(1) 非甾体消炎药和糖皮质激素,主要用于缓解炎症和疼痛,不能延缓疾病进展,也不能长期使用。

(2) 传统合成的控制疾病进展的抗风湿病药物(DMARDs)中,经典药物为甲氨蝶呤,此外还有来氟米特、柳氮磺胺吡啶和羟氯喹等。甲氨蝶呤是类风湿关节炎治疗的基石和首选治疗药物。

(3) 生物制剂和小分子靶向药物,属于进阶治疗药物,适用于传统 DMARDs 药物疗效不理想或不耐受的患者。

(4) 关节功能锻炼。患者在急性期要适当休息,但急性炎症缓解后还是需要进行一些康复锻炼,主要针对关节周围肌肉进行训练,避免废用性肌肉萎缩,这些须在康复科医生指导下进行。

(5) 手术治疗主要针对关节功能毁损导致残疾的患者。

类风湿关节炎治疗方案需要根据患者具体情况个体化制定,用药过程中,还需注意合并症和并发症的问题,如胃肠道疾病(消化道溃疡出血等)、肝脏损伤、肾脏损伤、高血压、冠心病、脑血管疾病、各种感染尤其是结核和病毒性肝炎等。

为什么红斑狼疮要强调早期识别？

许韩师 中山大学附属第一医院风湿免疫科教授、主任医师、博士研究生导师、风湿免疫科副主任。中华医学会风湿病学分会第四届青年委员，中国医疗保健国际交流促进会风湿免疫病分会全国委员，广东省医院协会风湿免疫管理分会副主任委员，广东省医师协会风湿免疫病分会第二届、第三届副主任委员，广东省医师协会风湿免疫病分会关节炎学组组长，广东省中西医结合学会风湿病学分会副主任委员，广东省医学会风湿免疫病分会常务委员，广东省精准医学学会自身免疫分会副主任委员，广州市医学会风湿免疫病分会副主任委员，*Journal of Translational Autoimmunity*、《中华临床免疫和风湿病学杂志》、《中华临床免疫和变态反应杂志》编委，《中华风湿病学杂志》通讯编委。

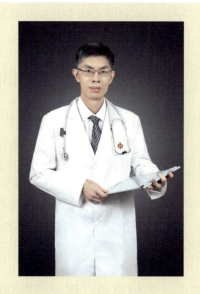

系统性红斑狼疮有什么特点？

系统性红斑狼疮是一种全身性疾病，好发于18～40岁的育龄女性，因此又被称为"女性杀手"，其具有以下四个特点。

（1）它是一种自身免疫性疾病，即在某种病因的诱导下，导致人体自身抗体攻击自身组织，从而导致机体炎症的发生。

（2）其会导致多脏器损害，即病变范围十分广泛，可累及几乎全身每一个脏器。

（3）它是一种慢性疾病，病程则以病情缓解和急性发作交替进行为特点，如不治疗，这种反复发作会让病情不断加重。

（4）可在血液中检测出多种特异性的自身抗体，这是系统性红斑狼疮特有的表现，也是诊断的关键。

如何治疗系统性红斑狼疮？

红斑狼疮是一种异质性很强的疾病，即几乎每个患者的表现都不尽相同，因此一般是根据症状和病情的轻重选择药物。如病情较轻，可选择小剂量激素和羟氯喹；如病情较重，则应考虑选择大剂量激素联合免疫抑制药物，危重者甚至需要进行激素冲击等疗法。

红斑狼疮的治疗要强调长程规范治疗。目前，红斑狼疮尚不能根治，但经过正规治疗，大多数患者可带病生存，基本不影响正常生活，但不能因为症状缓解就自行停药。

为何强调红斑狼疮要强调早期识别？

红斑狼疮要尽早治疗，越早治疗疗效就越好，这要求患者在怀疑自己患病时尽早就医，才能做到红斑狼疮的早诊早治。因此，早期识别红斑狼疮对其实施早期治疗具有重要意义。

哪些症状可能与红斑狼疮有关？

（1）皮肤的红斑或皮疹。特别是长在脸上且不累及鼻唇沟的蝶形红斑和其他疾病难以解释的皮疹，如腹部的环状红斑、手掌的斑片状红斑等。

（2）关节痛或关节炎。红斑狼疮可表现为关节痛和关节炎，特别是出现两个以上关节疼痛或炎症时，则要怀疑是否患红斑狼疮。红斑狼疮的关节痛多为对称性和游走性的，可能会出现轻度晨僵的现象。

（3）口腔溃疡。口腔溃疡的病因有很多，但年轻女性若反复出现病因不明的无痛性轻度口腔溃疡时，也应怀疑是否患红斑狼疮并进行排查。

（4）头发变脆脱落。若短期脱发明显增多且头发变脆，则需要怀疑是否患上红斑狼疮。

（5）光敏感。即晒太阳后出现明显的皮疹或原有皮疹加重，这是红斑狼疮比较特殊的症状。

（6）长期发热。至少持续3个星期且找不到原因的发热，也应进行红斑狼疮的排查。

（7）长期疲乏。即长期提不起精神，即使睡眠充足也无法消除疲倦，这也可能是红斑狼疮的表现。

（8）尿液异常。包括尿色变黄伴有大量泡沫，这是蛋白尿的表现，特别是年轻女性出现这种情况需注意排查红斑狼疮。此外还有血尿，包括肉眼可见的血尿（洗肉水样尿），或在显微镜下每个高倍视野中红细胞超过5个，要注意这也可能是红斑狼疮引起的肾脏损害的表现。

（9）白细胞减少。在排查病毒感染和血液病外，也应进行红斑狼疮的筛查。

（10）血小板减少。可伴随牙龈出血，皮肤瘀斑、瘀点等症状，这时候也建议进行红斑狼疮的排查。

为什么要强调强直性脊柱炎患者的锻炼必不可少？

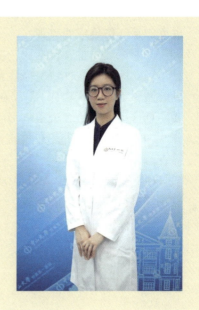

连帆 中山大学附属第一医院风湿免疫科教授、主任医师、博士研究生导师。广东省基层医药学会风湿免疫分会常务委员、广东省保健协会风湿免疫分会常务委员、广东省医院协会风湿免疫科管理专业委员会常务委员、广东省中西医结合协会风湿免疫分会委员、欧洲医学教育联盟（AMEE）Specialist & Associate Fellow。

什么是强直性脊柱炎？

强直性脊柱炎是一种主要累及脊柱和附着点的慢性炎症性疾病，它常常侵犯骶髂关节、椎间关节和关节的周围组织，可导致患者脊柱变得越来越僵硬，最终生理曲度逐渐消失，出现畸形甚至残疾。与其他微生物引起的炎症性疾病不同，强直性脊柱炎是无菌性炎症，应用抗生素不能起到治疗作用。现阶段我国强直性脊柱炎患病率为0.25%～0.5%，患者有300万～600万人，其中以中青年的男性居多。

强直性脊柱炎有哪些临床表现？

（1）炎性腰背痛。主要指下背部的僵硬、疼痛，且在活动后有所改善，但休息时通常不能缓解。

（2）附着点炎。指的是肌腱、韧带、筋膜、关节囊等附着于骨质的部位发生炎症并产生疼痛。

（3）其他症状。即对其他器官的影响，包括葡萄膜炎、银屑病、炎症性肠病等。

当怀疑自己可能患强直性脊柱炎时，应尽早到专科就诊并完善相关检查，包括血液检查和影像学检查等。

哪些药物可以治疗强直性脊柱炎？

（1）非甾体抗炎药。能起到消炎、解热、镇痛的作用，属于强直性脊柱炎治疗的一线治疗药物。

（2）生物制剂。生物制剂所包含的范畴十分广泛，疫苗、抗血清类药物、胰岛素等都属于生物制剂。治疗强直性脊柱炎的生物制剂主要作用于炎症细胞因子，从而达到抗炎和抑制关节破坏的目的。

强直性脊柱炎患者使用生物制剂时要注意什么？

生物制剂的种类较多，应由专科医生根据患者病情和治疗的需求来选择相应的药物，并确定具体的治疗方案。使用前，患者需要先进行基础的身体检查，包括血常规、肝功能、肾功能等，并排查是否患有肝炎、结核病等情况。

目前，治疗强直性脊柱炎的生物制剂多为皮下注射，多采用预充式设计，可直接注射，但需要注意储存条件，以免药物变质。

当患者需要进行其他手术时，应提前与风湿科以及手术科的医生充分沟通，视药物种类不同，相应暂停用药一段时间。

得了强直性脊柱炎还能做运动吗？

强直性脊柱炎患者进行一定锻炼是必不可少的，具体运动方式和强度需要根据病情来评估，但需要避免剧烈的、碰撞性的运动。

（1）早期患者。脊柱活动度尚可，锻炼目的为保持正常的活动能力，预防和延缓畸形的发生。

（2）中期患者。活动部分受限但脊柱没完全僵硬，应进行肢体肌肉的锻炼，防止废用性肌肉萎缩，还要注意骨密度的问题。

（3）晚期患者。病情较严重，锻炼目的为尽可能挽救活动能力，包括姿势治疗、牵引、被动运动，还可借助矫形器运动。

此外，强直性脊柱炎患者日常也要注意正确的坐姿和卧姿，时刻保持抬头挺胸的挺拔姿势。睡觉应仰卧，避免侧卧，防止脊柱变形的进一步加重。

为什么糖尿病前期需要及时干预？

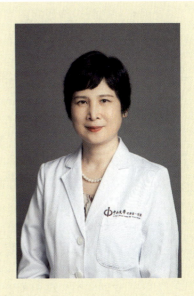

曹筱佩 中山大学附属第一医院内分泌内科教授、主任医师、博士研究生导师、内分泌内科副主任。中华医学会糖尿病学分会糖尿病与妊娠学组委员、中华医学会内分泌学分会肾上腺学组委员、中国微循环学会糖尿病分会委员、广东省医师协会内分泌医师分会副主任委员、广东省医学会内分泌学分会常务委员、广东省预防医学会内分泌代谢专业委员会副主任委员、广东省医学教育学会糖尿病专业委员会主任委员、广东省女医师协会糖尿病专业委员会副主任委员。

糖尿病前期及其危害是什么？

糖尿病前期指的是患者血糖值超出了正常范围，但又没达到糖尿病确诊标准的阶段。包括空腹血糖在 6.1～7.0 mmol/L，和/或糖负荷后 2 小时血糖在 7.8～11.1 mmol/L。通常无不适症状，通过血糖检测诊断。糖尿病前期表面上看只是血糖比正常人血糖稍高一点，但实际上它也会带来一系列的危害。

（1）根据我国随访的数据，糖尿病前期人群如果不经过任何干预，会以每年 5%～10% 的速度发展为糖尿病患者，在 20 年后，几乎 100% 会成为糖尿病患者。

（2）增加心血管疾病的患病率。糖尿病前期人群的冠心病和卒中的患病率会比血糖正常人群高约 10%，全因死亡风险亦显著增加。

(3）增加视网膜病变、肾脏病变风险。高血糖会对视网膜造成损害，糖尿病是失明和终末期肾病的主要病因，糖尿病前期阶段视网膜病变、肾脏病变患病率显著高于血糖正常人。

因此，切勿对糖尿病前期置之不理，它不仅持续对身体造成损害，并且若不及时进行干预，经过若干年的发展，必然会发展为糖尿病。

哪些人需要进行血糖筛查？

糖尿病前期往往未表现出任何症状，只能通过血糖检测才能发现，因此，建议以下高危人群进行血糖筛查。

（1）40岁以上的人群。

（2）BMI≥23，或是男性腰围超过90 cm、女性腰围超过85 cm的肥胖人群。

（3）父母或兄弟姐妹患糖尿病的人群。

（4）长期缺乏运动的人群。

（5）高血压、血脂异常、心血管疾病、多囊卵巢综合征等疾病的患者。

（6）有妊娠糖尿病史的女性。

（7）有精神药物使用史的人群。

发现糖尿病前期该怎么办？

发现糖尿病前期后，需要通过改变生活方式、药物使用和减重手术等方式进行干预。大量的研究证实，生活方式干预可有效预防糖尿病前期发展为糖尿病，并减少相关的心血管不良病症发生，生活方式干预是首选的有效预防糖尿病的措施。

生活方式干预的主要手段包括控制饮食、运动、规律作息、戒烟、限酒。控制摄入食物的总热量；坚持每周运动时间不少于5天，每天进行30～60分钟的低、中等强度运动，包括慢跑、快步走、瑜伽、体操等。如生活方式干预效果不佳，可选择药物治疗或者减重手术。

糖尿病前期人群的饮食要注意什么？

（1）控制摄入食物的总热量，对于超重或肥胖者，每天减少400～500

千卡的热量摄入。

（2）均衡营养，合理搭配，每日所需的热量 45%～64% 源于碳水化合物、30% 左右源于脂肪、20% 来自蛋白质。饱和脂肪酸摄入占脂肪酸总摄入量的 30% 以下。不能不摄入主食，轻体力劳动人群每日摄入主食以 250～300 g 为宜。

（3）保证肉蛋奶的摄入，这是脂肪和蛋白质摄入的主要来源。

控制饮食并配合运动，目标是达到理想的体重和血糖水平，对超重和肥胖的患者而言，不主张暴瘦，而需要均匀地让体重下降，半年内体重下降 5% 是比较合适的。

糖尿病前期人群什么时候需要进行药物治疗？

在强化生活方式干预 6 个月后若效果不佳，且合并有其他危险因素者，可考虑药物干预。但需要充分评估效益风险比和效益费用比。通过服用降糖药物如二甲双胍、α-糖苷酶抑制剂、噻唑烷二酮类药物（TZDs）以及减肥药奥利司他等，可以降低糖尿病前期人群发生糖尿病的风险。其中，二甲双胍和阿卡波糖在糖尿病前期人群中长期应用的安全性证据较为充分。

第二章 外科治疗是否"一切了之"

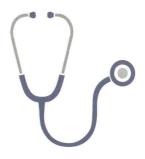

为什么脑积水不一定要做分流手术？

杨超 中山大学附属第一医院神经外科教授、主任医师、博士研究生导师。中华医学会神经外科学分会青年委员，中国医师协会神经外科医师分会神经电生理组委员，广东省医学会神经外科学分会青年委员会副主任委员、基层技术推广学组副组长，广东省精准医学应用学会脑活检技术分会副主任委员，广东省精准医学应用学会颅神经疾病分会常务委员、广东省脑发育与脑病防治学会脑病精准诊疗与修复分会常务委员。

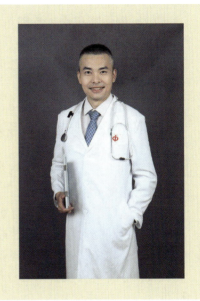

什么是脑积水？

大脑的脉络丛会不停分泌出脑脊液，滋润保护脑组织和脊髓。正常情况下，脑脊液从大脑中心的动脉生成，通过一条细小的管道流到大脑表面，再通过静脉吸收回到心脏，周而复始。

若出现了病理状态，脑脊液回收受阻，它就会不断积聚，当越积越多时，即可产生脑积水。随着液体不断增多，大脑正常组织会受压变形，可导致大脑缺血缺氧、功能受损。这时候如果进行引流，使颅内压下降，恢复正常脑组织的供血和供氧，病情即可得到缓解。

脑积水根据病程可分为急性和慢性脑积水；根据患者年龄可分为儿童和成人脑积水；也可根据病理机制分为梗阻性和交通性脑积水；而按照压力高低，则分为高压、正常压力和低压的脑积水。

脑积水有什么表现？

（1）急性脑积水常表现为头痛、呕吐、视乳头水肿，严重时会出现意识障碍。

（2）慢性脑积水，特别是特发性正常压力脑积水，患者往往出现以下1～3种典型症状：走路不稳、尿失禁和痴呆。

除了临床症状外，要确诊脑积水，往往还需要结合CT、MRI和腰椎穿刺的检查结果。

脑积水是否一定要做手术？

许多脑出血后的脑积水患者无须进行分流手术，但需要进行腰椎穿刺、腰大池外引流或脑室外引流。

由于进行了局部麻醉，穿刺操作不会使患者感到疼痛，有时扎针会导致患者脚部出现放射性疼痛，通过调整角度即可快速缓解。

多次腰椎穿刺排出血性脑脊液，可以避免脑室腹腔分流管的长期植入。完成腰椎穿刺后，仅会留下针眼大的创口，患者只需平卧休息4～6小时即可。

什么是腰大池外引流和脑室钻孔外引流手术？

在腰椎穿刺时，在针芯置入软管，然后外置引流袋，对脑脊液进行持续引流，就叫作腰大池外引流手术。

如果患者的情况很严重，则需要进行脑室钻孔外引流手术，即在颅骨钻出小骨孔，通过骨孔插入软管并外接引流袋，以尽可能释放脑脊液的压力，引流异常的脑脊液。

以上两种手术，在患者脑脊液各项指标降到正常程度时，即可拔掉管道。

什么是脑积水的分流手术？

当上述方式无法缓解脑积水时，则只能对患者进行分流手术。常见分流手术的术式包括脑室腹腔分流手术、脑室心房分流手术和腰大池腹腔分流手术，其中以脑室腹腔分流手术最为常见，安全性也最高。

过去，分流手术因为采用定压管，容易出现分流不足的情况，导致难以有效缓解病情。目前，则主要采用可调压阀门，可有效控制脑脊液的流出压力，大幅提高治疗效果。

分流手术还可出现分流过度的并发症，即脑脊液引流过多，患者术后颅内压过低，从而出现头痛的问题，这种情况可以通过增加抗虹吸装置得到解决。

此外，分流手术的并发症还有感染、分流管堵塞和脑出血，通过严密的手术计划和精细操作可以大幅降低并发症发生率。对严重脑积水且通过保守治疗无法缓解病情的患者而言，手术带来的收益远远超过风险，因此应在诊断明确时尽早进行手术。

头痛、呕吐、头颅增大，为什么要警惕小儿脑肿瘤？

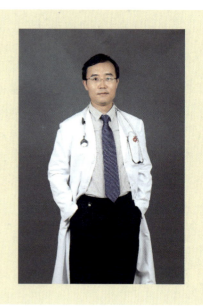

陈昆 中山大学附属第一医院神经外科教授、主任医师、博士研究生导师。广东省医学会神经外科学分会小儿神经外科学组副组长、广东省医学会神经肿瘤学分会常务委员、广东省杰出青年医学人才。

小儿脑肿瘤是怎么回事？

小儿脑肿瘤包括良性和恶性两种，而恶性肿瘤又分为癌和肉瘤，因此，不能说小儿脑肿瘤就一定是癌症。

小儿脑肿瘤多分布在后颅窝、鞍区及松果体区等中线部位，以毛细胞型星形细胞瘤、髓母细胞瘤、颅咽管瘤和生殖细胞瘤等类型更高发，有时可造成严重脑积水等显著症状，其危险性也会更高于成年人。

小儿脑肿瘤会不会遗传？

肿瘤是一种多因素引起的疾病，它的发病与基因有一定关系，多为基因的突变引起。除了基因的突变，还与电离辐射、化学制剂接触、过敏史等多种因素有关。因此，不能说小儿脑肿瘤是一种传统意义上的遗传病，生育了一个脑肿瘤患儿的父母，并不代表后续生育的孩子就一定也会患上小儿脑肿瘤，只有极个别的肿瘤类型会出现家族遗传现象，但其发生率非常低，家长不必对此太过担心。

小儿脑肿瘤有哪些症状？

最常见的症状是颅内压增高的表现，包括剧烈的头痛、呕吐，有些患儿可出现视觉障碍甚至失明。其次是头颅增大，多见于头颅尚未完全闭合的婴幼儿。此外，还有颈抵抗、癫痫发作、步态不稳、发热、眼球运动障碍、神经功能障碍等表现。

由于脑肿瘤患儿往往无法表达自身的不适，因此需要家长细心观察。一旦发现上述症状，家长应立即带孩子就医，让专业医生通过检查进行鉴别和诊断。

小儿脑肿瘤能治好吗？

目前，小儿脑肿瘤治疗以手术为主，力求尽可能彻底切除肿瘤，部分不能全切的肿瘤也须通过手术取活检明确病理性质，为下一步治疗做准备，根据病理性质的不同，部分患儿术后需要进行放疗、化疗、免疫治疗、靶向治疗等辅助治疗。

对某些肿瘤比如生殖细胞瘤，很多时候通过微创的内镜手术解除脑积水并行肿瘤活检，继予放疗、化疗等综合治疗可获得很好的疗效。

小儿脑肿瘤的预后主要与肿瘤的性质有关，总体而言，良性肿瘤大多预后较好，而恶性肿瘤则相对较差。其中，髓母细胞瘤、生殖细胞瘤等恶性肿瘤经过有效综合性治疗，5年生存率仍可大于80%；而胶质母细胞瘤预后就很差，即便经过治疗，2年生存率还是小于10%。

此外，小儿脑肿瘤的预后情况还和患儿年龄、手术切除程度、肿瘤生长部位、有无种植转移、患儿对放化疗接受度等有关。经过综合治疗，多数孩子预后情况较好。

小儿脑肿瘤术后要注意什么？

(1) 饮食。可适当补充肉、蛋、奶等富含蛋白质的食物，注意饮食营养均衡。忌食辛辣刺激、油炸食物，也不能食用活血、补血的中药，更不建议大量进补。

（2）康复治疗。部分患儿在术后可出现暂时性或轻微的神经功能障碍，需要积极配合康复治疗，从而促进恢复。

（3）定期复查。术后需要定期随诊并完善相关检查，了解肿瘤有无继续生长或复发。

（4）陪伴和沟通。主要是避免患儿出现负面心理，家长还需要看管好孩子，避免孩子头部受伤。

糖尿病足，一定要截肢吗？

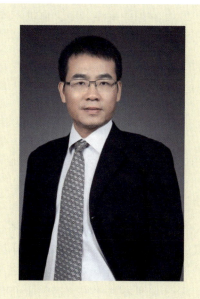

谢举临 中山大学附属第一医院烧伤与创面修复科教授、主任医师、博士研究生导师、烧伤与创面修复科主任、烧伤与创面修复科教职工党支部书记。国家卫生应急处置指导烧伤专业组专家，中国医师协会美容与整形医师分会瘢痕专业组常务委员，中华医学会烧伤外科学分会全国青年委员，中国医疗保健国际交流促进会创面修复与再生分会常务委员，广东省健康管理学会创面修复专业委员会主任委员，广东省医学会烧伤学分会副主任委员，Aesthetic Plastic Surgery、Wound Reng Rec 等多个 SCI 杂志审稿专家。

什么是糖尿病足？

糖尿病足指的是糖尿病患者足部出现感染、溃疡或足趾破坏的情况，患者同时合并出现下肢神经和血管的病变。糖尿病足会引起患者足部疼痛、畸形和溃疡，严重时可导致截肢甚至危及患者生命。我国是糖尿病大国，目前糖尿病足总发病率约为 8.1%，且每年有接近 30% 的复发率，在临床上糖尿病足已经成为截肢最主要的原因。

为什么会出现糖尿病足？

糖尿病是糖尿病足的主因。长期高血糖会引起神经和周围血管病变，神经病变会导致患者周围神经末梢感觉缺失以及足部的畸形，从而引起足部的溃疡。而周围血管病变导致足部缺血，同样容易导致足部溃疡。

糖尿病患者往往伴发免疫功能障碍，这就导致伤口容易感染且愈合困难，足部溃疡后易导致感染乃至坏死，这就是糖尿病足。

在糖尿病患者中，血糖不稳定、患有肾病、长期吸烟以及有溃疡或截瘫病史的人群更容易患糖尿病足。

如何治疗糖尿病足？

（1）内科治疗。主要是对症治疗，包括降糖、降压、降脂和麻醉镇痛等。

（2）减压治疗。即减轻神经性的糖尿病足底的压力，包括定制鞋垫、袜子以及足部矫形器、减压鞋等，这也是糖尿病足重要的治疗手段。

（3）抗感染治疗。包括局部治疗和全身治疗，需要评估患者病情、全身情况及创口微生物种类等数据，再制定个性化的处理方案，重度感染常需要手术治疗，包括血管脓肿切开甚至截肢。

（4）糖尿病足血管重建。主要针对合并下肢动脉闭塞的患者，可缓解疼痛、降低截肢平面并有助于创面的自然愈合。

（5）创面处理。一般需要经过清创、换药、控制渗液和封闭负压治疗的流程，后期可用植皮和皮瓣修复创面。

（6）其他新型疗法。包括富含血小板的血浆 PRP 治疗、自体干细胞移植、高压氧、组织工程皮肤替代、横向骨搬运技术、皮肤牵张器、神经电刺激疗法等。

总的来说，糖尿病足强调整体和综合的治疗，一般需要多学科联合制定个性化的治疗方案，建议患者可到专业的创面治疗中心或糖尿病足专科就诊，绝大部分的糖尿病足是不需要截肢的。

如何预防糖尿病足？

（1）糖尿病患者要对糖尿病足有充分的认识，特别是高危患者更要注重预防糖尿病足，并定期进行检查。

（2）注意足部健康。糖尿病患者应穿着宽松透气的鞋袜，每天洗脚并检查足部是否有破损。平时应合理修剪趾甲，避免光脚走路、热水泡脚和用化学药剂处理鸡眼。有溃疡病史的患者建议定制减压鞋垫预防复发。

(3）养成健康的生活习惯，控制好血糖、适度运动并尽量戒烟。

(4）一旦出现足部破损或溃疡应尽早就医，越早治疗效果越好，越能避免截肢乃至更严重后果的出现。

为什么皮肤肿物不能都"一切了之"?

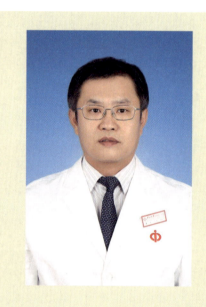

唐冰 中山大学附属第一医院烧伤与创面修复科教授、主任医师、博士研究生导师、烧伤与创面修复科副主任。美国得州大学 MD Anderson 肿瘤中心访问学者、国家卫生应急处置指导专家、中华医学会烧伤外科学分会创面修复学组委员、中国医学装备协会创面修复分会常务委员、中国研究型医院学会创面防治与损伤组织修复专业委员会委员、中国非公立医疗机构协会损伤与修复专业委员会常务委员、中国研究型医院学会生物材料临床应用专业委员会委员、广东省临床医学学会-华南名医专家委员会会员、首批广东省杰出青年医学人才。

脂肪瘤和皮肤纤维瘤有什么区别?

脂肪瘤是一种可以发生在身体任何部位的良性肿瘤,由脂肪细胞组成,可单发也可多发。脂肪瘤一般不会产生任何症状也无须治疗,但当它体积过大带来压迫症状、进行性增大或引发功能障碍时,建议患者及时就医检查以明确诊断。针对直径 5 cm 以上、影响美观、快速增大、多发性且产生症状的脂肪瘤,临床上一般建议手术切除。

与脂肪瘤相比,皮肤纤维瘤的主要表现是质地非常硬,而且表面光滑可推动。皮肤纤维瘤一般注意观察即可,有需要也可手术切除,术后不易复发。

另外，还有软纤维瘤，好发于 60 岁以上老年人的面部和颈部，它是没有症状且不会恶变的良性肿瘤。小的软纤维瘤可用激光、冷冻或热疗消除，基底较大的则建议手术切除。

如何区分黑色素瘤和普通黑痣？

色素痣分为先天性色素痣和获得性色素痣，其中，先天性的巨大色素痣有 10% 恶变的可能。获得性色素痣按分布的层次分为皮内痣、交界痣和混合痣，它一般是良性的。黑色素瘤是恶性程度很高的皮肤恶性肿瘤，在白种人中发病率较高，近年来在我国发病率也在不断增加。

黑色素瘤和普通黑痣的区别主要在于以下三点。

（1）黑色素瘤大多表现为不对称、边界模糊和颜色不均匀，表面往往不光滑，容易溃破出血。

（2）黑色素瘤直径一般大于 0.5 cm，而且生长较为迅速。

（3）黑色素瘤好发于紫外线暴露较多和易摩擦的部位，以 50 岁以上的人群更为好发。

当怀疑为黑色素瘤时，应尽快就医明确诊断后进行相应治疗。

如何预防瘢痕疙瘩复发？

瘢痕疙瘩是一种良性肿瘤，但会无限制地生长，明显超出原受伤范围，好发于前胸、肩部和耳郭。诱发瘢痕疙瘩的因素很多，可由轻微损伤产生，并有家族遗传倾向。

手术切除是治疗瘢痕疙瘩的首选手段，但单纯的手术切除后几乎 100% 的患者都会复发。要想预防瘢痕疙瘩复发，可结合同位素或放射治疗，进行浅表电子线的照射，可将复发率降到 10% 以下。对无法切除的瘢痕疙瘩，需要将药物注射、电子线照射、硅酮类药物、激光等治疗方式结合进行综合治疗。

如何治疗血管瘤？

血管瘤是常见于皮肤和软组织内的肿瘤或血管畸形，它好发于婴幼儿和 30～50 岁的成年人，以良性为主但也有恶变的可能性。多数血管瘤会出现在头面部，其次是躯干部，一般是可以自行消退的。

治疗血管瘤之前，需要明确它的性质。针对颜色鲜红的草莓样血管瘤，婴幼儿治疗以口服 β 受体阻滞剂为主，还可以进行手术切除。此外，还有局部染料激光、硬化剂注射等治疗手段。

为什么烧伤后应立即用冷水冲洗？

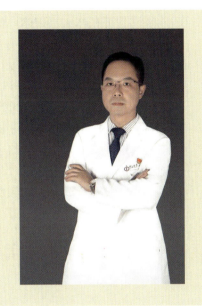

舒斌 中山大学附属第一医院烧伤与创面修复科副主任医师、博士研究生导师、烧伤与创面修复科副主任。中华医学会组织修复与再生分会委员，中华医学会烧伤外科学分会青年委员会副主委，中国医师学会显微外科分会难愈性创面学组副主任委员，中国临床案例数据学术委员会委员，广东省医师协会烧伤科医师分会委员、秘书，《中华损伤与修复杂志（电子版）》编委。

烧烫伤是日常生活中常见的意外损伤，如果处理不当，将可能引发功能障碍和容貌受损。因此，一旦出现烧烫伤，应及时正确处理烧烫伤，以避免各种误区带来的不良后果。

生活中被烧伤应该如何处理？

急救时须谨记"冲、脱、泡、盖、送"五字要诀。冲：将患处置于15℃～20℃流动冷水中冲洗15～30分钟，可以带走热量并起到止痛的效果。脱：冲洗后应脱掉或剪开衣物，动作要轻柔，避免弄破水泡。泡：将患处置于15℃～20℃冷水中浸泡15分钟，但大面积烧伤或儿童则不建议长时间浸泡；小伤口可考虑外涂抗菌药物，但不建议使用民间偏方。盖：对比较大的伤口，浸泡后应用干净衣物或敷料覆盖创面。送：除非创口较小，否则都建议尽早到正规医院治疗。

怎么判断烧伤的严重程度？

烧伤后可在体表呈现不同的临床表现，并据此用以判断烧伤的深度。Ⅰ度烧伤：仅为表皮层皮肤受损，患者会感到明显的灼痛感，经药物处理数天后可愈合，不留瘢痕。浅Ⅱ度烧伤：伤及真皮的浅层，患者痛感较Ⅰ度烧伤更为明显，可出现水泡，经换药治疗后需1～2周愈合，不留瘢痕。深Ⅱ度烧伤：伤及真皮的深层，亦可出现水泡，但患者痛感反而迟钝，经换药治疗后需3～4周愈合，会留下明显瘢痕。临床上建议尽早实施削痂手术和植皮手术。Ⅲ度烧伤：累及皮肤的全层或者皮下组织，患者痛感丧失。若不经过手术治疗，创面一般不会愈合。需经过切痂手术和植皮手术，方可达到临床愈合。浅度烧伤一般指Ⅰ度烧伤和浅Ⅱ度烧伤，深度烧伤指深Ⅱ度烧伤和Ⅲ度烧伤。

烧伤的早期急救误区有哪些？

在日常生活中，我们常常可听到各种应对烧伤的"经验"和"方法"。但诸多认识中，存在着不少误区，以下我们针对不同的错误观点提出正确的认识和处理方法。

（1）认为无须用冷水冲创面。实际上大量流动的冷水可以带走创面热源也可有效止痛，用冷水冲洗创面才是正确的急救方式。

（2）认为烧伤出现水泡说明受伤严重。临床上浅Ⅱ度和深Ⅱ度烧伤都会出现水泡，但最严重的Ⅲ度烧伤反而没有水泡，因此不能用有无水泡来衡量烧伤的严重程度。

（3）烧烫伤后涂抹牙膏、酱油、红药水、紫药水或是草药等民间偏方。这些都不是正确的急救方法，反而可能使创面更易感染。此外，红药水和紫药水还会掩盖创面的临床表现，延误医生对烧伤病情的判断。

（4）认为化学性烧伤可以用"酸碱中和"来急救。实际上稀释所用的化学药品浓度和作用时间很难掌握，稍有不慎，可能造成二次损伤。另外，化学中和反应会产生大量热量，对皮肤创面也会造成进一步的损伤。

（5）认为烧伤后不能吃发物。实际情况是，虾、鱼、鸡蛋、鸡肉、牛肉等食物富含蛋白质，对创口愈合反而有积极的作用。

烧伤患者出院后如何进行家庭护理？

有创面残留的患者应按医嘱服药并定期换药，保持创面整洁，保护新生皮肤避免暴晒。饮食上宜选择高蛋白、高能量、高维生素的食物，不必忌口所谓发物。受伤面积较小的浅度烧伤患者，若合并色素沉着可自行使用美白护肤品。若创面愈合后反复出现小水泡可先自行处理，但若合并明显感染或有恶臭味，则应尽快就医换药处理。

深度烧伤且面积较大的患者，可能在创面愈合后形成瘢痕增生，建议尽早进行抗瘢痕治疗并加强功能部位的关节锻炼。可能遗留瘢痕的烧伤患者，建议采取压力治疗，即在创面开始愈合时使用压力套，并配合抗瘢痕药物，一般需治疗至少一两年。

为什么人体泌尿系统会产生结石？

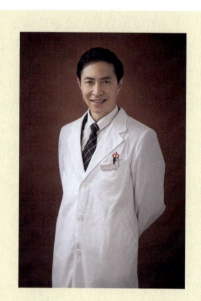

吴荣佩 中山大学附属第一医院泌尿外科教授、主任医师、硕士研究生导师、泌尿外科副主任。中华医学会泌尿外科学分会泌尿工程学组委员，广东省医学会泌尿外科学分会结石学组副组长，广东省医学会泌尿外科学分会委员，广东省泌尿生殖协会泌尿微创学分会、泌尿结石病学分会副主任委员，广东省医学会微创外科学分会泌尿外科学组委员，广东省健康管理学会理事、泌尿及男科学专业委员会秘书长、常务委员、结石学组副组长，广东省中西医结合学会泌尿外科专业委员会常务委员。

为什么会产生泌尿系结石？

泌尿结石的生成从根本上与尿液中草酸盐、钙盐等物质代谢异常及过饱和有关，而实际上，它是一种多因素致病的疾病，其病因包括外部因素和内在因素。外部因素主要为气候、地理环境、营养条件，内部因素则有遗传、种族、饮食习惯、代谢因素和药物影响等。

临床上，根据结石的成分，可分为草酸钙结石、磷酸钙结石、尿酸性结石等。

泌尿系结石有哪些症状？

（1）无症状。临床上，不少泌尿系结石的患者是没有自觉不适的，这可能是因为结石没有引起梗阻、感染，或者因为结石太小，已直接随着尿液排出体外。

（2）血尿。结石尖锐的棱角划破肾脏或输尿管黏膜，可导致血液进入尿液，即出现血尿，这种血尿多在运动后出现。当患者静止休息时，结石不再移动，出血就会停止。

（3）腰痛。当结石较大堵塞了肾脏时，就会导致肾脏内部压力增高，引起内脏神经的疼痛反射；而结石经输尿管排出时，也会引起输尿管平滑肌的痉挛，导致剧烈的痉挛性疼痛，也称肾绞痛。

（4）感染。结石发生了堵塞，会导致尿液停留时间增加，从而出现细菌定植所产生的泌尿系感染，患者可出现腰痛、发热、排尿时不适等症状。

（5）肿瘤。长期的尿路结石合并感染，可能会诱发细胞发生恶变，最终导致尿路上皮肿瘤的出现，这些肿瘤往往是恶性的。

如何治疗泌尿系结石？

（1）保守治疗。针对较小的结石，患者可以多喝水、多进食柑橘类食物，从而促进结石排出并防止新结石的生成。

（2）药物治疗。常用的药物是枸橼酸盐，它可以预防新结石的生成，同时让原有的结石不易长大，起到保护泌尿系统的作用。

（3）体外冲击波碎石。通过超声波聚焦到患者体内的结石上，从而将其击碎到适合通过尿液排出的大小。这是一种无创治疗方式，患者无须麻醉和住院即可完成。

（4）输尿管镜/输尿管软镜手术取石。这是一种经人体自然通道进行的微创治疗，针对直径 2 cm 以内的输尿管结石或肾结石。其方法是：将内窥镜经尿道进入输尿管或肾脏并找到结石，再通过激光将其击碎，最后用取石网篮将碎片套取出。

（5）经皮肾镜手术取石。同样是微创治疗，针对的是结石较大或较多的情况。手术医生会在 X 线或 B 超引导下建立皮肾通道，放置工作鞘管，内窥镜通过鞘管可找到结石并将其圈套或击碎后取出。

如何预防泌尿系结石？

脱水、天气炎热、过多盐类摄入、过多蛋白质摄入、过量维生素 C 的摄入等都是泌尿系结石的风险因素,因此,想要预防泌尿系结石,也应进行针对性的措施。最关键的是要多喝水,降低尿液饱和度,硬的水质不会增加结石形成的风险,但要避免喝太浓的茶和酒精饮料,以免体内草酸含量过高。含草酸过多的食物(如香菜、菠菜、葡萄、草莓等)、高嘌呤的食物(如海产品、动物内脏、菌菇类等)都不建议多吃,也应适度控制蛋白质摄入。此外,应适当补钙,多进食新鲜蔬果,从而增加膳食纤维的摄入。

为什么防治泌尿系结石要多喝水？

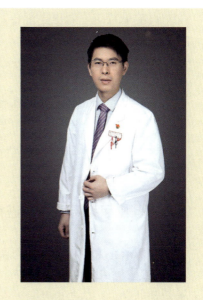

莫承强 中山大学附属第一医院泌尿外科副教授、副主任医师、硕士研究生导师。广东省医学会泌尿外科学分会基层学组副组长，广东省医疗器械行业协会临床试验规范化专业委员会副主任委员，广东省健康管理学会泌尿及男科学专业委员会肿瘤学组、结石学组秘书、委员，广东省泌尿生殖协会泌尿微创学分会常务委员，广东省健康养生协会泌尿健康分会常务委员，广东省抗癌协会泌尿肿瘤青年委员会委员，广东省健康管理学会男性健康专业委员会委员，广东省泌尿生殖协会结石病学分会委员。

泌尿系结石的成因有哪些？

（1）环境因素。如南方地区相对炎热，人出汗多导致尿液浓缩，容易发生泌尿系结石。

（2）家族史。若近亲中一代或两代都有结石，这部分人群得结石的概率也会更高。

（3）其他疾病因素。包括甲状旁腺瘤导致的甲状旁腺功能亢进，以及高草酸尿症、痛风、尿路梗阻等，这些情况需要由专业医生来进行判断。

（4）生活习惯。主要是饮水习惯的问题，喝水次数少和水分摄入不足都会增加泌尿系结石的发病率。

泌尿系结石可能有哪些症状?

（1）临床上一半以上的结石没有任何症状，需要我们养成定期体检的习惯方可及时发现。
（2）疼痛和血尿。多由活动性的结石引起，其引起的腰肋部痉挛性疼痛即急诊常见的肾绞痛。
（3）小便时可能会看到尿液里的碎石渣。
（4）发热。主要由结石继发感染引起。
（5）腰部隐痛。常常由于结石导致上尿路梗阻，即肾积水，尤其是较重的肾积水时所产生的症状。

哪些泌尿系结石需要进行处理?

并非所有泌尿系结石都需要处理或干预治疗。若泌尿系结石不存在梗阻（如肾积水等情况），以及结石位置固定、不活动且未引发相关症状，就无积极干预的必要。这些患者只需注意日常多饮水，并定期复查即可。而当泌尿系结石导致泌尿系统梗阻或肾积水时，则需尽快干预治疗，否则可导致肾功能逐渐丧失而最终使得肾脏失去功能。极个别的泌尿系结石导致结石周围受到刺激，出现反反复复的慢性炎症，还可出现肿瘤。

泌尿系结石需不需要进行处理，应由专业医生进行判断，并非没有症状就等于不用干预处理。部分没有体检习惯的人群、无症状的泌尿系结石反而需要提高警惕。

如何治疗泌尿系结石?

泌尿系结石的治疗方式与它的大小以及所处的部位密切相关。
（1）保守治疗。多喝水，保证每天 2 L 以上的尿量，即尿液要达到清澈的程度。
（2）药物治疗。主要针对特定成分的结石，且结石大多应在 6 mm 以下。如尿酸结石可通过降尿酸和枸橼酸制剂来进行治疗。
（3）体外冲击波碎石。主要适用于直径 2 cm 以下的上尿路结石。
（4）经尿道内镜微创技术碎石取石。主要通过输尿管镜/输尿管软镜，在内镜下使用碎石设备（如钬激光等）进行碎石后取石，适用于输尿管结石以及2 cm以内的肾结石。

（5）经皮肾镜碎石取石术（PCNL）。从腰背部通过影像学引导建立经皮肤到肾脏集合系统的通路进行内镜下碎石并取石，虽然该手术体表有小切口，但仍属微创手术，适合于较大的肾结石或输尿管上段结石。

（6）开放或者腹腔镜手术取石。主要针对内镜无法处理，或患者同时合并其他泌尿系疾病（如肾盂输尿管交界处狭窄等）需要一起处理等特殊情况。这种取石方式，一般不作为结石的首选治疗方式。

如何预防泌尿系结石？

（1）如有对结石成分分析，则根据结石成分采取相应的措施进行预防。

（2）多喝水，保证每天2 L以上的尿量，这样可以稀释结晶或减少晶体沉积。平时需要重点观察尿液的颜色，不宜偏黄偏浓，同时也需要注意少喝浓茶或咖啡等。

（3）注意饮食均衡，不挑食，不要进食过多海产品、动物内脏等。

（4）控制体重，适当缓解压力，增强免疫力。

（5）有家族史或者患有可诱发结石的疾病（如痛风）等高危人群，须遵医嘱定期检查或者处理。

为什么治疗男性更年期综合征要监控睾酮水平?

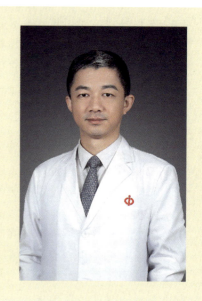

孙祥宙 中山大学附属第一医院泌尿外科、男科教授,主任医师、博士研究生导师。泌尿外科、男科教职工党支部书记,男科副主任。中华医学会男科学分会委员、秘书长,中国中西医结合学会男科专业委员会委员,广东省医学会男科学分会主任委员,广东省医师协会男科医师分会副主委,广东省中西医结合学会男科专业委员会副主委,广东省健康管理学会男性健康专业委员会主任委员。

什么是男性更年期综合征?

女性更年期综合征指的是女性在围绝经期出现雌激素水平断崖式下降,从而带来的一系列症状。而男性也有更年期综合征,一般是指中老年男性由于年龄逐渐增加,体内睾酮水平逐渐下降导致的一系列症状。

睾酮本身会影响男性多个器官和组织,包括神经系统、骨骼、肌肉、皮肤、性腺、生殖器官等,当睾酮水平下降超过一定幅度,即可导致相应器官出现一系列的症状。

与女性更年期综合征不同,男性更年期综合征中睾酮水平下降比较缓慢,而且有显著的个体差异性,部分锻炼保养得宜的男性,甚至终身都不会受到相关症状的困扰;反之,也有部分男性三四十岁便出现了男性更年期综合征的系列症状。

男性更年期综合征主要带来哪些影响？

（1）性功能下降，可导致男性出现性欲下降、晨勃减少或消失、勃起功能障碍等问题。

（2）睾酮水平下降，可导致男性出现肥胖，主要表现为腹型肥胖，即长出肚腩。

（3）心脑血管疾病的病因与内脏脂肪增加有关，可增加动脉粥样硬化、冠心病、脑卒中等的发病率。

（4）运动能力下降，如肌肉萎缩、肌力下降、骨质疏松等。

（5）神经系统和精神心理症状，如精力下降、容易疲劳、易怒、记忆力减退、认知功能减退、睡眠障碍、抑郁症状等。

（6）其他疾病，如高血压、糖尿病等，都可能与睾酮水平下降有关。

如何治疗男性更年期综合征？

怀疑自己进入男性更年期时，患者应到专科就诊，由专业医生进行相关症状的询问及实验室检查（如血睾酮水平）评估，判断是否患男性更年期综合征。确诊后，患者首先需要控制基础疾病，如糖尿病、高血压、心血管疾病等，需由对应科室进行控制。

针对低水平的睾酮，一般会进行睾酮的替代治疗，但治疗方案需要个性化定制，并在治疗过程中对患者睾酮水平进行动态跟踪，尽可能避免副作用的出现。

睾酮替代治疗有什么优缺点？

（1）优点。通过睾酮替代治疗，可将男性激素水平提高到正常范围，这时更年期综合征带来的负面影响可得到改善，包括性功能提高、心血管事件发生风险降低、精神状态改善等，生活质量也会大幅度提高。

（2）缺点。可加重前列腺增生病情以及加快前列腺癌的进展；外源性雄激素大多由肝脏代谢，可增加肝脏负担；外源性雄激素对生精功能可带来负面影响，有生育计划的男性尤其需要注意；此外，还可导致男性乳腺产生变化并带来静脉血栓的风险。

睾酮替代治疗对男性而言是双刃剑，治疗前患者需要进行全面的评估，治疗期间也需要对睾酮水平以及身体其他相关指标进行监控。

男性更年期应该如何保健？

（1）适当锻炼。每天进行力所能及的运动，注意避免错误姿势和过量运动。

（2）合理饮食。应做到营养均衡，忌过咸和高胆固醇饮食，并着重补充优质蛋白质、维生素和钙。

（3）规律作息。忌熬夜，最好养成午休的习惯。

（4）管理情绪。做到心态平稳，最好与伴侣一起配合协调，共同平稳度过更年期。

为什么说男性早泄是典型的脑科学问题?

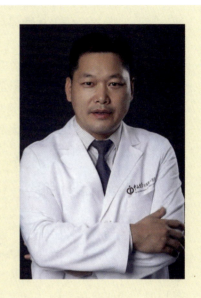

张亚东 中山大学附属第一医院泌尿男科副教授、副主任医师、硕士研究生导师、健康管理中心副主任。中华医学会男科学分会学组秘书、中国中医信息学会男科青年副主委、广东省医学会男科学分会显微微创手术学组副组长、"羊城好医生"称号获得者。

早泄是什么?

目前,公认的国际性学会基于循证医学认为早泄的定义主要包括三要素:射精潜伏期短、不能控制射精和受双方的负面情绪影响。由此来看,这三点都是和大脑功能相关的。射精过程中,感受器接收到刺激,将信息通过神经传递到低级中枢,再到脊髓,随后发送到大脑射精中枢的下丘脑等释放5-羟色胺、多巴胺等神经递质,产生兴奋或抑制作用调控射精。可见,调控射精的核心是大脑而不是肾。所以,越来越多的研究认为,射精是一种神经生物学反射过程,早泄从本质上来说是射精反射失调的典型脑科学问题。

前列腺炎和自慰是早泄的原因吗？

随着生活质量的改善，早泄发病率显著升高，全球占比为20%～39%。早泄的主要原因有四个：遗传易感即先天性，通常说的原发性早泄；龟头敏感性较高；继发疾病包括勃起功能障碍、前列腺炎、甲状腺疾病等；某些药物、心理因素的影响等。

根据调查及已发表过的研究成果显示：仅30%左右的早泄患者合并有前列腺炎症状，且抗炎治疗后早泄的确得到改善，两者有关联但并不等同。自慰是中青年男性正常生理需求，保持适度频率如每周1～2次，避免过度频繁和暴力损害等不当方式，一般不会损害性功能。另外，包皮过长与早泄也没有必然联系，包皮环切对治疗早泄没有明确效果。

早泄该如何诊断呢？

早泄的诊断目前多基于三要素，即射精潜伏期短、不能控制射精和双方的负面情绪。其中，原发性早泄性生活持续时间不足1分钟，继发性早泄则是不足3分钟。不过，性生活时间只是诊断是否早泄的三要素之一。射精不受控制，即便时长达标，也属于早泄。反之，性生活时间虽短但双方没有不满意也不能诊断。

临床上诊断早泄以专业医生询问病史为主，也可以通过早泄诊断量表辅助判断。一些特殊检查、检验能够协助判断早泄，但不是必要的。

早泄如何治疗？

早泄治疗需要做到个性化。目前，关于早泄的治疗，也是围绕龟头、脊髓、大脑射精反射弧的三个环节进行，主要原理是降低兴奋性、打破原有射精阈值，重新建立新的射精反射弧。

（1）心理治疗。需要患者正确认识和了解早泄，避免急躁情绪，重视伴侣间的情感交流，加强心理调节。

（2）药物治疗。继发性早泄可进行针对性的病因治疗。原发性早泄目前已有较多的药物治疗方法，如作用于大脑调控射精的5-羟色胺再摄取受体抑制剂、降低周围神经敏感性的外用局麻制剂如复方甘菊利多卡因乳膏等；

其他如α受体阻滞剂、曲马多、中医中药等也有应用。但切忌自行购买补肾壮阳药、延时喷剂等三无产品。

（3）行为治疗。指性感集中疗法，一般是在药物治疗的基础上，让患者通过自我锻炼从而形成新的反射。

（4）手术治疗及其他。少数经严格筛选、有适应证的患者才可考虑手术。主要术式为高选择性背神经切断术、腰交感神经阻滞术等。近年来，发现电生理治疗也十分有效。但需要注意，其都有一定的适应证。

为什么下肢发凉麻木要警惕下肢动脉硬化闭塞症？

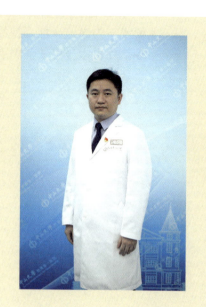

李梓伦 中山大学附属第一医院血管外科主任医师、博士研究生导师。血管外科副主任、医务处副处长（挂职），揭阳市人民医院副院长（挂职）。中国研究型医院学会血管医学专业委员会青年委员会副主任委员，中国微循环学会周围血管疾病专业委员会中青年委员会副主任委员，《中国血管外科杂志（电子版）》第二届编辑委员会编委。

什么是下肢动脉硬化闭塞症？

下肢动脉硬化闭塞症指的是动脉硬化造成的下肢动脉内膜、中膜增厚和管腔狭窄，引起血流不通畅，从而导致患者下肢发凉、疼痛甚至组织坏死的疾病。

动脉硬化是全身性疾病，一旦出现下肢动脉硬化闭塞症，则须警惕患者心脏或大脑血管是否也已受累。

下肢动脉硬化闭塞症的病因较为复杂，确切的发病机制仍在研究当中。简单来说，它的发病与血管硬化、脂质沉积等有关，这些因素会慢慢引起血管硬化、狭窄甚至闭塞，进而导致一系列相关症状。

下肢动脉硬化闭塞症有哪些临床表现?

下肢动脉硬化闭塞症的临床表现分为四期。

(1) 第一期。不适感比较轻微,主要表现为足部微微发凉和麻木,但足部外观常与一般人无异。

(2) 第二期。血管继续变窄,患者可进入间歇性跛行期,即走路过程中突然出现小腿疼痛,休息一定时间后可缓解,但继续行走后可再次出现,周而复始。

(3) 第三期。静息痛期,即患者在休息的状态下也会出现肢体疼痛,说明血液供应严重不足。这时候患者足部皮肤颜色像蜡纸一样黄,趾甲增厚外翻,病程较长时还可出现小腿肌肉萎缩。

(4) 第四期。组织坏死期,这时候血流灌注使得患肢连最基本的新陈代谢都无法满足,一旦出现皮肤破溃则可产生严重后果,导致组织感染甚至肢体坏疽,最严重者需要截肢,严重影响患者生活质量。

下肢出现什么症状时应尽快就医?

(1) 下肢发凉、麻木、乏力。
(2) 间歇性跛行。
(3) 肢体出现持续的针刺样疼痛,休息后仍无法缓解。
(4) 下肢严重缺血,表现为皮温发凉、皮肤呈暗紫色、反复不愈的溃疡、感染、脚趾发黑等。

如何治疗下肢动脉硬化闭塞症?

下肢动脉硬化闭塞症的治疗分为三大方面,分别是生活调理、药物治疗和手术治疗。

(1) 生活调理。倡导健康的生活方式,首先强调戒烟和远离二手烟。其次要做到饮食均衡,少吃油炸和过于甜腻的食物。最后还需养成适当运动的习惯。

(2) 药物治疗。需要针对糖尿病、高血压、高血脂等基础疾病进行相应治疗,此外针对动脉粥样硬化,还需服用抗血小板和/或抗凝药物。常用药物包括阿司匹林、氯吡格雷、西洛他唑、利伐沙班等。患者须在医生指导下选择合适的药物,并坚持服用。

（3）手术治疗。包括开刀手术治疗和微创手术治疗。开刀手术主要是血管旁路移植术,即绕开血管堵塞部位,将血引到远端,从而解决远端缺血的问题。微创手术则是血管腔内介入治疗,通过球囊扩张、支架植入等方法来帮助闭塞的血管恢复通畅。手术治疗并不意味着一劳永逸,患者出院后仍需坚持健康的生活方式、药物治疗以及定期复查,这样才能延长手术的治疗效果。

为什么大部分甲状腺结节不用手术治疗？

徐向东 中山大学附属第一医院甲状腺乳腺外科副主任医师、硕士研究生导师、甲状腺外科副主任、甲状腺乳腺外科教职工党支部书记。中国研究型医院学会乳腺专业委员会委员，广东省健康管理学会肿瘤防治专业委员会副主任委员，广东省健康管理学会理事、乳腺病学专业委员会副主任委员、秘书长，广东省抗癌协会乳腺癌专业委员会委员，广东省医师协会乳腺专科医师分会委员，广东省胸部疾病学会乳腺病防治专业委员会副主任委员，广东省药学会甲状腺专业委员会常务委员，广东省临床医学学会中西医结合乳腺病防治专业委员常务委员，广州市抗癌协会乳腺癌专业委员会常务委员。

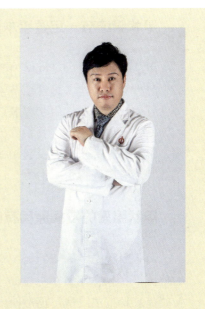

为什么越来越多人在体检时常发现有甲状腺结节？

（1）影像学检查精确度的提高，对甲状腺结节的发现起到很重要的作用，特别是超声检查，目前，超声检查可发现直径 2 mm 的囊性结节和直径 3 mm 的实性结节。

（2）人们体检意识提高，越来越多人养成了体检的习惯，同时体检中也包含甲状腺 B 超的项目。

（3）甲状腺结节的生成与年龄正相关，随着老龄化社会的发展，也会有越来越多人发现自己有甲状腺结节。

根据 2015—2017 年间的研究数据，我国成人甲状腺结节的发生率为 20.73%，即约有 2 亿多成人患有甲状腺结节，女性发病率显著高于男性，其中大部分是良性结节，定期随访即可。

甲状腺结节一定要手术治疗吗？

甲状腺结节分为良性结节和恶性结节，主要通过影像学检查进行判别，必要时行穿刺活检。恶性结节包括原发性甲状腺癌、淋巴瘤和甲状腺转移癌等，其中只有原发性甲状腺癌以手术治疗为主。临床上，大部分甲状腺结节均为良性，也不一定需要手术治疗。一般来说，当结节怀疑或明确是甲状腺癌、甲状腺肿带来压迫引起相关症状、结节性甲状腺肿合并甲亢或胸骨后甲状腺肿才考虑进行手术治疗。

甲状腺癌的发病原因有哪些？

关于甲状腺癌确切的第一个相关病因就是辐射，历史上曾出现过核泄漏的地区甲状腺癌发病率明显高于其他地区，其对 18 岁以下的青少年影响更为明显。日常生活中，正常使用手机、电脑或是偶尔进行 X 光检查一般不会明显增加甲状腺癌发病率。

第二个相关的因素是高碘和低碘，碘盐本身不会导致甲状腺癌，但高碘和低碘都会引起甲状腺疾病，其中也包括甲状腺癌。

第三个可能的因素是肥胖，但相关机制尚不明确。

第四个相关因素是家族遗传性，甲状腺癌分为乳头状癌、滤泡状癌、髓样癌和未分化癌，其中，髓样癌最易出现遗传性。

甲状腺术后要注意什么？

（1）大多数患者可正常饮食，但甲亢患者应略限碘，正在接受碘 131 治疗的甲状腺癌患者则需短时间低碘饮食。

（2）甲状腺癌患者需根据医嘱坚持服药，服用左旋甲状腺素钠片需空腹，半小时后进食，4 小时后喝牛奶或豆浆，并注意不能和钙剂、降压药等药物同时服用。

（3）甲状腺手术后半年避免颈部过伸运动，如练瑜伽、打羽毛球等，避免手术疤痕增厚，还可使用疤痕膏或疤痕贴减少疤痕形成。

（4）坚持复查，一般术后一年内建议 3 个月复查一次，一年后则可半年复查一次。

饮食可以预防甲状腺结节吗？

日常如果想要预防甲状腺结节，最重要的是适当摄入碘，通过日常加碘盐的食用，可有效预防和减少甲状腺结节的生成。

此外，部分食物含有一些预防和促进甲状腺结节生成的元素，但一般需要大量食用才会产生效用。除非长期、大量食用，否则一般日常饮食不会对甲状腺结节的预防产生太大的作用。

非常实用的乳房健康知识，你了解多少？

林颖 中山大学附属第一医院乳腺外科主任医师、博士研究生导师。乳腺外科主任，外科、外科学教研室、血管甲状腺乳腺中心副主任。中国临床肿瘤学会乳腺癌专家委员会委员、中国医师协会肿瘤医师分会委员、中国医师协会乳腺外科医师分会委员、中国医药教育协会乳腺疾病分会常务委员、广东省健康管理学会乳腺病学专业委员会主任委员、《中华乳腺病杂志（电子版）》编委、《中华实验外科》审稿人。

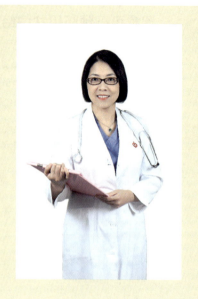

乳房疼痛，要不要紧？

大部分的乳房疼痛与女性生理周期性有关，常表现为月经来潮前双侧乳房的胀痛或刺痛，通常由体内雌孕激素变化所引起，为正常的生理性疼痛。疼痛的持续时间可为两三天到十余天，严重程度也因人而异。疼痛还会受到情绪、压力、睡眠及某些饮食影响。

这时候建议女性首先要放松心情，一般可通过舒缓压力、改善睡眠状况、规律作息、进行适当的锻炼等方式来缓解。很多女性在生育和哺乳后这类疼痛也会自然减退。乳房疼痛明显时，可以适当服用止痛药。若乳房疼痛且伴有肿块或乳头溢血，则应提高警惕，及时寻求专业乳腺科医生的帮助。

乳腺增生需要治疗吗？

乳腺增生学名为"纤维囊性乳腺病"，俗称"增生症""腺病"等等。80%的女性朋友可能都会出现一定程度的乳腺增生，常见的表现就是前面提到的经前双侧乳房疼痛，还可表现为囊肿和增生小结节。乳腺增生是年轻女性最常见的乳房表现，但与乳腺癌并没有直接的关系，普通的乳腺增生癌变率并没有增加，因此不必过于紧张。要想缓解乳腺增生，可通过调节情绪、规律作息、健康饮食等方式自我调理，同时要避免使用雌激素类的药物和保健品。

而乳腺"不典型增生"则与普通的乳腺增生不同，它属癌前病变，只能通过活检后的病理检查确诊。对于"不典型增生"，建议手术完整切除。术后可能还需要一段时间内分泌药物治疗，预防未来乳腺癌的发生。

如何正确进行乳房自检？

乳房自检应每月进行一次，对于未绝经妇女，最佳自检时间是每月经期结束后第5～7天。绝经后女性，可挑选某个时间进行检查。乳房自检三口诀为：看一看、摸一摸、挤一挤。

（1）看一看。站在镜前，依次以双手叉腰、双臂上举的姿势分别来观察乳房是否正常。主要观察双侧乳房是否对称，乳头有无凹陷、溢液，皮肤有无破溃、湿疹、红肿、橘皮样变、酒窝样凹陷。

（2）摸一摸。躺下，右臂上举放头顶，左手四指并拢伸平，用指腹从乳房外上—外下—内下—内上按顺序作小圆圈轻柔触摸，再触摸乳头、乳晕、腋窝、锁骨上，观察有无异常硬块。接着，同样动作检查另一侧乳房。

（3）挤一挤。用拇指和食指轻轻从外至内挤压乳头，观察有无分泌物，如果出现血色、咖啡色溢液，或在非哺乳期呈喷射状溢液则需要引起重视。接着，同样动作检查另一侧。

在自检中若发现以上的异常情况应及时就医。由于乳房自检不能代替专业检查，所以每年常规体检也必不可少。

乳腺纤维腺瘤需要手术吗？

乳腺纤维腺瘤是一种常见的乳房良性肿瘤，它的发生与患者体内雌激素水平变化有关，其癌变率也是非常低的。

一般来说，诊断明确的乳腺纤维腺瘤只需定期随访和观察即可，并非一定就需要手术。但如果纤维腺瘤较大、短时间内增大迅速，则建议手术。如果患者有乳腺癌家族史、有"不典型增生"病史、有强烈手术意愿乃至影响情绪，也可以适当放宽手术指征。

针对直径 3 cm 以下的纤维瘤，一般可考虑进行微创手术，其有手术时间短、创伤小、恢复快的优点。

乳腺癌能预防吗？

乳腺癌是多因素致病的恶性肿瘤。少部分人可能携带遗传性致病基因，其基因的突变导致乳腺癌风险显著升高，而绝大多数女性没有明确的致病因素。因此，目前没有像宫颈癌疫苗、乙肝疫苗等针对性的乳腺癌的预防办法。

流行病学研究表明，下列因素可能与乳腺癌发病风险增高相关，包括：乳腺癌、卵巢癌家族史，不典型增生病史，小叶原位癌病史，初潮早绝经晚，肥胖，酗酒，更年期雌激素替代治疗，迟生育、不哺乳，等等。因此，我们可以通过生活方式的改变来降低罹患乳腺癌的风险。

一般认为，保持健康体重和良好心态、戒烟限酒、规律作息、经常锻炼、早生育多哺乳和谨慎使用雌激素替代治疗等，能够在一定程度上降低乳腺癌发病风险。

此外，乳腺癌重在早防早治，Ⅰ期乳腺癌 5 年治愈率达 90% 以上。因此，建议女性提高乳房健康意识，定期进行体检，这样才能尽可能在早期发现乳腺癌，提高治愈率。

如何更好地应对乳腺癌？

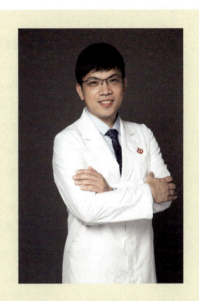

张赟建 中山大学附属第一医院甲状腺乳腺外科副教授、副主任医师、博士研究生导师、乳腺外科副主任。中国抗衰老促进会肿瘤营养专业委员会常务委员、广东省健康管理学会肿瘤防治专业委员会常务委员、广东省胸部疾病学会乳腺病防治专业委员会常务委员、广东省医疗行业协会乳腺病整形修复管理分会常务委员、广东省健康管理学会乳腺病学专业委员会秘书、广东省抗癌协会乳腺癌专业委员会委员、广东省整形美容协会整形美容外科分会委员、广东省医师协会乳腺专科医师分会委员。

乳腺癌跟什么有关系？

（1）年龄。在欧美国家乳腺癌整体的高发年龄在 50～55 岁，但我国的乳腺癌发病年龄相比欧美要更年轻，主要集中在 45～50 岁。因此，在我国，处于这个年龄阶段的人尤其要注意定期体检，除了自检以外，建议至少每年到大医院的专科进行一次检查。

（2）突变基因。部分乳腺癌患者会携带与遗传相关的基因，目前较为明确相关的是 BRCA1/2 基因。因此，如果父母、兄弟姐妹等家属存在 BRCA1/2 基因的致病突变，患乳腺癌的概率也会相应增高。

（3）其他与生活相关的因素。如果长期穿戴不合适的胸罩压迫胸部，可能会增加女性乳腺增生的表现。部分患者可能会出现不典型增生，即可疑趋向癌前病变的结节，增加乳腺癌发病风险。除此以外，不良的生活习惯，包括吸烟、酗酒、肥胖、少动等因素都可能增加乳腺癌的发病风险。不少朋友关心的天然豆制品虽含有植物雌激素，但不会增加患乳腺癌的风险，大家不必对此太过担心。

乳房有无痛性的硬块是乳腺癌吗？

无痛性乳房结节存在多种可能性，部分结节是随月经周期变化的乳腺增生；部分边界清晰且活动性强的无痛性结节可能是良性病变，如纤维瘤；但也有部分无痛性肿块的确可能是乳腺癌。

因此，如果自检发现乳房内有无痛性肿块，建议尽早到医院的专科完善相关的检查，必要时通过病理学诊断，即可确诊或排除乳腺癌。

乳腺癌预后效果好吗？

尽管目前乳腺癌已处于女性恶性肿瘤发病率的第一位，但大部分早期乳腺癌的预后效果并不差。有许多针对不同类型乳腺癌的有效治疗方案，包括手术、内分泌治疗、化疗、靶向治疗、放疗以及免疫治疗等，这些治疗可以让许多早期乳腺癌患者得到治愈并重获新生。

因此，如有不幸确诊乳腺癌的患者切忌过度担心甚至悲伤绝望，只要到大医院的专科就诊，专科医生会根据患者的病理类型来选择适合的治疗方案，绝大多数患者能长期生存，甚至得到治愈。

乳腺癌一定要切除乳房吗？

乳腺癌治疗并非一定要切除乳房，早期乳腺癌或患者乳房体积较大时，可考虑进行保乳手术。部分患者也可通过新辅助治疗使得肿瘤缩小，从而获得保乳手术的机会。而且近年来术后放疗的技术进步，使得我国的保乳手术率也在逐年上升。

即使有部分患者为了治疗乳腺癌不得不切除乳房，也可考虑进行乳房重建手术。目前，乳房重建手术有三种术式，包括假体植入、自体皮瓣移植和脂肪填充。通过这些乳房重建的术式，可以让患者在术后恢复较为理想的乳房外观，具体选择何种重建手术需要主刀医生和患者沟通后，由患者根据自身情况进行选择。

男性会得乳腺癌吗?

男性也有患上乳腺癌的可能,但概率相对女性而言较低,通常每 100 个乳腺癌的患者中只有 1 名是男性。虽然概率较低,但若男性出现胸痛或是乳房部位出现小结节时,也应尽快完善相关检查并明确肿块的性质。除了乳腺癌之外,也有部分男同胞会受男性乳房发育的困扰。因此,建议男性如果发现自己乳房有异常情况也应该尽早到医院专科进行检查。

若男性不幸确诊为乳腺癌,其治疗的基本原则与女性患者类似,也是根据病理和免疫组化结果接受相应的治疗,包括手术、化疗、内分泌治疗、靶向治疗、放疗等。

为什么不建议胆囊结石患者保胆取石？

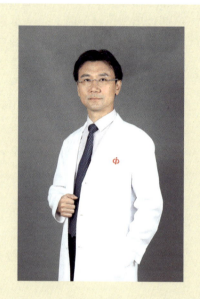

华赟鹏 中山大学附属第一医院肝外科教授、主任医师、硕士研究生导师。肝胆胰外科中心、肝外科副主任，肝胆胰外科中心教职工党支部书记。中国外科内镜医师联盟五星级高级会员，广东省健康管理学会消化内镜 MDT 专业委员会主任委员，广东省老年保健协会肝癌 MDT 专业委员会主任委员，广东省医学会肝胆胰外科学分会常务委员，广东省 ERCP 联盟理事长，《中华消化外科杂志》菁英荟 ERCP 学组委员，首批广东省杰出青年医学人才。

为什么胆里面会长石头？

我们平时所说的胆长石头了，其实是一种疾病，其名称叫胆石症。根据结石所在部位，可分为胆囊结石、胆总管结石和肝内胆管结石。

一般来说，胆囊结石最为常见，多属于胆固醇性结石，随着生活条件改善和饮食结构变化，我国发病率呈上升趋势，达到10%左右，西方发达国家甚至超过20%。通常好发于女性（female）、40岁以上人群（forty）、丰满（fatty），称为"3F人群"。对健康人群而言，胆囊结石主要与不健康的生活习惯有关，包括过度节食、饮食不规律、不吃早餐、高胆固醇饮食等，女性多次生育或长期服用避孕药也会诱发胆囊结石。另外，如糖尿病、肝硬化、高脂血症等病态因素也会导致结石的生成。

而肝内胆管结石多属于胆色素性结石，其成因和胆道感染、胆道寄生虫

（蛔虫、华支睾吸虫）、胆汁淤积、胆管解剖变异以及营养不良等密切相关。

胆总管结石常因于胆囊结石或肝内胆管结石脱落进入胆总管所致，以前者多见。另外，胆总管囊性扩张症、胆道寄生虫也有诱发原发性胆总管结石形成的可能。

胆石症有哪些表现？会给我们人体带来什么危害？

单纯的胆囊结石发现时大多数没有任何症状，出现症状主要因为结石嵌顿于胆囊管，胆汁排出受阻，引发胆囊剧烈收缩，导致胆绞痛，表现为右上腹阵发性、痉挛性的疼痛，有时可放射到肩背部。胆囊壁因炎症充血水肿而增厚，表现出右上腹压痛甚至反跳痛等急性胆囊炎的症状与体征；也有部分胆囊结石患者表现为消化不良症状，与胃肠道疾病鉴别困难。

如果结石通过胆囊管掉落到胆总管，则会引起胆总管梗阻，起初常引起更剧烈的绞痛，如梗阻不能解除，淤积的胆汁会沿胆总管逆行至肝脏入血，引起黄疸，同时胆汁瘀滞也易诱导细菌滋生并逆行入血，引起菌血症和脓毒血症，最常见的表现就是寒战、高热。

如果胆总管的结石继续下行，到达胆总管与胰腺的交汇处，导致胆汁逆流进入胰管，会诱发可危及生命的急性胆源性胰腺炎。

同样，肝内胆管结石位于肝内，通常也是处于静止状态，不会有明显症状。其同样也是在结石脱落进入胆总管后，诱发急性胆管炎和胰腺炎。局限于肝内的结石虽很少引起严重的胆管炎症状，但因结石堵塞所致慢性炎症长期作用，其临床表现常为肝脏萎缩、结石所在及远端肝内胆管扩张。

面对胆石症，我们应该如何处理呢？

（1）胆囊结石。一般而言，有症状的胆囊结石均建议手术切除胆囊。然而，对于无症状的胆囊结石，目前建议定期观察即可。除非无症状胆囊结石有以下手术指征：①已丧失主要功能的瓷化胆囊；②结石直径在 2 cm 以上，为了避免结石反复摩擦黏膜，增加患胆囊癌风险；③合并糖尿病或心肺功能不佳的患者，在调理好血糖、心肺功能后应考虑尽早行胆囊切除术。

（2）胆总管结石。须尽早治疗，目前多采用微创手术或操作，包括 ERCP（内镜下逆行胆胰管造影）下胆总管取石和腹腔镜下胆总管探查胆道镜取石手术，应根据结石大小、患者全身和局部情况以及医生的能力进行综合判断，选择最佳、最安全的治疗方式。

（3）肝内胆管结石。主要原则是切除病灶（有病变侧肝脏）、取尽结石、矫正可能引起的胆道狭窄并保证胆道通畅引流，具体需要根据患者病情制定个体化治疗方案。

治疗胆囊结石是否可以采取保胆取石，即仅取尽结石而保留完整胆囊？

虽然随着保胆取石技术水平的不断提高，其在胆囊结石治疗上的应用也越来越多，但该术式在临床仍有很大的争议。

（1）保胆取石无法消除胆囊结石的复发风险，胆囊结石复发后病情可能更重，并诱发胆囊炎、胆管炎甚至胰腺炎，患者往往需要面临二次手术，甚至有生命危险。

（2）部分胆囊结石患者的胆囊已经丧失主要功能，此时将胆囊和结石一并切除就是最理想的治疗方式，切除病态的胆囊并不会对患者生活带来明显影响。

（3）胆囊结石诱导胆囊炎发作是高度恶性肿瘤胆囊癌的高危因素，切除可能反复发作胆囊炎的胆囊可以预防胆囊癌的发生。

总体而言，胆石症并非一定要进行手术，具体的手术时机和术式选择需要由专业医生根据患者的病情进行综合判断。胆石症并不可怕，但一定要医患共同重视，才能避免引起严重的后果。

为什么这些血液病治疗需要切除脾脏？

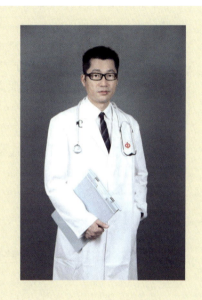

郑朝旭 中山大学附属第一医院胆胰外科主任医师、硕士研究生导师、胆胰外科副主任。中国抗癌协会肿瘤微创治疗专业委员会肿瘤外科微创专家委员会委员、中国研究型医院学会数字医学临床外科专业委员会委员、广东省健康管理学会肝胆病学专业委员会常务委员、广东省医疗行业协会肝胆胰外科管理分会委员。

脾脏有哪些功能？

脾脏是人体最大的免疫器官，约占全身淋巴组织总量的25%，含有大量的免疫活性细胞，如B细胞、T细胞、NK细胞、巨噬细胞和树突状细胞等。同时，脾脏具有造血、储血和滤血的功能，也是血细胞破坏的主要场所，因此在某些血液疾病中，它会参与疾病的发病。

哪些血液疾病需要切除脾脏？

（1）原发性免疫性血小板减少症（ITP）。这是一种自身免疫性出血性疾病，当患者激素治疗无效后则应尽快进行二线治疗。脾切除作为二线治疗手段，长期有效率可达80%以上。

（2）溶血性贫血。由先天性或遗传性因素和自身免疫功能紊乱导致，包括遗传性球形红细胞增多症、自身免疫性溶血性贫血和地中海贫血，脾切除术后90%的患者的黄疸及贫血症状能够得到迅速改善。

（3）遗传性球形红细胞增多症。为常染色体遗传病，主要临床表现为贫血、黄疸和脾肿大，脾切除可起到显著疗效，术后90%的患者的黄疸及贫血症状能够得到迅速改善。

（4）自身免疫性溶血性贫血。由于免疫调节功能发生异常，致使红细胞在通过脾脏时受到破坏，也是以贫血、黄疸及脾肿大为主要特征。其一线治疗手段为药物治疗，脾切除则为二线治疗手段，对温抗体型患者而言，脾切除治疗的有效率可达60%以上。

（5）地中海贫血。其为遗传性疾病，对脾肿大明显和严重贫血的患者，脾切除可以改善巨脾的压迫症状以及减少输血次数。

（6）血液系统的恶性肿瘤。如淋巴瘤、部分慢性白血病等，脾切除可改善其症状，并为后续治疗提供条件，但在考虑腹腔镜手术前须严格把握适应证。

腹腔镜脾切除术有哪些优势？

腹腔镜脾切除术的开展已有30年历史，目前在全球已可作为常规技术手段开展。

传统开腹手术需要较大的腹部切口，直径有时可长达25 cm或以上；而腹腔镜手术仅需用3～5个直径1 cm以内的操作孔，主操作孔一般延长至3～5 cm即可取出脾脏标本，完成手术。

因此，腹腔镜脾切除术创伤小、恢复快，可大大缩短患者住院时间。其并发症与开放手术基本一致，主要为出血、感染、临近脏器损伤等，一般有经验的外科医生都会尽可能规避风险。但针对巨大脾脏下极到达盆腔，或是较大的脾脏恶性肿瘤等情况，则更倾向进行传统开腹手术。

脾切除术前后要注意什么？

（1）术前。为避免术后出现凶险性感染，建议患者尽可能在术前2周接种多效价的肺炎疫苗，预防术后肺炎的出现。

（2）术后。术后短期须以较密的频率复查血常规，以监测脾切除术后血小板的上升情况。若血小板持续升高，可通过服用抗凝剂防止血栓形成，必要时采用血小板单采的方式降低血小板水平。若术后疗效不佳，即贫血没有改善或者是血小板没有升高，则可继续采用内科治疗。若患者出现频繁感冒、肺炎等疾病，则应及时就医。

为什么女性进行肾移植术后可以备孕生子？

邱江 中山大学附属第一医院器官移植科教授、主任医师、博士研究生导师、肾移植专科副主任。中国医师协会器官移植医师分会肾移植学组委员，中国医疗保健国际交流促进会肾脏移植分会委员，亚太生物医学免疫学会基础免疫学协会委员，广东省医学会器官移植学分会秘书、委员，广东省免疫学会移植免疫分会常务委员，澳门泌尿外科学会顾问，教育部学位论文评审专家，《器官移植》《中华实验外科杂志》编委。

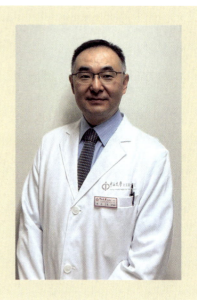

肾移植术后，女性受者的生育问题及免疫抑制剂带来的影响有哪些？

器官移植术后女性受者可恢复正常生殖功能，育龄女性受者在适合的条件下可成功妊娠并分娩，妊娠不会对移植器官功能和存活率造成显著影响。对于器官移植受者而言，最令人担心的问题仍是移植后妊娠对胎儿的影响，由于长期使用免疫抑制剂，药物对胎儿的毒性是关注的焦点。目前，器官移植受者妊娠期最常用的免疫抑制剂方案为皮质激素、环孢素A/他克莫司、硫唑嘌呤三联用药。考虑到妊娠期孕妇血容量增加等原因，需要适当增加免疫抑制药的剂量。免疫抑制剂一般为水溶性且分子量小，容易通过胎盘，器官移植后妊娠期免疫抑制剂的使用对胎儿有一定不良影响，但并未显著增加新生儿畸形率，对新生儿存活无显著影响，但器官移植后妊娠新生儿的预后仍需长期随访。

肾移植受者备孕的注意事项有哪些？

一般来说，育龄妇女在肾移植术后1～12个月即可恢复正常月经。普遍认为，接受肾移植手术后满1年，移植物正常且没有发生排斥反应，就可考虑备孕。备孕前，需要先由移植专科和妇产科的专家进行评估和指导，随后应调整药量以及进行相关的检查。首先需要将常用的霉酚酸（MPA）类药物换成硫唑嘌呤，并至少观察12周，若对硫唑嘌呤不耐受，则需要考虑换用其他二线免疫药物。其次是进行常规的备孕检查，包括女性子宫、卵巢情况和男性精液情况等的相关检查，与一般人的备孕检查类似。最后就是要健康饮食、适度运动以及保持愉悦的心情，过分的焦虑情绪可能会影响移植肾功能和受孕概率，即便怀孕也可能影响孕妇和胎儿的健康。

肾移植受者孕期要做哪些检查？

（1）孕检，包括常规孕检和移植专科的检查。因为风险因素较多，随访周期要求比一般孕妇要短，尤其是孕早期和孕中期。孕妇在家中也要监测和记录自己的血压、尿量、体重等基础数据。

（2）肾功能监测，每月1～2次。

（3）定期查抗体PRA，尤其是PRA已经升高的受者更需要密切监测。抗体一旦产生，肾脏排斥风险则会大大增加。

（4）移植肾彩超，建议每月复查1次。

当出现移植肾功能持续下降、泌尿系统严重疾病、发生排斥反应或是出现重度妊娠高血压综合征、胎膜早破、胎儿畸形等产科问题时，则需考虑终止妊娠。

肾移植受者怀孕会出现哪些改变？

（1）移植肾的血流动力学变化。植入的肾脏血流会增加并处于高灌注的状态。

（2）免疫变化。过往研究结果认为怀孕会增加排斥的发生率，但目前有相反观点，认为其反而会导致母体的免疫耐受。但总体来说，由于体重和血容量增加，造成孕妇相对免疫力不足，排斥反应的风险是增加的。因此，需要保持足够的免疫抑制强度。

（3）子宫对肾脏压迫以及妊娠期高血压对肾脏的风险。

（4）感染风险。其与免疫功能相对降低有一定关系。

总体而言，肾移植手术受者孕期面临的风险主要是免疫抑制药物对胎儿的副作用、母体肾功能减退、排斥反应、感染以及一些基础疾病的风险，这些风险在专业医生的指导下是可控的。

肾移植受者可以顺产和喂母乳吗？

国外部分学者认为孕妇足月时可考虑顺产。但主流观点认为，临产期胎儿在头部下降的过程中，可能压迫肾脏血管，出于对孕妇和胎儿安全的考虑，建议在孕 37 周后尽早进行剖宫产。胎儿出生后，由于肾移植受者的母乳内会含有微量的药物成分，可能对婴儿产生潜在的危害，因此不建议进行母乳喂养。需要注意的是，分娩后，产妇应及时将硫唑嘌呤转换回 MPA 类药物，以降低排斥风险。

为什么 ABO 血型不相容也能进行活体肾移植？

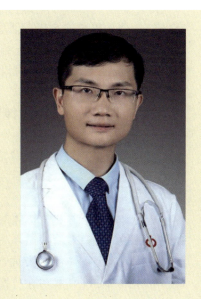

陈国栋 中山大学附属第一医院器官移植科教授、主任医师、博士研究生导师。广东省泌尿生殖协会肾脏移植学分会副主任委员、广东省医学会器官移植学分会青年委员、广东省免疫学会移植免疫分会委员、广东省杰出青年医学人才、美国移植学会会员、欧洲移植学会会员。

什么是肾移植的供受者血型不匹配？

在进行肾移植术前，供体和受体需要进行血型的匹配，具体能否匹配可以参考输血原则。即 O 型血的供体可以与 O、A、B、AB 型血的受体匹配，而 AB 型的供体只能与 AB 型的受体匹配。符合输血原则称为供受者血型匹配，可以直接进行肾移植；反之，则是 ABO 血型不相容，即供受者血型不匹配，不可以直接进行肾移植。

目前，由于供肾短缺仍是制约肾移植开展的主要矛盾，而在潜在活体供者中，约有 30% 会与受者出现 ABO 血型不相容的现象。为了缩短受体的等待时间，一般仍会对供受者血型不匹配的情况开展移植手术，但需要在术前清除血液中的血型抗体并抑制后续血型抗体的产生。

ABO 血型不相容的活体肾移植疗效好吗？

目前，日本是 ABO 血型不相容肾移植做得较好的国家，根据他们提供的数据，患者术后 5 年存活率为 93%、10 年存活率为 90%、20 年存活率仍有 73%；而移植肾的 5 年存活率为 90%、10 年存活率为 71%、20 年存活率仍有 52%。这一数据与传统亲属活体肾移植疗效差别不大，也可以说其 ABO 血型不相容肾移植已经能取得不错的效果。

ABO 血型不相容的活体肾移植术前如何进行脱敏治疗？

ABO 血型不相容的活体肾移植术前需要进行脱敏治疗，即清除血清循环中预存的血型抗体，并抑制后续血型抗体的产生，治疗方案需根据患者血型滴度和身体状况而定。

目前，术前清除血型抗体的方式主要有血浆置换、双重血浆置换和免疫吸附三种，均可有效清除循环中预存的血型抗体。

在抑制血型抗体产生方面，则包括抗 CD20 单抗（利妥昔单抗）、大剂量丙种球蛋白输注和脾切除三种，其中脾切除主要针对血型抗体滴度很高的患者。

血型抗体滴度会影响 ABO 血型不相容的活体肾移植效果吗？

根据日本的数据，患者术前血型抗体滴度对长期的影响不大。针对 ABO 血型不相容的活体肾移植，需要患者术前把血型抗体滴度降到 1∶16 以下。临床上，约有 50% 以上患者可无须进行血浆置换，直接应用利妥昔单抗清除 B 细胞即可进行移植，但也有部分患者抗体滴度高，需多次进行血浆置换才能实现清除血型抗体的目的。

ABO 血型不相容的活体肾移植手术安全吗？

与传统肾移植手术相比，ABO 血型不相容的肾移植术前需要进行利妥昔单抗和血浆置换的预处理，导致患者术后感染和出血的风险增加。此外，由于 ABO 血型抗体术后可能出现反弹，也会增加患者急性排斥的风险。

外科治疗是否"一切了之"

经验丰富的医生一般都可预防或及时发现和处理感染、出血等问题,针对排斥风险问题,通过术前和术中应用免疫抑制剂和免疫诱导抗体,可降低排斥的风险。此外,医生还会强化术后的随访和监测,为患者的安全保驾护航,患者和家属都不必太过担心。

为什么胰岛移植能治疗糖尿病？

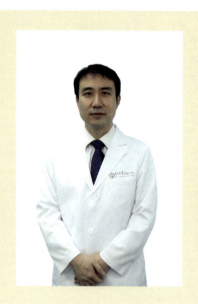

胡安斌 中山大学附属第一医院器官移植科教授、主任医师、博士研究生导师。美国 UCLA 访问学者、中国医师协会器官移植医师分会组织和细胞移植专业委员会委员、广东省医师协会转化医学工作委员会常务委员、《中华器官移植杂志》通讯编委、广东省杰出青年医学人才。

什么是胰岛移植？

胰岛是胰腺内的微小功能器官，包含胰岛 α、β 细胞等，其中胰岛 β 细胞分泌的胰岛素是唯一可以降低血糖的激素。

胰岛移植指的是医生经过灌注、消化、纯化等步骤将胰岛从胰腺组织中分离出来，再经过输注的微创方式移植到患者体内。

为什么胰岛移植能治疗糖尿病？

对糖尿病晚期患者而言，往往通过外源性胰岛素无法有效地调控血糖，患者除了胰岛 β 细胞衰竭，还会有胰岛 α 细胞（分泌胰高血糖素）功能衰竭，血糖会呈现脆性状态，即血糖容易出现高低的剧烈波动，导致靶器官受损，引起心脑血管、肾脏、眼部等多器官的并发症，严重的甚至出现生命危险。

这时候如果进行胰岛移植替代患者胰岛功能，移植的胰岛自主调控血糖从而实现生理性调节，可使患者的血糖处于动态平衡状态，最终控制甚至逆转眼部、肾脏、血管等并发症。

哪些糖尿病患者（无论1或2型） 适合接受胰岛移植？

（1）血糖无法经药物或胰岛素控制，高低血糖频繁出现，严重影响患者健康和生命者。
（2）合并严重并发症的胰岛素依赖的糖尿病患者。
（3）胰腺移植手术失败的患者。
（4）因为胰腺切除、胰腺炎或外伤导致胰岛功能丧失的患者。

胰岛移植有什么优点？

胰岛移植是一种微创手术，在超声引导下经皮穿刺置管到肝脏门静脉，通过穿刺的细管将已经处理好的胰岛悬液注射到门静脉，胰岛随着血流停留在肝窦内。整个手术带来的创伤是极微小的，只会留下注射针孔样的小创口，患者当天即可正常下床活动。胰岛移植对稳定患者血糖的作用显著，大部分患者在术后一周其血糖即趋于稳定。在胰岛恢复方面，术后1～2周会慢慢稳定，术后1个月功能基本稳定。

胰岛素撤除情况，建议患者术后1～2周内继续应用胰岛素协助胰岛发挥功能，根据血糖情况进行胰岛素减量和停用，一般患者在1～4周内逐渐减少胰岛素用量，直至完全撤除胰岛素。根据国外最新资料，目前胰岛移植后5年无须使用胰岛素患者比例达60%～80%。有部分患者在第一次胰岛移植后达不到完全撤除胰岛素的要求，因为创伤很小，可以在术后2个月后行第二次胰岛移植。

目前来说，胰岛移植可以显著改善糖尿病患者病情，降低并发症提高他们的生活质量和生存率，是一种微创、安全和有效的治疗手段。

肝移植可怕吗？

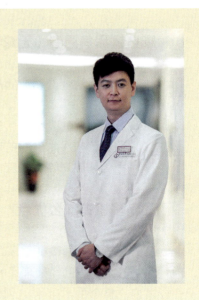

赵强 中山大学附属第一医院器官移植科副主任医师、硕士研究生导师。中科院深圳先进技术研究院客座教授、美国加州大学旧金山分校医学中心高级访问学者、中华医学会器官移植学分会围手术期管理学组委员、广东省医学会器官移植学分会青年委员会副主任委员。

肝脏发病的过程是怎样的？

健康的肝脏受到病毒感染、高热量饮食、酒精等外界刺激后会产生纤维化，纤维化不断发展则会形成肝硬化。肝硬化的形成一般需要5～10年，甚至更长的时间，继续发展则会诱发肝癌。这就是常说的肝病三部曲。在我国，"肝病三部曲"的诱因多为乙肝，即乙肝—肝硬化—肝癌的发展历程。当疾病发展到失代偿期肝硬化、肝癌或者肝衰竭的时候，患者往往需要接受肝脏移植手术治疗。

什么样的患者适合进行肝移植？

肝脏移植的三大适应证为肝硬化、肝衰竭和肝癌。

当疾病发展到失代偿期肝硬化、肝癌或者肝衰竭的时候，就要考虑肝脏移植，即患者出现严重黄疸、腹水、当疾病发展到失代偿期肝硬化、肝癌或者肝衰竭时，食管胃底静脉曲张甚至破裂出血等症状时，或出现肝肾综合征、肝性脑病或肝肺综合征时，说明肝脏已经无法满足人体需求，进入了失代偿阶段。由于肝硬化病程是不可逆的，其他治疗手段如药物治疗、门腔静脉分流术等只能延缓病程恶化趋势，无法治愈疾病。因此，肝移植是失代偿期肝硬化患者首选的治疗方式，术后患者可恢复至健康生活状态。

此外，早期、中期肝癌也是肝脏移植的适应证之一。根据 UCSF 标准，即单个肿瘤直径小于 6.5 cm，或 3 个肿瘤以内，每个肿瘤直径小于 4.5 cm，肿瘤直径之和小于 8 cm，且没有肝外转移的患者非常适合进行肝脏移植手术，从而达到根治肿瘤的目的。

肝移植的过程是怎样的？

（1）患者联系肝移植专科医生，入院进行详细的健康评估，包括上腹部 CT、心脏彩超、肺功能评估、胸片、心电图等。

（2）了解患者全面情况后，医生将进行多学科会诊，判断患者是否符合移植适应证以及是否存在禁忌证，最后讨论制定最佳手术方案。

（3）确定患者适合进行肝移植后，患者会进入供体器官分配系统，排队等候合适的供体。病情越紧急的患者评分越高，越会优先获得供体。

（4）患者匹配到合适的器官后，会再次入院进行术前准备。

（5）进行手术，正常情况下手术将进行 4～6 个小时。

（6）术后患者进入 ICU 进行 1～2 天的监护，情况平稳即可转入专科病房进行康复治疗，一般术后 7～14 天即可出院。

（7）出院后患者须按时到肝移植门诊随访，并调整免疫抑制剂的用药剂量至血药浓度平稳。

肝移植的预后怎么样？

目前，肝移植手术已经是很成熟的技术。为了解决影响移植疗效的最主要因素——器官缺血损伤难题，中山大学附属第一医院首创全球无缺血的器官移植技术，术后肝损伤指标较传统技术降低 77.7%，缺血损伤相关严重并发症发生率为 0，1 年生存率提高了 9.8%。中山大学附属第一医院相继开展国际首例无缺血肾脏移植、首例无缺血心脏移植术，构建了无缺血器官移植技术体系。通过手术技术的革新，患者术后3～6个月即可和正常人一样恢复工作和生活，术后1年患者生存率达92%以上，5年生存率超过75%。如果患者能早做咨询和准备，及时进行手术，其术后生存率还可进一步提高。

为什么儿童尿毒症的首选疗法是肾脏移植？

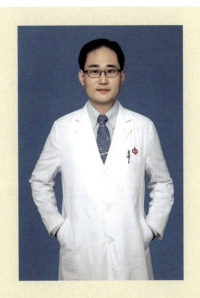

刘龙山 中山大学附属第一医院器官移植科副主任医师、硕士研究生导师。中国医药生物技术协会移植技术分会副秘书长、中国生物医学工程学会免疫治疗工程分会移植免疫专业委员会副主任委员、中国医师协会器官移植医师分会青年委员会委员、中国医促会肾脏移植分会青年委员会委员、中华医学会器官移植学分会器官获取与评估学组秘书、中国药理学会TDM专业委员会青年委员会常务委员、广东省器官捐献与移植质量控制中心秘书、广东省药理学会TDM专业委员会委员、《中华器官移植杂志》编委。

什么是尿毒症？

尿毒症是指慢性肾脏病的终末期，也叫慢性肾功能不全尿毒症期。当肾脏病治疗效果不理想并发展到晚期时，就会进入尿毒症期。

得了尿毒症后，患者身体会出现一系列变化，包括尿少、蛋白尿、浮肿、贫血等，由于毒素长期无法排出，后期可出现皮肤瘙痒发黑、食欲下降、恶心呕吐、免疫力下降、钙磷代谢异常等。

儿童患者由于体液平衡变化得更快，会比成人更易出现心衰和感染，还会影响患儿的正常生长发育。

儿童患了尿毒症该怎么办？

尿毒症患者的治疗主要以肾脏替代治疗为主，分为以下三种途径。

（1）血液透析。即俗话说的洗肾，让患者的血液通过透析膜过滤毒素再回输体内，一般需每周进行2～3次，年龄偏小的儿童甚至需要每周5次以上。

（2）腹膜透析。需要在患者体内植入管道，然后注入透析液，通过腹膜的交换功能，让体内部分毒素进入透析液再排出体外。腹膜透析分为手动和机器两种，其中后者比较适用于儿童患者。

（3）肾移植。这是儿童患者的首选疗法，即将捐赠的肾脏植入髂窝，并进行动静脉和输尿管的吻合术，从而恢复患者的肾功能。

尿毒症患儿做肾移植手术有什么好处？

（1）疗效确切长效。接受肾移植的尿毒症患儿，其近期和远期生存率都高于选择血液透析和腹膜透析的患儿，患者10年生存率可达90%左右。

（2）改善患儿生长发育和生活质量。肾衰竭会影响患儿的生长发育，若患儿尽早进行肾移植且不存在先天性生长发育迟缓，其可出现追赶生长从而达到相对正常的身高。术后情况稳定后，患儿可回归正常的学习和生活，对后续婚育的影响都会降到最低。

目前，肾移植是器官移植中最稳定和最成熟的技术。尿毒症患儿移植肾的10年存活率约为70%，移植肾的失功与排斥、感染、原发病复发等因素有关。

尿毒症患儿做肾移植手术要注意什么？

（1）选对手术时机。移植的肾源以尸体捐献为主，多数来自因意外去世的孩子。慢性肾脏病分为5期，当患儿病情已经达到4期，且患儿不存在手术禁忌证时，建议家长提交资料让孩子在中国人体器官分配与共享计算机系统内登记排队，并与医生实时保持沟通。当患儿病情恶化达到4期末5期初且有匹配肾源时，应尽早进行手术。也有部分患儿出生后有大量蛋白尿，常因心衰和感染死亡，这类患儿即使血肌酐正常，也应及早行肾移植，挽救其生命。

（2）术前尽量避免输血，特别是含有白细胞的血制品，否则可能会使患儿体内产生抗体，从而影响肾源匹配。

（3）注意透析通路。及早诊断慢性肾脏病和登记排队，尽量避免透析，直接进行肾移植，其疗效更好。若病情较重确实需要透析，尽量避免使用大腿根部血管；若进行腹膜透析，腹膜透析管开头应尽量靠上。

（4）尽可能在术前完成疫苗接种。疫苗分为灭活疫苗和减毒活疫苗两大类。若接种减毒活疫苗，至少等待1个月后再行肾移植。肾移植6～12个月以后可接种灭活疫苗，术后任何时候都不建议接种减毒活疫苗。

（5）术后须坚持服用抗排斥药，切忌私下停药、减药或换药，并定期复诊判断恢复情况。

（6）健康作息、均衡饮食，辅以适当运动，出门可佩戴口罩预防感染。

第三章 女性养护及育儿之道

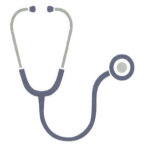

为什么人工流产会导致宫腔粘连？

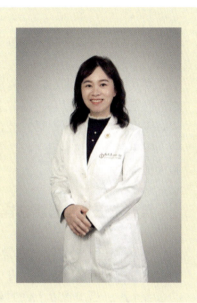

陈玉清 中山大学附属第一医院妇科教授、主任医师、硕士研究生导师。中国妇幼协会微创分会宫腔镜学组常务委员、广东省医学会妇产科学分会盆底组副组长、广东省医师协会妇科内镜分会宫腔镜学组副组长、广东省医师学会妇产科电生理医师分会副主任委员、广东省整形美容协会电生理促进分会常务委员、广东省健康管理学会女性生育力保护专业委员会常务委员。

什么是宫腔粘连？

宫腔粘连通常是由于宫腔的一些操作引起子宫内膜受损，使得宫颈或者宫腔呈部分或完全闭锁状态，导致出现一些综合症状，如月经不调或不孕等。

宫腔粘连是怎样形成的？

宫腔粘连绝大多数跟人工流产有关，即人流手术、药流不全的刮宫，还有因引产或分娩后胎盘残留行的刮宫等。总之，人流或者其他跟妊娠相关的刮宫，占了宫腔粘连病因中的七八成。

宫腔粘连发生的概率跟流产发生的次数成正比，流产做得越多，发生宫腔粘连的机会也就越大。需要明确的是，所有的人流对子宫都会造成伤害，与是否无痛或可视无明显关系，而且有可能仅仅一次的人流就会对患者造成一辈子无法消除的伤害。

宫腔粘连会影响怀孕吗？

宫腔粘连可以导致不孕或者流产，也会增加怀孕分娩时前置胎盘、胎盘植入的概率。

究其原因，我们可以把宫腔比喻成一块土地，耕种需要土地，而且要有肥沃的土壤。如果没有土地或者土壤比较贫瘠，那很可能就会颗粒无收，这就对应女性的不孕。如果宫腔粘连患者怀孕了，这个胚胎生命力很强，就好像一棵树在贫瘠的土地生长，它必须把根扎得很深很牢固，那就可能会导致胎盘植入。

月经不正常跟宫腔粘连有关吗？

宫腔粘连可导致月经异常，常见病症为月经少、闭经和经期剧烈的腹痛。对有过人流史、药流刮宫史或因为分娩和治疗其他妇科疾病有过刮宫史的患者来说，当出现以上的月经异常改变时，都要警惕是否出现宫腔粘连。尤其是如果患者表现为月经少、不孕或者怀孕后胎停、流产，都要排查是否由宫腔粘连所致。

宫腔粘连需要治疗吗？怎么治疗？

宫腔粘连是否需要治疗须视情况而定，对有生育需求的患者来说，如果存在不孕或反复流产的情况，那么一定需要治疗。即便患者没有生育要求，但月经异常会影响生活，如闭经或严重痛经，这时也需要进行治疗。

要想治疗宫腔粘连，最标准和有效的方式是行宫腔镜下的粘连分离手术。这种手术采取极微创的术式，类似宫腔镜检查，经阴道进入女性宫腔进行手术，对宫腔粘连的部分进行分离，恢复子宫腔正常的大小和形态。手术的切口在宫腔内部，患者腹部无创口，带来的创伤很小。

当然，恢复宫腔形态不是手术最终的目的，治疗宫腔粘连最终目的是改善患者的月经异常和解决患者的生育困难。因此，医生在手术中除了需要恢复宫腔解剖学形态，还要注意保护患者残留的子宫内膜，这样术后才能解决患者月经和生育的问题。

　　总的来说,可以把宫腔粘连手术比喻为将沙漠恢复成绿洲,难度很大,特别是内膜修复更非易事。因此,宫腔粘连应重在预防,预防远比治疗重要,更应走在治疗之前。

为什么部分子宫肌瘤患者需要手术治疗？

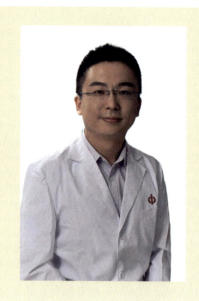

刘军秀 中山大学附属第一医院妇科教授、主任医师、博士研究生导师、妇科副主任。中国医师协会妇产科医师分会青年委员、广东省医学会妇科肿瘤学分会常务委员、广东省医学会妇科内镜学组副组长、广东省医师协会妇科内镜医师分会委员、广东省医师协会妇科肿瘤医师分会常务委员。

什么是子宫肌瘤？

子宫肌瘤是子宫平滑肌组织增生而形成的良性肿瘤，是女性最常见的良性肿瘤。子宫肌瘤多无或很少有临床症状，临床发病率远低于真实发病率。据统计，育龄期妇女的子宫肌瘤患病率可达25%，也有研究通过尸检指出实际的发病率可达50%以上。

子宫肌瘤的病因有哪些？

目前，子宫肌瘤的确切病因尚未明了，其发病机制可能与遗传易感性、性激素水平和干细胞功能失调有关。高危因素为年龄大于40岁、初潮年龄小、未生育、晚育、肥胖、多囊卵巢综合征、激素补充治疗、黑色人种及有子宫肌瘤家族史等，这些因素均与子宫肌瘤的发病风险增加密切相关。

子宫肌瘤有哪些症状及诊断方法？

有些患者无明显症状。患者症状与肌瘤的部位、生长速度及肌瘤变性有密切关系，可表现为月经增多、经期延长、淋漓出血及月经周期缩短，可发生继发性贫血。部分患者可出现白带明显增多。肌瘤较大时也可压迫膀胱、直肠或输尿管等出现相应的压迫症状。浆膜下肌瘤蒂扭转可出现急腹痛，肌瘤红色变性时可出现腹痛伴发热。子宫肌瘤可影响宫腔形态、阻塞输卵管开口或压迫输卵管使之扭曲变形等，这些均可能导致不孕。

子宫肌瘤的影像学诊断方法主要包括超声及 MRI 检查。超声检查是诊断子宫肌瘤的最常用方法，具有较高的敏感性和特异性；但对于多发性小肌瘤（如直径 0.5 cm 以下）的准确定位及计数还存在一定的误差。MRI 检查能发现直径 0.3 cm 的肌瘤，对于肌瘤的大小、数量及位置能准确辨别，其是超声检查的重要补充手段，但费用较高。

哪些患者需要治疗子宫肌瘤？

对于治疗方式的选择应根据患者的年龄、生育要求、症状及肌瘤的部位和数目综合考虑。目前，治疗的方式主要有随访观察、手术治疗、药物治疗、其他治疗（高强度聚焦超声、射频消融等）。

没有症状或症状轻微的患者无须治疗。很多患者都是在超声检查时意外发现子宫肌瘤，对于单纯的子宫肌瘤来说，不会影响患者的生活，所以无须治疗，随访观察即可。

有明显症状的子宫肌瘤需要治疗。有以下症状的患者可考虑手术治疗：子宫肌瘤合并月经过多或异常出血甚至导致贫血，或出现压迫相关症状；子宫肌瘤合并不孕；子宫肌瘤患者准备妊娠时若肌瘤直径≥4 cm，建议剔除；绝经后未行激素补充治疗但肌瘤仍生长。

张力性尿失禁如何治疗？

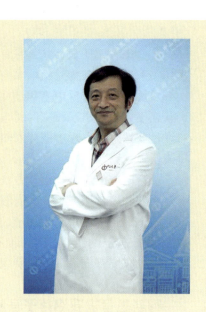

游泽山 中山大学附属第一医院妇科主任医师，曾任中山大学附属第一医院东院副院长。广东省优生优育协会的会长、广东省医学会计划生育学分会副主任委员，广东医学教育协会妇产科分会副主任委员，广东精准医学妇产科分会副主任委员。

什么是张力性尿失禁？

张力性尿失禁即在打喷嚏、咳嗽、大笑或运动导致腹压增加时，患者的尿液不自主地从尿道口漏出的情况。张力性尿失禁是女性常见的疾病，40岁以上女性发病率可达40%。

目前认为，张力性尿失禁明确与年龄、生育次数、盆腔器官脱垂、肥胖、遗传等因素有关，先天性的尿道括约肌缺陷也可导致张力性尿失禁。其中，以45～55岁、多次生育的女性最易出现张力性尿失禁。

根据严重程度，张力性尿失禁可分为轻度、中度、重度三种；根据病因，分为解剖型和尿道固有括约肌缺陷型两种。张力性尿失禁常导致膀胱过度活动症、盆腔器官脱垂、排尿困难等并发症，需要医生进行相关检查以明确诊断。

张力性尿失禁的非手术治疗方式有哪些？

张力性尿失禁非手术治疗方式首选盆底肌训练，主要是凯格尔运动，患者可以在家自行训练，它也被证明是方便和有效的。其次还可以使用生物反馈盆底康复治疗仪，即将盆底肌收缩的信号转化为电信号，让患者更能了解和掌握盆底肌收缩的情况，更有效地锻炼盆底肌。此外，还有阴道重锤（阴道哑铃）的训练，即将重物置于阴道内来训练盆底肌；生物电刺激治疗仪，用低频电流来刺激盆底肌收缩，加强盆底的功能。

张力性尿失禁的药物治疗也是近年来研究的热点。常用的药物包括雌激素、交感神经 α 受体激动剂、去甲肾上腺素 5 – 羟色胺重吸收抑制剂、中药方剂等，具体须由专业医生根据患者个体情况进行选择。

哪些情况下张力性尿失禁需要手术治疗？

手术主要针对以下三类患者：非手术治疗效果不好或病情较重的；患者对生活质量要求高，或是无法坚持保守治疗的；合并其他疾病的，如合并子宫脱垂患者等，在手术治疗子宫脱垂时，即可一并完成张力性尿失禁的手术。

手术前，医生需要充分评估患者膀胱和尿道的功能，根据患者的分型、分类和并发症情况来选择手术方式，并就手术方式和费用等问题与患者及其家属充分沟通。

张力性尿失禁手术怎么做？

目前，张力性尿失禁主流的术式是无张力的尿道中段悬吊术，这是一种微创手术，疗效明显且并发症少。这种术式临床分为 TVT-E（经耻骨后）和 TVT-O（经闭孔）两种，其中，泌尿科以 TVT-E 术式为主，妇科以 TVT-O 为主。经过十多年的随访，无论是 TVT-E 还是 TVT-O 对张力性尿失禁的治愈率均达到了 90% 以上。

但凡是手术都可能有一定的并发症，TVT-E 的并发症主要是膀胱损伤和排尿困难；TVT-O 的并发症主要是阴道侵蚀和排尿困难。部分并发症与医生操作有关，一般发生率不高。经验丰富的医生可以规避或是及时发现并处理。

为什么双胎妊娠要重视孕检和孕期监测？

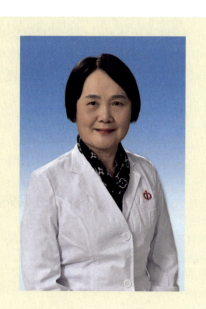

方群 中山大学附属第一医院产科教授、主任医师、博士研究生导师、原胎儿医学中心/产前诊断中心主任。

双胎妊娠有哪些类型？

双胎妊娠分单合子双胎和双合子双胎。单合子双胎是由母亲的一个卵子和父亲的一个精子受精而成，双合子双胎则是由母亲的两个卵子和父亲的两个精子分别受精而成。

双合子双胎几乎都是双绒毛膜双胎，基因型不同；除个别情况外，单合子双胎基因型几乎完全相同，根据受精卵分裂时间的不同，单合子双胎分为单绒毛膜双胎和双绒毛膜双胎。

胎盘的绒毛膜性质是决定双胎妊娠预后的主要因素。单绒毛膜双胎的流产率、早产率、围生儿死亡率以及胎儿发育异常和畸形的发生率都高于双绒毛膜双胎。单绒毛膜双胎由于两个胎儿共用一个胎盘，胎盘上存在两胎之间的血管交通支，一旦一个胎儿出现畸形甚至死亡，另一个胎儿的预后也会受影响。

双胎妊娠如何进行孕期监测？

双胎妊娠的孕妇在妊娠期需要进行密切的监测，早期监测从孕 11～13 周开始，首先需要判断绒毛膜性；其次应进行 NT 的检查；此外，还需要检查更多的指标，包括胎儿心脏三尖瓣反流、静脉导管血流、胎盘个数、脐带附着在胎盘的位置、两个胎儿的大小、羊水量，除了需要筛查有无染色体异常的表现，还要注意有无出现复杂性双胎的早期征象等。

双胎妊娠要重视结构异常的筛查，单合子双胎畸形发生率比双合子双胎高两三倍，约 1/15 单合子双胎可发生至少一胎的畸形，以心脏和脑部的畸形最为常见。

当孕妇是高龄妊娠或曾有不良孕产史、夫妻一方染色体异常、一方或双方为遗传病基因携带者、超声或无创筛查提示胎儿染色体异常高风险时，建议进行产前诊断。

产前诊断最普遍的手段是羊膜腔穿刺，一般建议对两个胎儿都进行穿刺；绒毛活检在双胎妊娠很少应用。

单绒毛膜双胎有哪些常见的并发症？

（1）双胎输血综合征。由于两个胎儿共用一个胎盘，胎盘上存在血管交通支，一旦两胎之间的血液流通不平衡，会出现一个胎儿向另一个胎儿单向输血。这种情况的预后很差。

（2）双胎动脉反向灌注序列征。又称无心双胎，即一个胎儿正常，另一个胎儿没有心脏或心脏发育不全。

（3）双胎贫血-红细胞增多序列征。通过胎盘血管吻合，一个胎儿向另一个胎儿慢性输血。这种情况胎儿存活率高于双胎输血综合征。

（4）选择性宫内生长受限。一胎的超声评估体重正常，另一胎体重小于正常标准的第十百分位数，两胎的体重差异大于 25%。

（5）胎儿畸形。单绒毛膜双胎胎儿畸形的发生率更高。

双胎妊娠发现一个胎儿异常该怎么办？

孕妇需要找专科医生进行检查和评估，一些可以出生后治疗或自身痊愈的情况如多指、唇腭裂、室间隔缺损等非致死性的畸形，可不做任何处理，待胎儿出生后再进行治疗或随访。

当异常胎儿可能影响正常胎儿发育或增加孕妇并发症时，或是单绒毛膜双胎其中一个胎儿有发生宫内死亡的风险时，可考虑进行选择性减胎。双绒毛膜双胎选择性减胎以孕 11～13 周为最佳时机，单绒毛膜双胎选择减胎一般在孕 16～23 周进行。

双胎中一胎宫内死亡后该怎么办？

（1）回顾妊娠早期超声检查提示的绒毛膜性质及每次超声检查结果，若是双绒毛膜双胎，定期复查即可；若是单绒毛膜双胎，其中一个胎儿可出现失血，导致贫血甚至死亡，或出现神经系统后遗症，需超声波检测胎儿大脑中动脉收缩期血流峰值。

（2）若大脑中动脉收缩期血流峰值增高提示胎儿有贫血，需要进行脐带穿刺抽取存活胎的血液检查血常规，判断胎儿是否贫血，若无贫血则可继续超声监测观察。

（3）若证实存活胎有贫血，要评估死胎的死亡时间，死亡时间在 24 小时内可通过紧急宫内输血来挽救存活的贫血胎儿。

（4）胎儿死亡 1 个月后对存活胎进行头颅核磁共振检查，了解存活胎有无脑损伤，并持续进行超声监测，一直随访到孩子 2 岁。

为什么有些孕妇要安胎？

王琼 中山大学附属第一医院生殖医学中心教授、主任医师、博士研究生导师，生殖医学中心副主任、妇产科教职工党总支、生殖医学中心教职工党支部书记。中国女医师协会生殖医学分会主任医师，广东省医学会生殖免疫与优生学分会候任主任委员，广东省健康管理学会生殖医学专业委员会主任委员，广东省女医师协会女性内分泌专家委员会主任委员，广东省医学会生殖医学分会常务委员、临床学组组长。

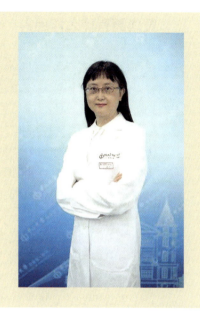

胚胎为什么会流产？

胚胎流产存在胚胎因素和母体因素两个方面原因。胚胎因素包括胚胎染色体异常和除染色体异常因素的其他因素导致的胚胎发育异常。

胚胎染色体异常是流产最常见的原因，流产组织中大约60%的胚胎都是各种染色体异常胚胎，其中以染色体三体即胚胎染色体多了一条染色体最为多见。其次胚胎发育异常也是流产胚胎常见的原因，有研究报道胎儿镜发现流产胚胎存在各种组织器官发育缺陷，这些问题导致胚胎无法继续生长发育，最终停育流产。

母体因素指孕妇存在代谢、内分泌、子宫异常或者自身免疫疾病等问题，导致胚胎无法在宫内继续生长。这些因素的检查比较方便，但是如果只是检查母体因素的话可能导致大部分患者找不到流产原因，因为胚胎流产大部分的原因是胚胎染色体异常，母体没有问题。

虽然胚胎流产的具体原因中以胚胎染色体异常最为常见，但是临床上还有少部分流产是不明原因的。这些患者无须紧张,研究表明,这些患者在医护人员的严密监护下再次妊娠,有80%以上的患者不会再次流产。

黄体酮有什么作用?

特别值得注意的是,母体黄体酮是妊娠成功和早期妊娠维持的重要激素,可以说没有黄体酮就没有成功的妊娠。但是,对于正常排卵的人来说,体内的黄体酮应该不会缺乏,否则就连怀孕都不可能。做试管婴儿的患者由于高雌激素的负反馈机制和降调节药物的使用,使得患者的黄体酮水平低下,所以试管婴儿取卵后妊娠的患者必须常规使用黄体酮进行黄体支持。

黄体酮主要来自女性排卵后的黄体,黄体为排卵后由卵泡迅速转变成的富有血管的腺体样结构,它的主要作用是分泌黄体酮。女性怀孕后的黄体成为妊娠黄体,妊娠黄体会在人绒毛膜促性腺激素(HCG)和黄体生成素(LH)的刺激下分泌足量的黄体酮。黄体酮首先可以让女性子宫保持静息状态,子宫内膜血流增加,有利于胚胎生长。因此,针对由于怀孕后黄体功能不足而有流产风险的孕妇,需进行黄体支持治疗。这种情况最常见于促排卵治疗而怀孕的患者,以及没有卵泡发育并采用人工周期移植胚胎而怀孕的患者。

怀孕后的患者是不是一定需要黄体酮安胎呢?

从前面的内容可知,排卵后的LH可以刺激黄体分泌黄体酮,让子宫内膜变得更加适合妊娠。妊娠后的黄体又可以在妊娠胚胎绒毛产生的HCG作用下产生更多的黄体酮,维持妊娠。如果黄体本身的功能正常,胚胎也是正常的,那么胚胎产生的HCG对黄体的作用就能产生足够的黄体酮维持妊娠,因此正常人怀孕了正常的胚胎是不需要黄体酮安胎的。

如果患者的胚胎不正常,产生的HCG量比较低,那么HCG对黄体的刺激作用减弱,黄体产生的黄体酮就不足,这个时候就需要医生判断胚胎情况。如果医生判断胚胎已经没有生机,这个时候没有必要使用黄体酮安胎;如果医生判断胚胎还是有生机的,只是HCG暂时比较低,可以用黄体酮或者直接用HCG进行黄体支持,帮助胚胎渡过难关。还有一种情况就是胚胎是正常的,黄体酮不足是因为黄体本身功能缺陷,这个时候也需要医生判断导致黄体功能缺陷的原因是什么,需要使用HCG还是直接使用黄体酮进行黄体支持。

什么情况下患者不使用黄体酮就一定会发生流产？

黄体酮在妊娠中非常重要，而正常妊娠情况下一般不会出现黄体酮的不足。那么什么情况下患者不用黄体酮就一定会流产呢？黄体酮严重不足的患者需要补充黄体酮，如试管婴儿取卵后的黄体功能缺陷的患者需要使用黄体酮进行黄体支持降低流产率；而采用人工周期进行胚胎移植的患者，她们根本没有排卵也无黄体形成，她们是必须运用黄体酮进行黄体支持的。

黄体酮低就要打针补充吗？

正常孕妇体内黄体酮会呈峰状分泌，即会出现高峰值和低峰值，也就是说体内黄体酮含量值不是持续恒定的一个数值。单凭一次检测的数据不能判断孕妇是否黄体酮低，以及是否有必要补充黄体酮。黄体酮的量并非越多越好，患者不能因为害怕流产而滥用药物。另外，如果通过多次检测，发现患者的黄体酮数值不断下降，这时候表明胚胎可能已经停止发育，再补充黄体酮也没有意义。

为什么孕妇要做胎心监护?

陈海天 中山大学附属第一医院产科副主任医师、硕士研究生导师,妇产科、妇产科学教研室、产科副主任。中国教学医院精英联盟 Fellow (2018—2021),欧洲医学教育联盟(AMEE)Associate Fellow,广东省健康管理学会母胎医学专业委员会副主任委员,广东省妇幼保健协会高危妊娠管理专业委员会常务委员,广东省医学会围产医学分会青年委员会委员、妊娠期糖尿病学组组员。

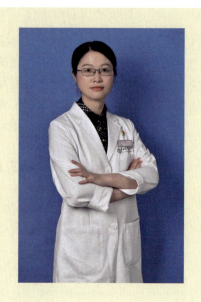

为什么要做胎心监护?

胎心监护是孕晚期监护胎儿宫内安危的重要检查,它可以比较客观地判断胎儿在宫内的情况,并且及时地了解胎儿在宫内是否发生急性缺氧。

胎监分为外监护和内监护,临床以外监护最为常见,使用的是持续胎心监护仪,部分无绳的监护仪可与手机软件配合,实现超远程的监护。

临床上,医生一般会在孕妇的孕晚期或是出现影响胎儿宫内氧气供应的危险因素时建议进行胎心监护。

什么时候要开始做产前胎心监护?

对正常的孕妇来说,一般会在孕 36～37 周开始做胎心监护,每周一次;孕前就患有糖尿病的孕妇或者使用胰岛素治疗的孕妇建议孕 32 周开始进行胎心监护;患有妊娠期糖尿病的孕妇或者高龄(≥35 岁)的孕妇建议孕 34

周开始进行胎心监护。若发现胎儿存在其他可能造成缺氧的高危因素如胎儿生长受限等,医生会根据具体情况建议孕妇适时开始进行胎心监护。

一般来说,孕妇从孕 28 周开始能感受到规律的胎动,当发现胎动出现异常特别是胎动明显减少时,应及时到医院就诊并开始胎心监护。

建议孕妇选择胎儿活跃的时间到门诊做胎心监护,可在胎监之前适量进食,并提前准备好自己的专属胎监带。

胎心监护结果报告有反应和无反应是什么意思?

胎心监护结果分为反应型、可疑型和无反应型。
(1) 反应型。正常的胎监结果,又称为"有反应",表示胎儿基线、变异、加速、减速等各项指标都是正常的,胎儿状况良好,只需定期监护即可。
(2) 可疑型。可疑的胎心监护结果,任意一项指标没有达标,但情况不严重,怀疑胎儿有缺氧的可能性,需要进一步评估。
(3) 无反应型。异常的胎心监护结果,又称为"无反应",任意一项指标出现严重异常,这时候需要对孕妇和胎儿的情况进行全面评估,必要时须住院观察甚至终止妊娠。

为什么要做产时胎心监护?产时胎心监护有什么作用?

产时的胎心监护可以动态地了解分娩时的宫缩和胎儿胎心的情况,从而判断胎儿胎心在产妇宫缩的时候是否正常,以及胎儿在产程当中有无出现缺氧的情况。

产时胎监的图形分为三级,其中,一级胎监是最常见的,提示胎儿情况良好;三级胎监则属于最危急的情况,提示胎儿可能严重缺氧,需要采取紧急措施;二级胎监介于两者之间,需要持续监护和再评估。

总的来说,产时胎监的结果需要由专业的产科医生进行判断和解读,并根据具体情况进行进一步的处理,尽可能保证产程进展的顺利,产妇和家属都不必对此太过担心。

什么时候应进行产时胎心监护?

通常产程开始后需要进行一次"入室胎监",评估胎儿胎心和宫缩的基础情况。如入室胎监无异常，根据指南，对低危产妇而言，推荐进行间断的胎心听诊，第一产程的潜伏期可每半小时到1小时听诊一次；第一产程的活跃期可每半小时听诊一次；第二产程每10分钟听诊一次。

对于具有高龄、胎动减少等高危因素的孕妇，可考虑在第一产程的活跃期后进行持续胎心监护，但若孕妇具有严重高危因素如羊水过少、胎儿生长受限、瘢痕子宫阴道试产等，则需进入产程后就进行持续的胎心监护。

为什么孕妇要重视孕期的保健？

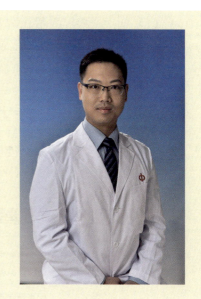

刘斌 中山大学附属第一医院产科主任医师，妇产科、妇产科学教研室副主任，广东省医学会妇产科学分会委员，广东省杰出青年医学人才。

孕期什么时间要做产检？

（1）孕6周左右可以进行一次B超检查确定是否为正常的宫内妊娠。

（2）对无高危因素的孕妇，一般初次产检在孕11～13周。首先要进行全面的身体检查，初步评估围生期各项风险。同时，要通过B超测量NT，并进行早期的唐氏筛查。

（3）随后根据初步评估情况，约每2～4周进行一次产检。其中，比较重要的时间节点有：孕20～24周进行排畸B超，即三维B超。孕24～28周进行口服葡萄糖耐量试验（OGTT）检查，主要目的是筛查妊娠期糖尿病。孕30周左右进行心电图检查。孕34～36周进行B族链球菌检查。孕36周以后，正常孕妇每周要进行一次产检，常规进行胎心监测等胎儿监护。

初次产检主要检查什么？

（1）初次产检（一般在孕 11~13 周）需要建立孕期保健手册，孕妇整个孕期都需要进行连续性的记录。

（2）进行 B 超检查，除测量 NT 外，还可通过 B 超明确孕周来推算或者纠正预产期，特别对月经不规律的孕妇而言更为重要。

（3）对孕期高危因素进行评估，包括进行全身的身体检查，并对孕期营养和基础病用药提供指导。

（4）进行一系列化验，包括血型、血常规、血清学筛查、传染病筛查、地中海贫血筛查、甲状腺功能检查等。

如何检查胎儿染色体是否异常以及有无畸形？

（1）B 超。染色体异常有时可伴发结构的畸形，通过 B 超可看出胎儿有无形态学的异常。

（2）血液学检查。包括血清学筛查，即常说的早期唐氏筛查和中期唐氏筛查，以及游离 DNA 检查（NIPT）。

（3）产前诊断。包括绒毛活检、羊水穿刺和脐带血穿刺，属于侵入性操作，存在一定的流产和早产风险。

总体而言，产前诊断准确性高，更适用于高危孕妇，如 40 岁以上或有不良孕产史的孕妇，但存在一定风险；NIPT 有一定局限性，存在假阴性、假阳性可能，不及产前诊断准确性高。具体选择何种检查方式，需要在医生的指导下，权衡利弊进行选择。

孕妇出现哪些情况须立即就诊？

（1）规律宫缩。即 5~6 分钟一次，每次持续时间 20~30 秒，一直持续甚至越来越频密，孕中期和孕晚期都应格外留意，特别是有过流产史、早产史或是宫颈功能不全的孕妇更应重视并立即就医。

（2）阴道出血。孕期任何时间段出现咖啡色、粉红色分泌物都需要立即就医，让医生判断阴道出血的原因。

（3）阴道排液。持续或大量的清亮阴道排液，当排除正常阴道分泌物和漏尿时，则应怀疑是否胎膜早破，需尽早就医评估，胎位为臀位、横位的孕产妇应立即平躺再寻求帮助，避免脐带脱垂。

（4）胎动异常。包括胎动过于频繁、减少甚至停止，特别是当无法进行远程胎心监护时，也属于急诊的指征。

（5）其他异常。包括妊娠高血压综合征产妇血压突然升高、出现视物模糊或黑蒙、各种原因引起的腹痛或发热等，都应立即到产科急诊寻求帮助。

为什么进行试管婴儿治疗的孕妇不建议长期卧床？

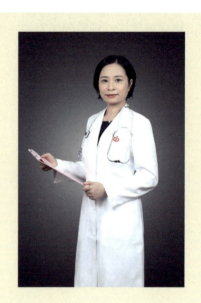

麦庆云 中山大学附属第一医院生殖医学中心教授、主任医师、博士研究生导师、生殖医学中心副主任。广东省医师协会生殖医学医师分会常务委员、广东省医师协会生殖医学医师分会女性医师学组副组长、广东省医学会生殖医学分会委员、《生殖医学杂志》《中国计划生育与妇产科杂志》编委。

什么是不孕症？

不孕症相当常见，约10%～15%的育龄夫妇正在或曾经经历过不孕。

根据世界卫生组织的标准，如果一对夫妇没有采取避孕措施12个月及以上仍未获得妊娠，才可以诊断为不孕症。35岁以下的妇女，若在没有避孕的情况下超过12个月仍未怀孕，则应就医检查；而35岁以上的妇女，若经过6个月的努力仍未怀孕，也需要尽早就医进行相关诊治。

哪些原因会导致不孕症？

女性不能怀孕不一定就是女性的原因，男性和女性的因素各占约1/3，其他则为男女共同因素、免疫因素或是尚未明确的其他原因。寻找出导致女性无法怀孕的原因是选择合适的治疗方式的关键。

女性不孕因素包括：卵子质量和数量的下降、排卵障碍或不排卵、输卵管堵塞或粘连、子宫内膜或宫腔的异常等。

男性不育因素包括：精子密度和数量不足、精子畸形率高、精子活力不足、无法正常勃起射精等。

需要说明的是，如果女方出现卵巢功能衰竭或男方生精功能衰退导致无卵泡发育或精子形成，这些患者是无法通过自己的卵子或精子进行辅助生殖治疗获得妊娠的。

常见的辅助生育治疗的方式有哪些？

根据不同的不孕原因，生殖医学科医师将为不孕不育夫妇选择合适的辅助生育治疗方式，俗称试管婴儿治疗。目前，世界上已有超过 800 万名试管婴儿出生，说明试管婴儿治疗是相对安全与有效的。根据不同的治疗方式与治疗目的，辅助生育治疗可分为以下四类。

（1）宫腔内人工授精。直接将活力好的精子送到女性宫腔，主要解决的是由于精子活力差或者男性的勃起功能障碍、同房障碍所导致的不孕问题。

（2）体外受精胚胎移植（IVF-ET）。取出卵子和精子，待完成受精并培养成胚胎后，再将其移植到女性子宫腔内，主要解决的是由于女性输卵管堵塞导致的不孕。

（3）单精子卵胞浆注射（ICSI-ET）。直接将一个精子注射到卵细胞胞浆内，主要解决的是因为少精、弱精导致难以受精的问题。

（4）胚胎植入前遗传学筛查（PGT-ET）。主要针对的是携带遗传性疾病基因的夫妇，通过体外受精方式培育出胚胎后，对胚胎进行细胞活检，并将活检的细胞进行基因与染色体分析，用于筛选胚胎是否携带遗传性疾病。最终医师会挑选没有携带遗传性疾病的胚胎进行移植。

做辅助生育治疗的相关流程是怎样的？

（1）患者先要选择专业的生殖医学中心并进行全面的检查，专业的生殖医生会根据患者的情况进行评估并制定相应的治疗方案，需要注意的是并非所有不孕症夫妻都需要做辅助生育治疗。

（2）若需要做辅助生育治疗，夫妻双方须携带结婚证和身份证，再由医护人员引导进入治疗的流程。

(3) 女方在生殖科医师的指导下进行连续10天左右的促排卵治疗，并进行卵泡监测和激素检测。待卵泡成熟时，患者需进行诱发排卵药物注射和择时进行经阴道的取卵手术。

(4) 治疗期间，男方须在男科医生指导下合理用药、适当运动、保持均衡饮食和适当的夫妻生活，同时尽量戒烟限酒。一般在取卵当天男方需要同时取出精液用于和女方的卵子受精。

(5) 取卵手术和取精完成后，实验室人员会对精子进行洗涤，并在培养箱内进行卵子体外受精和胚胎培养。

(6) 胚胎体外培养3～6天后，医师会根据胚胎质量选择可移植的胚胎，并将胚胎移植到患者宫腔，一般每次移植不超过2枚胚胎。

胚胎移植术后要注意什么？

胚胎移植术后的妊娠其实与正常自然妊娠并无明显不同，因而应以平常心对待。

首先，胚胎移植后不建议患者长期卧床。日常走路或其他正常生活行为不会导致胚胎流出，长期卧床不但对"保胎"没有帮助，而且可能增加血栓风险。

其次，不建议听信偏方自行服用中药"保胎"，盲目服用不明成分的中药可能会带来肝肾功能损害。

最后，不建议患者对HCG值和胚胎评分太过焦虑因而频繁复查，焦虑的情绪可能会导致子宫收缩痉挛反而会影响胚胎的正常着床与发育。

总的来说，胚胎移植后患者根据医嘱服用帮助胚胎着床的药物并按时复查即可，不必太过焦虑和紧张，也不能私下服药，如有疑问，须及时与主诊医生联系。

为什么治疗男性不育重在生活调理？

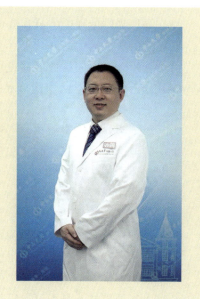

高勇 中山大学附属第一医院生殖医学中心副主任医师、博士研究生导师。国家辅助生殖技术管理专家、中华医学会生殖医学分会精子库管理学组委员、中华医学会男科学分会男性生殖内分泌学组委员、广东省医学会生殖医学分会男科学组副组长、广东省医学会男科学分会生殖学组副组长、广东省医师协会男科医师分会常务委员、广东省杰出青年医学人才。

男性不育是什么原因造成的？

全球有15%的育龄夫妇存在生育困难问题，男方因素占50%。男性不育症是指育龄夫妻有规律性生活且未采取避孕措施，由男方因素导致女方在1年内未能自然受孕。男性不育症是由多种疾病和因素造成的结果，常见原因如下。

（1）精子异常。包括少精子症、弱精子症、畸形精子症和精子DNA碎片率过高等。

（2）性功能障碍。包括勃起功能障碍、早泄、射精困难、逆行射精、性欲低下等。

（3）遗传基因异常。包括染色体异常、Y染色体微缺失、CFTR基因突变、地中海贫血基因突变等。

（4）不良生活习惯和生活方式是造成精子异常和性功能障碍的最常见病因，包括晚睡熬夜、吸烟、酗酒、不合理饮食和过量运动等。

如何评估男性生育能力？

评估男性生育能力最重要的检查项目是精液检查。精液常规检查包括分析精液的量、液化时间、pH（酸碱度）、浓度、数量、活动力、形态学染色分析等指标。部分男性还要进行详细检查，包括精子顶体反应、精子核DNA碎片分析、精浆生化和精液感染指标分析等。建议在专业男科医生的指导下，来选择精液检查项目。为了保证精液检查结果能够正确反映男性生育能力，需要男性在检查前禁欲不射精2～7天，一般不能超过7天。建议采用手淫的方法采集精液，而且注意要把精液全部射到取精杯里面。

如何治疗男性不育？

发现精子异常或性功能障碍时，首选通过药物治疗和生活调理，改善精子质量和提高生育能力，尽可能自然怀孕。如果治疗效果不理想，则可采用人工授精或试管婴儿等辅助生殖技术。

人工授精技术是通过导管将挑选好的精子直接注射到女性子宫腔内，适用于轻度的精子异常和性功能障碍。试管婴儿技术适用于重度或治疗无效的精子异常和性功能障碍。它是将卵子和精子在实验室结合成胚胎，再将胚胎移植到女方子宫内。试管婴儿技术，包括第一代试管婴儿技术（体外受精－胚胎移植技术）、第二代试管婴儿技术（卵胞质内单精子注射技术）和第三代试管婴儿技术（胚胎植入前遗传学检测技术）。

如何进行生活调理？

不良生活习惯和生活方式是造成男性不育的最常见原因，因此，治疗男性不育，要高度重视生活调理。

（1）最重要的是早睡。建议在晚上9：30～10：30上床睡觉，保证晚上11点到早上7点这8个小时的夜间睡眠时间。如果这段时间没有睡觉，那么就会严重影响精子的生产，造成精子数量变少和质量变差，还会引起勃起功能障碍和性欲低下等性功能障碍。

（2）戒烟和少饮酒。长期吸烟和酗酒，不仅会造成精子质量差和性功能障碍，还会增加胎儿畸形和流产的风险。

（3）合理饮食很重要。建议准备生育的男性多吃鸡蛋、奶制品、牡蛎、谷物、苹果、番茄等食物，有助于提高精子质量。注意不要盲目吃补品和保健品，过量食用鹿茸、海马、虫草、鱼胶、鸡子（鸡睾丸）等补品会损害男性生精功能，造成精子数量减少和质量变差。

（4）适度运动对提高男性生育力和性功能是有帮助的。建议每天下午或晚上进行运动，如慢跑、跳绳和游泳等有氧运动，一般不要超过半小时。长时间运动或过于剧烈的运动，会造成精子数量减少和质量变差，对生育能力有一定影响。

总之，早睡、戒烟酒、合理饮食和适度运动等良好生活方式，对于改善男性生育力非常重要。

如何提高怀孕成功率？

第一步，备孕前做检查，及时评估男性生育力。

第二步，发现问题尽早治疗，生活调理很重要。通过药物治疗和调整生活方式，可以使很多男性不育症患者的妻子获得自然怀孕机会。

第三步，如果自然怀孕有困难，可以选用人工授精或试管婴儿等辅助生殖技术来解决生育问题。

为什么早产儿出院后还要定期复查？

余慕雪 中山大学附属第一医院儿科主任医师、博士研究生导师、儿科三科（新生儿）副主任。广东省医学会儿科学分会常务委员、广东省健康管理学会儿科学及青少年健康管理专业委员会常务委员、广东省临床医学学会新生儿专业委员会副主任委员、广州市医师协会儿科医师分会副主任委员、欧洲医学教育联盟（AMEE）Associate Fellow。

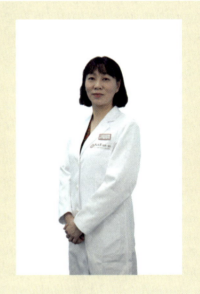

早产儿出院后家长要关注哪些问题？

早产宝宝出院前，医生会出具出院记录，并跟家长确定早产儿返院复查的时间及检查的项目。

由于早产儿身体的器官、系统发育不成熟，出院后仍需延续管理，早产儿也容易因为感染等原因导致再次入院治疗。因此，早产儿出院后，一般需要定期进行随访和管理。具体包括眼底、听力检查等；监测早产儿的神经精神发育，如粗细动作、语言、适应周围人物的能力与行为等；根据情况需要复查血常规、肝功能、肾功能、甲状腺功能、黄疸指数等。

怎样判断早产儿的体格生长情况？

常用的早产宝宝体格生长指标包括体重（反映骨骼、肌肉、体脂和内脏的生长）、身长（反映骨骼的生长）和头围（反映脑和颅骨的生长）三项指标。

把早产儿的体格测量值和生长标准图表相对比，即可判断早产儿的体格生长情况。需要注意的是，在计算早产儿年龄时需使用矫正胎龄和矫正月龄，即以宝宝预产期当天（也为矫正胎龄40周）记为0天，以此推算。

什么是宫外生长迟缓？

出院时，若早产宝宝各项体格生长指标在相应胎龄的第10个百分位水平或以下，就属于宫外生长迟缓。通常出生胎龄小于34周和出生体重低于1500克的早产儿，出生后会受到各种疾病等因素的影响，导致他们的体格生长指标容易偏离正常轨道，从而出现宫外生长迟缓。

对这类早产儿，出院后需要给予一段时间的营养强化。当疾病等因素被去除，早产儿也得到强化的营养支持，他们就会出现超过相应胎龄正常的生长速率，恢复到原有生长轨道上，这属于追赶生长。

早产儿出院后该如何喂养？

早产儿出院后的喂养方案要根据定期复查过程中喂养和生长代谢的情况进行评估和调整，做到个体化指导。

早产宝宝出院后首选母乳喂养，这对增强宝宝抵抗力、改善宝宝胃肠道功能、促进神经发育以及降低各种病变发生等都有好处。出院后，母亲要逐步做到直接用母乳喂养宝宝。

如果无法进行母乳喂养，早产极低出生体重儿且存在宫外生长迟缓的情况，一般可以应用早产儿过渡配方喂养至矫正6～12月龄。出院后早产宝宝的喂养应遵医嘱，后续可根据情况逐渐调整奶类营养密度和喂养频率。对需要追赶生长的早产儿而言，每天奶量以150～180 mL乘以宝宝的体重为宜。

一般在早产儿矫正月龄4～6月龄之间可考虑添加辅食，具体可根据宝宝的生长状况和对食物的耐受程度而定。

早产儿需要补充什么营养素？

早产宝宝需要补充的主要营养素有维生素 A、维生素 D 和铁。

（1）维生素 A。对早产儿视力、皮肤、肺的发育和增强免疫力都有好处，特别是对有肺部疾病的早产儿而言尤为重要。富含维生素 A 的食物包括红黄色蔬菜、深绿色蔬菜、动物肝脏、蛋类，若选择母乳喂养，母亲可考虑多进食相关食物。

（2）维生素 D。早产儿体内维生素 D 储存量不足，而且维生素 D 在乳汁内含量较少，因此需额外补充。建议出生 3 个月内每天补充 800～1000 单位维生素 D，3 个月以后可减到每天 400 单位。

（3）铁。铁是宝宝生长发育需要的元素，铁在母乳的含量也比较少，因此建议早产儿出院后每天补充 2 mg/kg 的铁，根据宝宝具体情况可补充到矫正月龄的 12 个月。具体补铁方案需要根据宝宝体内血红蛋白和血清铁蛋白的水平、出生后有无输注红细胞，以及含铁食物的进食情况等进行个体化调整。

如何促进早产儿早期发展？

早产儿早期发展促进指导的总体原则是医院、家庭相结合。

早产儿出生的最初几年，尤其是 0～3 岁，是宝宝成长和发展重要的"机会窗口期"，在这时期为宝宝提供良好的营养、早期启蒙、疫苗接种和安全关爱的环境，可以促进大脑的充分发育，帮助他们发挥最大潜能。早产儿的家长可以通过交流、玩耍、喂养、回应等来关注宝宝，促进早产宝宝的健康成长。

儿童肾病综合征知多少？

莫樱 中山大学附属第一医院儿科教授、主任医师、硕士研究生导师。中华医学会儿科学分会肾脏学组委员、中国医师协会儿科医师分会肾脏委员会委员、中国医师协会儿童肾脏健康专业委员会儿童肾脏病理诊断专家协助组副组长、广东省药学会儿童肾脏病专家委员会副主任委员、广东省医学会儿科学分会免疫学组副组长。

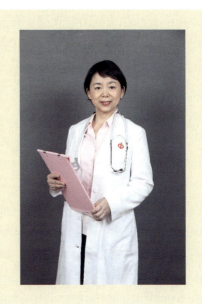

什么是肾病综合征？

肾病综合征是一组由多种原因引起肾小球基底膜通透性增加，导致血浆内大量蛋白质从尿中丢失的临床综合征。按病因分为三类：原发性肾病综合征、继发性肾病综合征和先天性肾病综合征。儿童肾病综合征以原发性最为常见，其病因不明，目前认为与机体的细胞免疫或体液免疫紊乱相关。

肾病综合征有四大特点：大量蛋白尿、低蛋白血症、高脂血症和水肿。水肿是肾病综合征的主要临床表现，表现为下行性水肿，即水肿从眼睛开始，逐渐到下肢，呈凹陷性，严重时出现胸腔积液、腹水，常伴有尿量减少。

肾病综合征临床表现中常有合并症表现，感染是肾病综合征最常见的合并症，也是引起肾病综合征复发的主要原因和死因。其他表现还有电解质紊乱、低血容量性休克、高凝状态下形成的血栓、急性肾衰竭、肾小管功能障碍等。

如何治疗儿童肾病综合征？

肾病综合征治疗强调综合治疗，包括糖皮质激素（简称激素）治疗、对症治疗、防治感染、抗凝治疗等。

其中，激素在儿童肾病综合征治疗中起到十分重要的作用，其在国内外都是治疗肾病综合征的首选药物。80%～90%的儿童原发性肾病综合征对激素治疗敏感，其治疗疗效远胜于成人。激素治疗分两个阶段，即诱导缓解阶段和巩固维持阶段。①诱导缓解阶段：足量泼尼松（或泼尼松龙）分次口服，尿蛋白转阴后改为晨顿服，需4～6周。②巩固维持阶段：泼尼松（或泼尼松龙）隔日晨顿服，需4～6周，之后逐渐减量。激素治疗的总疗程为9～12个月。

激素疗效分为三种类型，即激素敏感型、激素耐药型、激素依赖型。激素敏感型是指足量激素治疗4周内尿蛋白能转阴；激素耐药型是指足量激素治疗4周后尿蛋白仍是阳性；激素依赖型是指患者对激素治疗敏感，但连续2次激素减量或者停药后，在2周内复发。

肾病综合征的激素治疗讲究起始剂量、诱导时间和总疗程都要足够。家长切忌因为害怕激素副作用或想加快疗效而私自调整药量，否则可影响疗效或带来严重副作用。

肾病综合征患儿如何预防感染？

感染是肾病综合征常见的合并症，也容易导致疾病复发，因此家长一定要做好预防感染的措施。

（1）保持居住环境洁净和空气清新。
（2）适时给孩子添减衣物。
（3）避免到人多的地方，外出最好佩戴口罩。
（4）让孩子养成勤洗手的习惯，并注意正确洗手的方式。
（5）注意口腔和尿道口的卫生。
（6）保持皮肤清洁和干爽，避免破损。
（7）注意饮食卫生，避免食用来路不明的不洁食物。
（8）住院治疗时减少陪护和探视，避免交叉感染。

肾病综合征患儿饮食生活要注意什么？

（1）饮食营养丰富均衡，忌偏食挑食，多进食新鲜蔬果以及含钙量高、易消化的食物。

（2）饮食要做到低盐、低糖、低脂肪，并选择优质蛋白饮食，即所含的必需氨基酸含量和比例与人体蛋白比较接近的食物，对肾脏负担较轻，包括鸡蛋、牛奶、鱼肉、鸡肉、豆制品等。

（3）若无严重水肿或高血压，不主张让孩子卧床休息。在病情得到控制及水肿消退后，可上学及进行适当的运动。

（4）定期复诊，以便医生评估疗效和调整治疗方案。

儿童肾病综合征能治好吗？

儿童肾病综合征的预后与激素治疗反应以及肾脏病理类型密切相关，若对激素敏感且不出现持续耐药，预后就比较好。

微小病变的患者约有90%对激素敏感，预后就非常好。若是局灶节段性肾小球硬化或者系膜增生性肾小球肾炎，绝大多数对激素治疗耐药，预后就比较差。

85%的肾病综合征患儿可出现复发，其中一半出现频繁复发，其余仅偶尔复发1～2次就能痊愈。

为什么儿童白血病能治愈？

黄礼彬 中山大学附属第一医院儿科副主任医师、硕士研究生导师。儿科二科主任，儿科、儿科学教研室副主任，儿科教职工第一党支部书记，中国抗癌协会小儿肿瘤专业委员会青年委员会副主任委员，中华医学会儿科学分会青年委员会委员，广东省抗癌协会小儿肿瘤专业委员会副主任委员、青年委员会主任委员，广东省医学会儿科学分会委员、血液与肿瘤学组副组长，广东省临床医学学会小儿血液肿瘤专业委员会副主任委员，广东省地中海贫血防治协会监事、治疗专业委员会常务委员，广东省医师协会儿科医师分会委员。

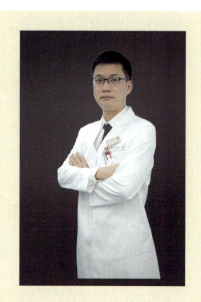

白血病的病因是什么？会传染或遗传吗？

目前，白血病的病因仍不明确。绝大多数肿瘤都是细胞与环境因素共同作用所致，白血病也不例外。跟白血病发病明确有关的因素包括电离辐射、苯、遗传因素（如小儿唐氏综合征等）和某些感染因素，与农药、酒精、吸烟、围生期药物等也可能有关。但要注意，不等于有了上述因素就会得白血病，只是风险增加了，家长们也不用过于焦虑。

儿童白血病主要有三种：急性淋巴细胞白血病最常见，约占80%；急性髓系白血病约占15%～20%；慢性粒细胞白血病只占不到5%。无论哪一种类型的白血病，都不会传染，往往与遗传的关系也不大。也就是说，家里有孩子得了白血病，另外的孩子得白血病的概率并不会明显增加。当然，如果家里有年轻人得癌症，有条件的话可以检查一下家族中有无癌症的"易感基因"。

白血病常见症状有哪些？

（1）遍布全身的出血点、瘀斑。
（2）贫血症状，如脸色苍白、头晕乏力。
（3）全身的骨头疼痛。
（4）不明原因的局部肿块。
（5）牙龈出血、鼻出血，频繁不明原因的发热等。

以上这些症状都不具有特异性，出现这些症状也不意味着就得了白血病。要想及早发现白血病，在孩子出现上述症状时应及时就医，通过体检、血常规检查，以及必要时做的骨髓穿刺就可以及时诊断或排除白血病。

儿童白血病的治疗方法有哪些？

治疗白血病并非一定要做骨髓移植，化疗是目前儿童白血病最主要的治疗方法。化疗即化学治疗，通过口服或静脉注射的化学药物达到杀灭肿瘤细胞的目的。绝大部分的儿童急性淋巴细胞白血病和大部分的急性髓系白血病都可通过化疗治愈。

骨髓移植，现在一般指的是造血干细胞移植，多用于成人白血病治疗。对儿童白血病，只有复发难治的急性淋巴细胞白血病、小部分急性髓系白血病需要用这种疗法。

免疫治疗是近年来比较新的疗法，但临床应用不多，目前主要也是用于难治且易复发的急性淋巴细胞白血病。还有很多种免疫疗法仍在临床研究中，在未来可能会有更广泛的应用。

白血病患儿能耐受化疗吗？

有家长担心孩子得了白血病，"身体虚弱"无法耐受化疗。其实恰好相反，儿童白血病细胞往往对化疗药较敏感，而且由于孩子的细胞修复能力好，对化疗的耐受能力更胜于成人。这是儿童白血病疗效优于成人的重要原因。

因此，当孩子确诊白血病后，家长应积极寻求正规治疗，不应对化疗太过担心甚至抗拒，否则可能会耽误孩子的病情。对儿童白血病患者来说，通过科学的综合治疗和精心的全面呵护，绝大多数都是能治愈的。

儿童白血病能治愈吗？

我们所说的治好，一般是指5年无事件生存率，即患儿在5年内没有发生治疗相关死亡、复发和第二肿瘤。白血病5年后会不会复发？白血病的复发大多发生在诊断后的3～5年内，5年以后白血病复发的概率很小，家长不必太过担心。

儿童白血病的治愈率与白血病的分型和治疗方案有关。其中，急性早幼粒细胞白血病预后最佳，治愈率接近100%；最常见的儿童急性淋巴细胞白血病，国内多数医院的治愈率可以达到甚至超过80%；急性髓系白血病治疗效果则相对较差，只有50%～60%的治愈率。

为什么儿童支气管哮喘患者需要长期用药？

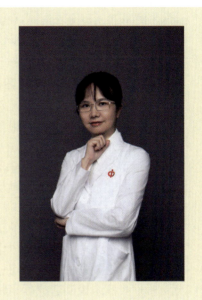

岳智慧 中山大学附属第一医院儿科副主任医师、硕士研究生导师、儿科一科副主任。广东省医学会儿科学分会第十七届委员会感染学组副组长、广东省医师协会儿科医师分会委员、广东省医学会变态反应学分会委员。

儿童支气管哮喘的危害是什么？

儿童支气管哮喘是儿童时期最常见的慢性气道疾病，是以慢性气道炎症和气道高反应性为特征的异质性疾病，多为儿童过敏体质加上环境等因素共同作用导致。孩子可出现反复发作的咳嗽、喘息、气促及胸闷等症状。这些症状严重危害孩子的身心健康，例如，影响孩子的正常睡眠，导致其白天疲劳、头晕，情绪异常，影响正常学习和生活，久而久之影响孩子的生长发育及心理健康；严重的支气管哮喘急性发作导致机体缺氧，若治疗不及时，可能危及孩子生命；哮喘反复发作还会对孩子的肺功能造成不可逆的损伤，这些都给患儿的家庭和社会带来沉重的精神和经济负担。

儿童支气管哮喘的主要症状是什么？

当孩子在呼吸道感染、接触过敏原、季节变换、运动、大哭大闹等情况时反复出现以下症状，并在夜间或凌晨发作或加剧，要警惕是否存在儿童支气管哮喘。①咳嗽，这是最常见的症状。②喘息，气流通过患儿狭窄的呼吸道时产生湍流，发出类似拉风箱的声音。③气促，患儿呼吸频率加快。④胸闷。

应如何治疗儿童支气管哮喘？为何需要长期用药？

目前，支气管哮喘尚难根治，治疗的目的是通过规范用药，达到症状控制，维持正常肺通气功能并减少急性发作，最终达到和维持临床良好控制，使患儿尽可能如正常儿童一样生活，具体治疗方式如下。

（1）日常护理。避免接触易诱发喘息的因素，病情控制良好的情况下适当进行体育锻炼。

（2）药物治疗。患哮喘的孩子气道存在持续性、慢性炎症，故需要尽早开始长期、持续、规范的个体化治疗。治疗药物包括快速缓解症状的药物和长期控制气道炎症的药物。切忌因孩子症状暂时好转就自行停药，否则会因气道慢性炎症未控制造成哮喘频繁发作，影响孩子的身心健康。

（3）变应原特异性免疫治疗。即脱敏治疗，是指让患儿由小剂量到大剂量接触过敏原，使身体逐渐适应过敏原，不再对其发生过敏反应，这样可能从根源上改变患儿过敏体质，从而有望彻底治愈哮喘。这种疗法有一定的适应证，治疗时间至少需要持续 2～3 年。

（4）根据医生制订的哮喘行动计划，做好自我监测。如每天测定峰流速（PEF）、记录哮喘日记等。定期到医院随访，并根据病情及时调整治疗方案，保证在控制病情的基础上尽可能降低药物的副作用。

儿童支气管哮喘能治愈吗？

儿童支气管哮喘的治疗效果与患儿病情严重程度、治疗方案及治疗依从性有关。绝大多数（约 95%）患儿通过积极治疗可以达到良好控制，约 50% 的患儿在青春期后症状可完全缓解。因此，家长对孩子支气管哮喘的治疗一定要有信心，只要及早带孩子进行规范的个体化治疗，绝大部分患儿可以达到良好控制，过上跟正常孩子一样的生活。

为什么孩子矮小要强调规范诊治？

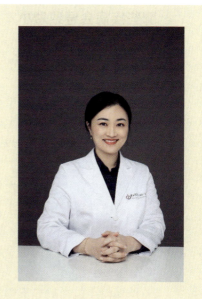

陈秋莉 中山大学附属第一医院儿科副主任医师、硕士研究生导师、儿科二科副主任。中华医学会儿科学分会内分泌遗传代谢青年学组委员、中华医学会儿科学分会内分泌遗传代谢学组华南协作组常务委员、中国医师协会青春期医学专业委员会第二届委员会社会工作学组副组长、广东省卫生经济学会医共体分儿科专业委员会内分泌遗传代谢组副主任委员、广东省保健协会儿童内分泌遗传代谢分会副主任委员、广东省医学会儿科学分会内分泌学组委员。

如何判断孩子是否矮小？

首先，需要正确测量孩子的身高，可采取"三同原则"，即同样的身高尺、同样的测量时间以及同一个人测量。3岁以下的孩子应卧位测量，3岁以上则可以站立测量，小朋友要站直，且需要做到脚踝、臀部、肩部和头部四点一线。身高最好测量3次，且误差小于0.5 cm，然后取平均值。

其次，测量孩子身高后，家长可以以此比对生长曲线，若孩子身高值在负2个标准差或第3百分位数以下，即属于矮小。

此外，还可计算孩子的遗传靶身高，即父母身高之和除以2之后，男孩加6.5 cm，女孩减6.5 cm，如果与遗传靶身高相比落后2个标准差以上，也视为异常。

对于骨龄超前的儿童而言，应该以骨龄来判别而非实际年龄。

每年测量孩子身高并记录下来,可以纵向了解孩子总体生长情况和生长速度。

哪些疾病会导致矮小?

矮小的原因多为自身疾病的因素,即内因,此外还有一些外在因素,常见原因如下。

(1) 内分泌问题,包括生长激素缺乏症、甲状腺功能低下、肾上腺皮质激素分泌过多、性早熟等。

(2) 染色体异常和基因病,包括 Turner 综合征、21 - 三体综合征和 Noonan 综合征等。

(3) 骨骼疾病,如先天性软骨发育不全、成骨不全等。

(4) 系统性疾病所致矮小,如哮喘、慢性肾功能不全、肝病、肠病、营养障碍等。

(5) 其他因素,包括小于胎龄儿、家族性矮身材、体质性青春期发育延迟、特发性矮小等。

(6) 外因,包括喂养不当、营养不良、精神压力大、运动不足、睡眠不足和药物影响等。

如何规范诊治矮小症?

对于身材矮小的儿童,首先应该通过详细询问病史,进行体格检查、血尿常规检查、肝肾功能检查、甲状腺功能检查、生长因子检测、生长激素激发试验来初步诊断,必要时进行染色体检查或基因检查等明确诊断,随后应针对病因进行治疗。

生长激素治疗的适应证包括生长激素缺乏、特发性矮小、无生长追赶的"小于胎龄儿"、Turner 综合征、Noonan 综合征等;禁忌证包括任何活动性恶性肿瘤患者、骨骺线闭合的儿童等。

矮小症患儿适合进行生长激素治疗,可持续用药,直到生长速度每年小于 2 cm 或男孩骨龄大于 16 岁、女孩骨龄大于 14 岁,又或是身高已达到期望值即可停药。

生长激素治疗安全有效,但可能存在极少数过敏、暂时性甲状腺水平低下、良性颅内高压、水肿等副作用,须在医生指导下使用,并定期监测其安全性及有效性。

尽管生长激素安全有效，但是未达到矮小标准的儿童不建议为盲目提高身高而滥用生长激素治疗。

怎样才能让孩子长得更高？

影响孩子身高的因素有很多，其中遗传是最主要的因素，孩子身高70%～80%取决于遗传，但其并非决定身高的唯一因素。营养因素、疾病因素、生活环境以及社会因素等后天因素，也会对孩子身高有较大的影响。要想孩子长得更高，家长需要把握好后天的因素。

营养因素会自始至终影响孩子的身高，因此，不管孩子处于哪个时期，都需要保证营养充足。尤其是胎儿期到婴儿期，营养至关重要，家长一定要保证孩子的营养，否则可导致生长迟缓。饮食方面，在均衡饮食的基础上孩子需要摄入富含优质蛋白的食物，如肉类和奶类。但是不要给孩子吃补品，否则可能因促进骨龄进展而最终使得成年身高受损。

同时，应保证充足睡眠，因为生长激素在夜间睡眠时分泌量是最多的，所以一定要保证睡眠时间，年龄越小的孩子睡眠时间往往越长。运动有助于长高和身体健康，要养成运动的习惯。其中，以轻巧的弹跳和伸展运动为宜，如跳绳、打篮球等，但必须达到一定的运动量才有效，还可以加上压腿、吊单杠等放松拉伸运动。只有坚持运动，才能达到促进生长的作用。当然，也要注意避免运动损伤。

到了青春期，性激素会让孩子迎来生长的高峰，这时候需要提防性早熟，这会导致孩子提前发育，骨骼提前闭合，反而可能会导致成年身材矮小。但并非所有性早熟或早发育都会导致矮身材，也并非所有性早熟都需要治疗，只有因骨龄进展过快可能严重影响成年身高的性早熟或严重影响心理健康的才考虑治疗。

此外，家长还应该关注孩子的心理状态，长期抑郁或焦虑等情绪也会影响孩子的生长发育。

最后，矮小症多数情况下是可防可治的疾病。如果希望孩子长得更高，首先要做到吃好、睡好、运动好。其次要定期监测身高，如果身高实在不达标，可以寻求正规医院的儿童内分泌医生的帮助，早诊断、早治疗，不要等到孩子不生长了才来就诊，这时已经追悔莫及了。

为什么会得免疫性血小板减少症？

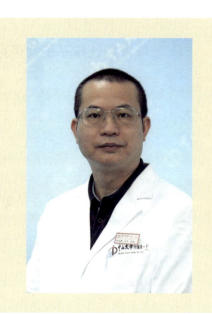

柯志勇 中山大学附属第一医院儿科副教授、副主任医师、硕士研究生导师。广东省医学会儿童危重病学分会血液与肿瘤学组副组长、广东省抗癌协会小儿肿瘤专业委员会第四届常务委员、广东省健康管理学会儿科学及青少年健康管理专业委员会常务委员、广东省地中海贫血防治协会地中海贫血治疗专业委员会委员、广东省卫生经济学会医共体分会儿科专业委员会副主任委员。

血小板是血液中三大细胞成分之一，承担着维护血管壁完整、在血管受损时启动血栓形成阻止出血的任务。正常人血小板计数大约是 $(100 \sim 300) \times 10^9/L$，若低于 $100 \times 10^9/L$ 则属于异常。血小板减少的患者常常受出血风险的困扰，日常生活受到限制。最常见的血小板减少是由于免疫系统相关疾病导致的，即免疫性血小板减少症（ITP）。

为什么会发生 ITP？

人体之所以能够抵御病菌的侵袭，是由于免疫系统的保护作用。如果免疫系统出现差错，误把血小板当作侵入的病菌来攻击，血小板就会被破坏。

首当其冲的是血小板抗体的产生。免疫系统的抗原提呈细胞如果出错，或者是血小板本身出现了问题、内部抗原暴露，就可能会导致本来不应该存在的血小板抗体的产生。血小板抗体结合到血小板表面之后，就被免疫系统的单核巨噬细胞识别并吞噬。

除了抗体介导的血小板破坏，最新研究发现，T 淋巴细胞和吞噬细胞也可直接参与对血小板和巨核细胞的攻击,导致血小板破坏增多和生成减少。

如何诊断ITP?

ITP的诊断主要是排除性的。首先是需要排除如白血病、再生障碍性贫血等引起血小板减少的血液系统疾病,还要排除凝血消耗导致的血小板减少。所以患者需要进行多项验血检查,有可能还需要做骨髓穿刺检查骨髓。

ITP是免疫系统出错引起的疾病,免疫功能检测对诊断ITP是很有必要的。一般默认ITP为"特发性"或者说"原发性"的,因此排除其他自身免疫性疾病如系统性红斑狼疮的检查项目也是必需的。虽然血小板抗体的产生是ITP的重要发病机制,但血小板抗体检测并不是非做不可。

诊断ITP之后,根据病程进一步将ITP分为初诊ITP(起病不超过3个月)、持续性ITP(起病3个月到1年)和慢性ITP。成人患者以慢性为主,而儿童患者多为初诊性的,80%可在3个月内自行恢复。

如何治疗ITP?

ITP的治疗原则是以最小的代价来避免出血。国际上认为,只要把患者的血小板水平控制在$20 \times 10^9/L$或以上则属于安全水平,不顾代价一味追求血小板正常并不可取。

(1)一线治疗。①丙球蛋白,尤其适用于急性初诊ITP,优点是起效快和副作用少。它的主要缺点为价格过于昂贵。②糖皮质激素,疗效确切,同时还能改善血管壁功能从而减轻出血,其价格低廉。缺点则在于副作用问题,长期使用可导致骨质疏松、股骨头坏死、高血压、青光眼,还会影响儿童的生长发育和降低其抵抗力,因此不建议长期使用。③抗D抗体,国外多用,国内则因为缺药很少使用。

(2)二线治疗。包括环孢素、硫唑嘌呤、利妥昔单抗、大剂量激素冲击治疗、脾脏切除手术等,它们各有优劣,一般医生会综合衡量效果、副作用、费用以及患者病情等,最后给出合适的治疗方案。

家长如何护理ITP患儿?

(1)避免患儿外伤,尤其是头部外伤。血小板较低时,出现头部外伤可导致严重的颅内出血,严重时可致命。对婴幼儿,家长尤其要注意看管。

(2) 减少感冒。病毒性感冒会激活患儿免疫系统,一旦免疫系统被激活,患儿的血小板则会进一步减少。

(3) 避免使用抗凝血药物,如阿司匹林,以免进一步影响患儿凝血功能,增加出血风险。

(4) 若患儿需要进行拔牙、阑尾炎等手术,须确保血小板在安全水平方可进行相关操作。

(5) 谨慎接种疫苗。在 ITP 的活跃期,血小板未能恢复稳定正常时,患儿不应该接种疫苗,否则可导致血小板进一步降低。

(6) 体育运动方面,当患儿血小板水平在 $50 \times 10^9/L$ 以下时,要回避容易磕碰或有对抗性的运动,如跳高、足球、篮球等,可参加安全的基础体育活动。若血小板水平较高,则可正常进行各类体育运动。

为什么母乳性黄疸不建议片面停母乳?

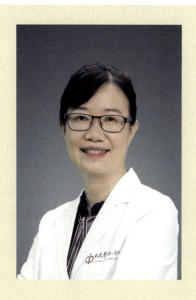

李易娟 中山大学附属第一医院儿科副主任医师、硕士研究生导师。儿科重症监护室主任,儿科、儿科学教研室副主任。中华医学会儿科学分会儿童药物专业委员会委员、中国医师协会儿科医师分会儿童急救学组委员、广东省医学会儿科学分会委员、广东省医学会儿科重症分会常务委员、广东省医师协会儿童重症医师分会常务委员、广东省健康管理学会重症医学专业委员会委员、广东省临床医学学会临床规范化培训与管理专业委员会委员。

什么是母乳性黄疸?

黄疸是新生儿常见的症状和体征,存在潜在的神经系统危害性。母乳性黄疸指的是纯母乳喂养的新生儿,排除了胆道闭锁、遗传代谢性疾病等病理性原因后,在出生后3个月内存在的黄疸。

与一般的新生儿黄疸不同,母乳性黄疸往往出现时间较晚且持续时间较长,常在宝宝出生后1周左右出现,并在出生后2周达到高峰,若持续母乳喂养,可持续到出生后3个月。

临床上,约有1/3到1/2的母乳喂养新生儿可出现母乳性黄疸,它的预后通常较好,但因为母乳性黄疸属于高未结合胆红素血症,的确存在潜在神经系统损害的风险,因此新生儿家长仍需提防。

停母乳能治疗母乳性黄疸吗？

对于单一母乳性黄疸的患儿而言，暂停母乳喂养可使黄疸在 2～3 天有明显消退。目前，母乳性黄疸缺乏特异性的诊断标准，临床上要注意排除其他引起新生儿黄疸的原因。对拟诊母乳性黄疸的新生儿而言，不建议家长在没有经过医生临床分析的情况下片面停母乳。

若诊断明确、胆红素水平不超过 15 mg/dL，应尽量坚持母乳喂养，同时家长应关注孩子吃奶、大便颜色和体重增长等情况。尤其须警惕发白的大便，或是提示宝宝存在胆汁排出异常的问题，应尽早就医完善检查。

如何治疗母乳性黄疸？

（1）光疗。主要针对胆红素水平超过 20 mg/dL 的患儿，在暂停母乳的基础上可加用光疗。光疗可采用住院光疗或门诊日间光疗，也可在家使用蓝光毯治疗。

（2）药物治疗。包括益生菌、肝酶诱导剂等，可以促进胆红素的代谢，但只能起到辅助治疗的作用，不能替代光疗。

（3）居家护理。胆红素水平超过 15 mg/dL 的患儿可暂停母乳。其余患儿建议继续母乳喂养并促进母乳喂养，还可给孩子做腹部按摩以促进大便排出。

在治疗的过程中，家长和医护人员都需要重点监测宝宝胆红素水平的变化，并及时调整治疗方案。

如何预防母乳性黄疸？

目前，母乳性黄疸的发病机制尚未完全明确，可能与母乳中的 β 葡萄糖醛酸苷酶的活性有关。要想预防母乳性黄疸，医护人员可通过以下的方式帮助家长进行预防。

（1）早开奶。尽量在宝宝出生 1 小时内哺乳，能让其尽早排出胎粪，帮助他们建立正常的肠道菌群，促进胆红素的代谢和排泄。

（2）勤吸吮。出生后第一天开始便增加哺乳频率，至少可达到每天哺乳 8～12 次。

（3）可适当补充微生态制剂，帮助宝宝更早期地建立肠道正常的菌群的状态。

（4）监测宝宝的基本情况，包括胆红素水平、吃奶、反应、哭声的情况等，尤其要重点观察大便的颜色。

为什么治疗新生儿黄疸不能单靠晒太阳？

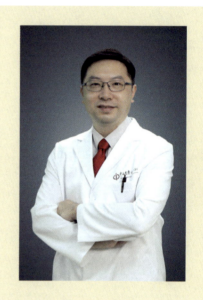

刘王凯 中山大学附属第一医院儿科副主任医师、硕士研究生导师、多学科研究生第三党支部书记。中华医学会围产医学分会青年委员会副主任委员，广东省医学会围产医学分会常务委员、青年委员会副主任委员，广东省医学会儿科学分会青年委员会副主任委员，广东省基层医药学会小儿遗传代谢分会副主任委员，广东省医师协会围产医学医师分会科普与教学组组长，广东省医学会新生儿学分会复苏学组副组长，广州市医学会新生儿科分会副主任委员。

新生儿为什么会出现黄疸？

新生儿黄疸是指新生儿出现以皮肤、黏膜及巩膜黄染为特征的病症，是由于体内血胆红素水平过高所致。胆红素本身是红细胞的分解产物，若红细胞被破坏过多、肝脏出现胆红素代谢障碍、出现胆红素排泄障碍时，都可导致新生儿出现黄疸。

新生儿黄疸如何分类？

新生儿黄疸包括生理性黄疸和病理性黄疸。引起新生儿病理性黄疸的疾病有红细胞增多症、溶血病、新生儿肝炎、先天性胆道闭锁、肛门闭锁、巨结肠以及缺氧和感染等。新生儿生理性黄疸,一般足月儿 2 周内可恢复正常,早产儿则需要 4 周左右。足月儿生理性黄疸的高峰期一般是出生后 4～6 天,早产儿大概是出生后 1 周左右,家长若发现孩子高峰期后黄疸还比较严重或是持续时间较长,就应及时就医。

什么是母乳性黄疸?

主要指纯母乳喂养的宝宝,在出生的 3～5 天内,由于母乳摄入不足,导致体内胆红素无法通过正常代谢排出体外,从而造成黄疸。这时候的黄疸维持时间可能会比较长,但黄疸指标不会特别高,若此时让宝宝改吃配方奶,黄疸指数会慢慢下降。

同时,还需要加强宝宝的喂养,稀释宝宝体内的胆红素并促进胃肠蠕动,黄疸指数一般可以通过这种方式逐渐恢复正常。如果黄疸指数非常高,也可在医生指导下选用药物退黄疸。

新生儿病理性黄疸晒太阳能治好吗?

针对新生儿病理性黄疸,医院常见治疗方式是蓝光治疗。蓝光的波长大概是 420～475 nm,它可以改变人体内非结合胆红素的结构,让它从脂溶性变成水溶性,这时胆红素可直接通过胃肠道和尿液排出体外。

光疗照射的效果,与蓝光照射的距离和时间以及新生儿皮肤暴露的面积都有关系。进行光疗时,新生儿与蓝光灯的距离大概在 20 cm,除眼部和会阴处外,其他地方需要全部暴露,每次起码照射 6 小时以上,这样才能达到理想的疗效。

太阳光的确含有蓝光,但对治疗新生儿病理性黄疸的作用不明显,若长时间暴晒反而容易导致宝宝皮肤被晒伤。若宝宝出现病理性黄疸,建议家长一定要带孩子到正规医院就诊,并在医生指导下进行光疗。

患溶血性黄疸怎么办?

新生儿溶血病即由于母亲与宝宝血型不合,导致宝宝红细胞被母亲血浆里的抗体大量破坏,这是造成新生儿病理性黄疸的常见病因之一。常见的新生儿溶血病有新生儿 ABO 血型不合溶血病和 Rh 血型不合溶血病。新生儿

ABO 血型不合溶血病是指母亲是 O 型血而宝宝是 A 型或 B 型血；而 Rh 血型不合溶血病是指母亲是 Rh（−）血型，宝宝是 Rh（＋）血型。这两种情况均可导致新生儿出现严重的黄疸、贫血甚至胆红素脑病等。相对来说，前者一般造成的黄疸、贫血症状较轻；后者则更加凶险，可能会带来严重的后果，导致新生儿胆红素脑病的风险增加，甚至死亡。

针对 Rh 血型不合溶血，即母亲为 Rh（−）血型时，在孕期就需要进行严密随访，检测胎儿血色素情况，必要时可采用宫内输血等治疗以缓解病情。待宝宝出生后，也可通过光疗或换血治疗等有效降低黄疸，治疗新生儿溶血病。

第四章 心神安宁五官舒

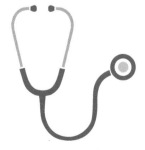

眼睑下垂、易疲劳，为什么应警惕重症肌无力？

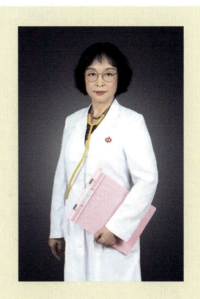

刘卫彬 中山大学附属第一医院神经内科教授、主任医师、博士研究生导师。美国重症肌无力基金会（MGFA）顾问（唯一的中国专家）、中华医学会神经病学分会感染与脑脊液细胞学学组副组长、国家科技部临床研究中心神经免疫与感染疾病分中心主任、中国免疫学会神经免疫专业委员会委员、广东省医学会神经病学分会神经免疫学组顾问、广东省老年保健学会神经免疫与感染专业委员会主任委员暨神经系统疑难病专业委员会副主任委员、《中华医学杂志》《中华神经科杂志》编委，主编《重症肌无力》（人民卫生出版社2014年版），获首届"羊城好医生"称号。

什么是重症肌无力？

重症肌无力最常见的症状是上眼睑下垂，故患者常常先去看眼科。这里有一个误区，有患者认为做一个重睑成形术（双眼皮成形手术）就可以把眼皮拉上去，但是事与愿违，上眼皮越割越短，即便已经闭不上眼睛了，也仍然会出现上眼睑下垂现象。

如果上眼睑下垂的现象无改善，患者必须到神经科重症肌无力专科进行治疗，选择做眼部手术是错误的。

重症肌无力能治疗吗？

重症肌无力是一种自身免疫性疾病。目前，我国将全身性重症肌无力列入罕见病，也是神经系统的疑难疾病和最难治疗的疾病之一，但并不代表它就是一种不治之症。

我国人口众多，重症肌无力的发病和患者数高居世界首位，患者群体有100万人左右。中山大学附属第一医院重症肌无力团队经过30多年的研究，门诊治疗患者2000多例，收住院患者5100例，救治重症肌无力危象患者400多例，救治成功率达99%。通过和美国重症肌无力基金会（MGFA）主席和国内专家的合作和专门研究，中山大学附属第一医院累积了丰富的治疗经验，制定了一系列疗效好、花钱少的治疗方案。

目前，临床上有80%的患者能获得有效治疗，约有一半患者能完全停药，达到治愈标准。因此，患者应保持良好心态，积极配合医生的治疗，同时也要禁止体力劳动和剧烈的体育活动。

重症肌无力有哪些症状？

成年重症肌无力常见的症状如下。
（1）眼睑下垂。这是最常见的症状。
（2）全身无力，往往表现为四肢无力。例如，冲凉困难、穿衣服需要别人帮助、晾衣服困难、下蹲运动不能完成、上楼梯无力，等等。有的患者表现为腰背肌无力，常常被误诊为椎间盘突出症而手术。担负重物或正在骑车时，很可能因肌肉疲劳摔伤而导致昏迷，严重时可出现呼吸困难。
（3）视物成双。又叫复视，即两个眼球无法聚焦在一个物体上，出现重影。
（4）面无表情、发音不清。患者面部表情肌无力，基本无法完成面部的各种表情运动，如笑无力、眼睛闭不拢、喝水时嘴唇无力或者喝水从鼻子里呛出。舌肌和发音肌无力还可导致发音困难、言语不清晰。
（5）其他肌肉无力。如下颌肌无力导致下巴无法闭合，或者下巴脱位；手部肌肉无力导致穿衣、刷牙等动作无法完成；下肢肌肉无力导致行走困难；等等。

（6）肌无力危象。这是指重症肌无力患者的呼吸肌无力，不能自己呼吸，需要使用呼吸机辅助呼吸，危及生命的现象。通常从说话不流利、吞咽困难、喝水呛咳逐步发展为呼吸困难，若不及时干预可导致患者窒息死亡，一旦发现应立即送医。

重症肌无力要切除胸腺吗？

胸腺即胸廓前纵隔的腺体，上极与甲状腺相连，是免疫的中枢器官，导致重症肌无力的自身抗体就由胸腺产生并随着血液循环到达全身各处。因此，切除胸腺可去除胸腺产生的毒素和抗体合成的场所，对治疗重症肌无力有重要意义。

但胸腺切除手术对治疗重症肌无力而言并非一劳永逸，手术改善症状的时间有限（少则7天，多则3年），大多数患者在手术后还需要进行几年或是长期的治疗。随着新药的不断研发，以及药物治疗水平的提高，胸腺切除术逐渐减少。

合并肺炎、胸腺瘤转移、MuSK抗体阳性及3岁以下等患者一般不建议进行手术，患者是否能手术以及何时手术最好，需听从重症肌无力专科医生对病情的研判以及给出的指导意见。

重症肌无力检查和治疗要注意什么？

（1）重症肌无力可在任何年龄阶段发病，小到幼儿，大到80多岁的老人。当出现眼睑下垂、容易疲劳等症状或怀疑自己患重症肌无力时，应及时就医检查以明确诊断。

（2）重症肌无力患者需进行抗体、免疫功能、甲状腺、乙肝、肌电图和胸部CT等检查，为后续制定治疗方案提供依据，其中，肌电图检查前须停服溴吡斯的明。

（3）溴吡斯的明是治疗重症肌无力的常用药物，其剂量须严格把控，建议患者从服半片开始逐渐适应，若副作用过于严重则应考虑换药。吞咽困难的患者应先服药再就餐，若是口服激素则应在早餐后服药。

（4）饮食方面须忌食生冷食物、冰镇饮料和凉茶，同时也要避免饮茶和咖啡。

（5）重症肌无力女性患者可以生育，在病情稳定的前提下生育相对安全。如果病情较重应由专科医生全程保驾护航。

（6）重症肌无力患者不能进行剧烈运动，避免过度劳累，否则会使病情急剧加重，可诱发肌无力危象甚至导致死亡。

为什么建议重症肌无力患者多"偷懒"？

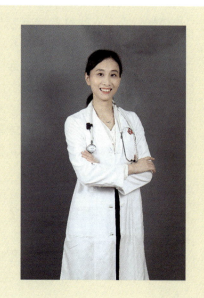

冯慧宇 中山大学附属第一医院神经内科教授、主任医师、博士研究生导师、神经重症监护室主任。中华医学会神经病学分会第八届神经免疫学组副组长、广东省医学会神经病学分会第十届委员会神经危急重症学组副组长。

什么是重症肌无力？

重症肌无力是一种自身免疫性疾病，由于患者的免疫功能紊乱，胸腺产生针对肌肉的错误抗体。可以将这个抗体比喻为一把剪刀，它会把运动的神经传导通道剪断，导致患者全身无力和日常活动受限，甚至无法呼吸。

重症肌无力的临床表现有哪些？

（1）多数开始表现为眼皮不能上抬和看东西有重影，此时为眼肌型重症肌无力。这种现象具有晨轻暮重的特点，早上睡眠充足后症状轻，晚上感到疲劳时症状明显。

（2）随着病情的发展，部分患者会出现全身的肌无力，包括手脚无力、抬头无力、吞咽咀嚼困难、饮水有呛咳,严重影响日常生活。当患者出现抬胳膊无力时,表现为无法梳头、刷牙、拧毛巾、抓碗筷等。有些患者会出现脖子无力,头部总是耷拉,常常需要双手托着下巴才能抬头。除此之外,患者上楼梯也感觉像登山一样困难,需要扶持,甚至无法抬起双脚,容易跌倒。当出现吞咽困难和咀嚼无力,导致患者无法进食固体食物,只能喝粥等半流质饮食。有些患者表现为讲话不清晰,大舌头,甚至喝水后发现水会从鼻子流出来。这些症状均有劳累后加重,休息后好转的特点。

(3)在某些情况下会引起气促、大汗,甚至无法呼吸,此时称重症肌无力危象。若得不到有效的治疗会危及生命。重症肌无力危象有很多的诱发因素,最常见的是感染、疲劳、失眠、情绪紧张和药物应用不当等。因此,预防重症肌无力危象最重要的是避免以上的诸多因素。如果出现了重症肌无力危象,必须立即拨打120就医急救电话,送医院ICU配合呼吸机支持治疗,否则耽误病情或可危及生命。

如何治疗重症肌无力?

(1)由于胸腺的异常是重症肌无力发病的最重要的因素,因此,对于大部分患者来说,胸腺切除术是最重要的治疗方式,尤其是合并胸腺瘤的患者。

(2)对于没有手术指征或者术后的患者,药物治疗是必须的。对症治疗的药物主要是溴吡斯的明片,对病因治疗的药物包括糖皮质激素、免疫抑制剂和生物制剂。

(3)对于出现病情突然加重甚至达到重症肌无力危象状态的患者,除了呼吸机支持治疗,还需要以最快的速度清除致病的抗体,具体措施包括免疫球蛋白冲击治疗、糖皮质激素冲击治疗和血液净化治疗(血浆置换或者免疫吸附)。

重症肌无力患者日常生活需要注意什么?

(1)保证充足睡眠,建议夜间早睡、日间午休,并调整好心态和改善睡眠环境。一旦失眠应尽快就诊,而不能擅自使用安眠药,否则可能加重病情。

(2)饮食没有特别的禁忌,但倡导高蛋白、高钾、高钙、低盐、低脂的饮食，同时进食要慢。患者还可进食低温的食品，如凉水、雪糕等，有利于病情恢复。

（3）若患者出现吞咽和咀嚼功能紊乱，可适当用专用的营养粉剂冲泡流质食物。若突然出现吞咽困难甚至连水都喝不了，则提示重症肌无力症状加重，应立即就医。

（4）日常减少不必要活动，即必须要"懒"，眼睛出现症状则应尽量闭目养神。

（5）可适量运动，避免过于剧烈的运动和疲劳，否则可加重病情。可选择在充分休息后进行散步、打太极等运动，强度以运动后不觉得疲惫为宜。

（6）若有其他病症，就医时应明确告知医生病情，避免错误用药物加重病情。

癫痫女性患者如何生育健康宝宝？

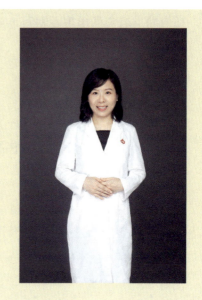

陈子怡 中山大学附属第一医院神经科教授、主任医师、硕士研究生导师。高压氧科主任，神经科、神经三科（神经功能专科）、神经病学教研室副主任，神经科教职工党支部书记。中华医学会神经病学分会脑电图与癫痫学组委员、中国医师协会神经内科医师分会癫痫疾病学组委员、中国抗癫痫协会理事、中国抗癫痫协会青年委员会副主任委员、广东省医学会神经病学分会癫痫学组副组长、广东省抗癫痫协会常务副会长。

癫痫的女性患者可以生育宝宝吗？

癫痫是中青年常见疾病。21 世纪以来，癫痫的治疗不仅仅限于对癫痫发作时的控制，而最大限度地提高患者生活质量已成为全球癫痫病学领域专家的共同追求。癫痫的长程管理使越来越多的女性患者享有正常婚育的机会。

癫痫会遗传吗？

大脑神经元的离子通道、神经递质受体、神经元发育迁移等均参与癫痫发病机制。编码相关蛋白的基因发生致病性突变时，就会导致遗传性癫痫的发生。这一类病因的癫痫会遗传给下一代。

如何减低癫痫遗传的风险？

癫痫患者备孕前要进行遗传风险的评估，复盘病史、家族史、此前所有脑电图和影像检查结果，根据以上的结果再次评估，判断患者是否有遗传性的癫痫综合征。

如果考虑遗传可能性大，还需要对患者进行基因检测。若是非遗传性癫痫，后代只是癫痫的易感性略为增高，无须额外干预。若是遗传性癫痫，就需要转介到胎儿医学中心，对明确的致病基因进行筛查，部分患者可考虑试管婴儿。

癫痫在怀孕期间发作有什么危害？

怀孕期间癫痫发作会给母婴带来危害，可增加大多数妊娠和分娩并发症的发生风险，还会增加胎儿畸形、发育迟缓、缺氧等风险，严重可导致孕妇或胎儿死亡。当然，随着医学进步，出现严重并发症的比例显著降低。

如何避免孕期癫痫发作？

首先，患者在备孕期间必须规则服药，而且尽量在1年以上没发作后再开始备孕。

其次，患者孕期也必须规则服药，切忌擅自停药，否则可能导致病发或病情加重。患者怀孕后应立即回院复诊，让癫痫专科和产科的医生联合监测病情。

最后，医生会对患者进行定期的血药浓度监测，以保证患者孕期血药浓度的平稳。

抗癫痫药物会给孕妇和宝宝带来风险吗？

抗癫痫药物的确可能增加胎儿畸形的风险，但不同药物的致畸风险不同，新型抗癫痫药物致畸风险相对较低。而且，药物浓度、剂量与致畸率成正比，剂量越高畸形的发生率越高。因此，需要在备孕前评估药物致畸的风险，若风险偏高，需要调整药物方案后间隔6个月以上再怀孕。

孕中晚期抗癫痫药物的血药浓度在体内会有下降，需要适当增加药量。一般以患者备孕前的血药浓度为基线，并根据抗癫痫药物的种类、血药浓度变化的敏感程度以及变化趋势决定之后的监测频率，分娩后需要复查并根据基线减少药量。

癫痫患者孕期如何降低风险？

第一，癫痫专科医师一般会提前1年调整患者用药，尽量单药治疗并选用低风险药物，并在孕前3个月调整为最低有效剂量。

第二，患者孕前3个月和怀孕后的前3个月建议每天服用叶酸，并根据亚甲基四氢叶酸还原酶的多态性调整剂量。

第三，为预防新生儿出血，建议给宝宝注射维生素K来预防。

第四，患者在孕晚期需要与产科医生商量决定分娩方式，避免过度劳累。若选择剖宫产，须进行神经内科、产科和麻醉科的多学科会诊，并坚持用药、避免停药。

第五，因为抗癫痫药物经过乳汁排出的浓度低于体内胎盘转换的浓度，分娩后一般建议母乳喂养。但需要注意宝宝是否昏睡不醒，一旦发现应及早回院复诊。

为什么缺血性脑卒中抢救须把握发病后6小时？

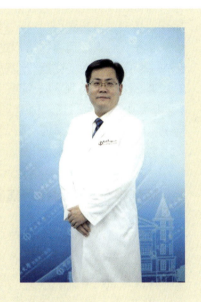

邢世会 中山大学附属第一医院神经内科教授、主任医师、博士研究生导师，神经科、神经病学教研室、神经二科（脑血管病专科）副主任。中华医学会神经病学分会青年委员，中国卒中学会青年理事，广东省医学会脑血管病学分会常务委员、介入学组组长。

脑卒中有哪些危险因素？

脑卒中，俗称中风，包括缺血性和出血性脑卒中。缺血性脑卒中又称为脑梗死，是由于血管闭塞导致脑组织缺血、坏死，从而引发神经功能损害的疾病，也是最为常见的卒中类型。脑卒中的发生与一些危险因素有关，大体可分为两类：①不可干预因素，如年龄与卒中的发生有明显相关性。卒中发生也有一定的性别差异，男性多于女性。此外，还有遗传因素。②可干预因素，如高血压、糖尿病、血脂异常、心脏疾病、肥胖、不良生活习惯（如抽烟、酗酒）、高盐饮食、运动量少等，其中，高血压、糖尿病、血脂异常是引起脑卒中最为重要的危险因素。

如何早期识别脑卒中？

缺血性脑卒中早期表现有：突发一侧口角歪斜、突发一侧肢体偏瘫、出现语言交流障碍、突发头晕目眩或严重头痛、单侧或双侧眼睛出现黑蒙或重影等。其中，口角歪斜、一侧肢体无力和言语障碍占了缺血性脑卒中症状的80%以上。对民众而言，可以通过"中风120"三步法早期识别是否发生了卒中：第1步是看一张脸，也就是观察面部表情活动是否对称，有无口角歪斜；第2步检查两侧上肢力量，上肢平举看是否出现一侧肢体无力情况；第3步是聆听，是否讲话不清楚，谈话交流是否有困难。一旦有上述任意一种情况，则很可能发生脑卒中，应及早拨打"120"电话，并将患者转运到医院进行救治，以免延误治疗。

脑卒中有哪些治疗方法？

缺血性脑卒中最为有效的治疗方法是通过静脉溶栓或联合动脉取栓实现血管再通，但这两种方案都有严格的"时间窗"限定。"时间就是大脑"，卒中救治要分秒必争。其中，静脉溶栓是通过静脉输入血栓溶解药物，实现血管再通，从而缓解或消除患者的症状。常用的静脉溶栓药物有阿替普酶或尿激酶。静脉溶栓是缺血性脑卒中急性期最为有效的治疗方法，也是国内外脑卒中早期治疗的基石，但必须在发病4.5小时内进行。治疗前也需要评估是否存在脑出血等禁忌证。

相对于静脉溶栓，机械取栓是近年出现的新治疗方法，是一种微创介入治疗方式，通过支架取栓或导管抽吸技术将脑血管内的血栓取出，开通闭塞血管。如今，动脉取栓已经成为大血管闭塞性脑卒中急性期最为有效的治疗方法。动脉取栓也有时间要求，发病6小时内是进行动脉取栓的黄金时间。越早开始治疗，获益机会也越大。

脑卒中是否可以预防？

早期预防是减少脑卒中发生最有效、经济的方法，主要是针对脑卒中的一些危险因素进行早期筛查、治疗和监测。简单来说可以从以下两方面进行预防：一方面，保持健康的行为方式，在日常生活中养成良好的生活习惯，如合理饮食、控制体重、一定强度科学运动以及戒烟等。另一方面,重视健康因素管理,平时应重视卒中危险因素的筛查,如定期健康体检,关注血糖、血脂、血压等指标是否有异常。如果发现异常应当及时就医,早期控制,降低卒中发生风险。

为什么心理行为治疗是失眠障碍的首选疗法？

崔立谦 中山大学附属第一医院临床心理科副主任医师、硕士研究生导师。中华医学会神经病学分会神经心理与行为学组委员、广东省医学会精神医学分会委员、广东省医师协会精神科医师分会委员、广东省心理卫生协会理事、广州市医学会精神病学分会委员、广州市医师协会精神科分会常务委员、广州市心理协会常务委员。

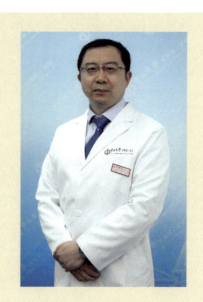

什么是失眠障碍？

失眠主要表现为入睡困难、早醒和容易惊醒。如果这些情况持续时间比较短，称之为失眠症状。如果这些情况频繁、持久地出现，则称为失眠障碍。

失眠障碍指的是患者有适当的睡眠机会和睡眠环境，但仍频繁而持续地出现入睡困难、早醒和容易醒等情况，导致患者对睡眠时间和睡眠质量都不满意，从而影响日间社会功能的主观体验。

此外，儿童经常会有抵制睡眠，即无法独自睡眠的情况，这也是失眠的表现。

如果失眠障碍的持续时间大于等于3个月，称为慢性失眠障碍；反之，则为短期失眠障碍。

哪些人更容易失眠？

（1）老年人。随着年龄的增长，人对睡眠的需求减少，就更容易引起失眠。

（2）女性。失眠人群中男女比例达到了1∶1.41。

（3）有失眠病史的人，后续出现失眠的概率也会更高。

（4）有遗传病史的人，即父母有失眠病史的，子女也会更易患上失眠。

（5）罹患某些疾病的患者，如精神疾病、疼痛性疾病、脑血管疾病、癌症等患者都更易失眠。

（6）有不良生活习惯的人群，如生活不规律、吸烟、睡前喝咖啡、睡前玩手机、白天睡眠多等都容易失眠。

（7）性格中有明显高要求、急躁、爱操心、敏感多疑特点者也容易失眠；另外，遇到应激事件，比如考试、情感打击、意外惊喜等也容易诱发失眠。

失眠有哪些危害？

（1）短期失眠。失眠后白天的精神状态比较差，比如困倦、注意力不集中、情绪不稳定，会影响正常的工作和学习，还可能增加车祸等意外事件的发生风险。

（2）长期失眠则可带来一系列的危害。影响生长激素的分泌，从而影响儿童身体和智力的发育。引发内分泌失调，导致肤色晦暗、衰老加快。引发或加重心脑血管疾病，导致更易出现心梗或脑梗。引发或加重糖尿病、胃肠疾病、老年痴呆，甚至诱发猝死。导致免疫力低下，会更易患上感染性疾病，甚至癌症。引发或加重精神疾病，包括抑郁症、焦虑症、躁狂症等，长期失眠还会增加自杀的风险。

如何治疗失眠障碍？

失眠障碍治疗主要分为三类：心理行为治疗、药物治疗和其他治疗。

（1）心理行为治疗。鉴于失眠的人经常担心失眠带来不良后果，无法放松下来，睡前害怕自己睡不着且有不良的睡眠行为，最后形成失眠—担心—

失眠的恶性循环。心理行为治疗可以打破此恶性循环，是失眠障碍的首选疗法。首先，患者应该了解睡眠卫生的知识，并尽可能改掉睡眠前抽烟、饮用含咖啡因的饮料、晚餐吃得过饱、上床玩游戏等坏习惯，并尽量营造舒适安静的睡眠环境。其次，改变对失眠的错误认知，偶尔失眠是正常的，不会带来严重后果，不必过分关注失眠。再次，要做到不睡不上床、定时起床，白天尽量不睡，晚上限制夜间睡眠的卧床时间。最后，通过冥想、倾听轻柔舒缓的音乐等自我放松都可帮助改善睡眠。

（2）药物治疗。当心理行为治疗方法效果不好时，可以选用药物治疗。不同药物的疗效与副作用不一，须在专业医生指导下根据病情轻重选用。一般来说，首选非苯二氮卓类的药物，简称"Z药"，如唑吡坦、右佐匹克隆等；其次是褪黑素、安定类药物等。针对慢性、严重的失眠，则需要在评估情绪的基础上，在使用抗抑郁药缓解焦虑抑郁情绪的同时，联用有镇静作用的抗抑郁药。更严重的，也可联用镇静作用强的抗精神病药物。

（3）其他治疗。如中药、针灸、物理治疗等。

第四章
心神安宁五官舒

为什么脑卒中患者要服用抗血小板药物？

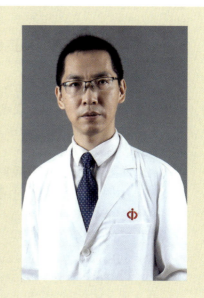

余剑 中山大学附属第一医院神经内科教授、主任医师、博士研究生导师。中国医师协会神经内科医师分会脑血管病专业委员会委员，中国卒中学会脑静脉分会常务委员、脑血管病高危人群管理分会委员，广东省医学会脑血管病学分会脑血管病预防与控制学组副组长，广东省杰出青年医学人才。

什么是脑卒中？

脑卒中是在脑血管壁病变或血流障碍基础上发生的急性局限性/弥漫性的持久性脑功能障碍，又称中风、脑血管意外，包括缺血性和出血性脑卒中。其中，缺血性脑卒中又称脑梗死，最为常见。

在我国，脑卒中呈现出高发病率、高致残率、高死亡率、高复发率、高经济负担五大特点。虽然发病现状严峻，但通过增强防控意识、药物控制、增加运动量、饮食控制、健康生活等方式，脑卒中也是可防可控的。

抗血小板药物在脑卒中治疗中起什么作用？

血小板在血栓形成中起着核心作用，大量国内外临床研究证实，抗血小板聚集药物是防治脑血管病的有效药物，可使缺血性脑卒中急性期的病死率和复发率显著下降。

为了预防复发，除非对抗血小板药物不能耐受，或出现严重副作用，或有其他禁忌证，一般建议在脑卒中发病后尽早规范应用抗血小板药物，以使患者获益更多。

脑卒中患者如何服用抗血小板药物？

临床常用的抗血小板药物包括抑制花生四烯酸代谢药物、血小板膜糖蛋白Ⅰb受体拮抗剂、血小板膜糖蛋白Ⅱb/Ⅲa受体拮抗剂、ADP受体拮抗剂和其他药物。目前，在脑卒中临床应用中常用而有效的抗血小板药物为阿司匹林、氯吡格雷和西洛他唑。

患者在服用抗血小板药物时，要遵循以下3个个体化原则。

（1）主体应用个体化。对于既往发生过脑血管病事件（短暂性脑缺血发作、缺血性脑卒中）的患者进行二级预防更为有效，而对于没有发生过脑血管病事件患者的作用仍不明确。

（2）使用剂量个体化。阿司匹林常用剂量为 75～325 mg，每天服药一次；氯吡格雷常用剂量为 75 mg，每天服药一次。具体需要根据患者个体耐受程度调整，不建议自行改变药物剂量和药物用法。

（3）服用时间个体化。可早晨或夜间服用。但有研究发现，早晨服药后血管活性物质在夜间水平较高，可能更有助于预防脑卒中的发生。

目前，不建议长期采用双联抗血小板治疗，多种抗血小板药物联合治疗更无临床依据。

抗血小板药物有什么副作用？

（1）出血风险。包括皮肤黏膜出血和胃肠道出血，表现为瘀斑或黑便，严重时可引起颅内出血，表现为头痛或呕吐。

（2）过敏风险。表现为阿司匹林哮喘或水杨酸反应。

（3）其他少见风险。包括白细胞减少、腹泻、皮疹等。

在服用抗血小板药物过程中，不论出现何种不良反应，不论程度轻重，一旦出现，建议患者立即与主诊医生联系，以判断是否需要对用药进行调整。

规律服药仍不能充分控制血小板怎么办？

部分患者在规律服用治疗剂量药物时仍不能充分抑制血小板，反复发生血栓事件，可在服药初期或服药有效后才出现，称为药物抵抗，包括阿司匹林抵抗和氯吡格雷抵抗。

药物抵抗与多种因素有关，包括环氧化酶/肝药酶基因多态性、药物相互作用、药物剂量不足、患者高龄等。当出现药物抵抗现象时，患者也需要寻求神经专科医生的专业意见，考虑调整药物剂量或换用其他药物继续治疗，这样才能更好地预防脑血管病事件的发生。

为什么睡久了会头痛？

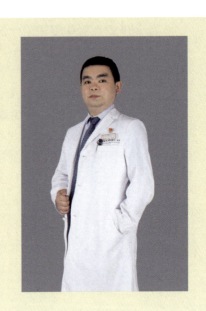

谭双全 中山大学附属第一医院神经内科副教授、副主任医师、硕士研究生导师。广东省卒中学会脑血流与代谢分会委员，广东省保健协会脑健康分会委员，广东省中西医结合学会卒中专业委员会委员，广东省老年保健协会老年康复专业委员会常务委员。

什么是头痛？

头痛是一种人的主观感受，它是由于人头部的痛敏结构受到刺激，然后传导到大脑所产生的疼痛感受，也是生物的一种基本反应。一般头痛是指从眼眶到外耳道这一条线以上部位的疼痛，而眼眶、外耳道以下、颈部以上和外耳之前部位的疼痛则是面痛。

人体头皮帽状腱膜及其下组织都对疼痛比较敏感，颅内痛敏结构则包括血管、脑膜、三叉神经、舌咽神经、迷走神经等可引起疼痛，颅外可引起头痛的结构还有枕大神经。

头痛最常见的就是交感神经相关的垂体、肾上腺素等引起血管收缩导致的；其次是血管舒张相关的疼痛，乙酰胆碱、降钙素基因相关肽、PHI等物质都会传导兴奋引起化学反应，从而引起头痛。

颈椎病和头痛有什么关系？

一般来说，我们将劳损引起的颈椎或退行性相关疾病统称为颈椎病，它与头痛的关系可以有两个层面。第一层面是颈椎病累及到上颈段的神经根，可导致患者出现典型的神经痛或头皮疼痛，表现为脖子酸痛进而出现后脑的抽痛。第二层面则是颈椎骨质增生刺激椎动脉引起颅内血管的血流波动，这也会引起疼痛，表现为患者觉得后脑部位隐痛。

为什么睡久了会头痛？

真正的睡眠是人体机能完整修复的过程，若经历了有效和优质的睡眠，理论上醒后不会觉得头痛。之所以有人睡醒后觉得头痛，与以下三个原因有关。

（1）患有睡眠呼吸暂停综合征，多见于肥胖人群。这部分患者睡眠时会存在缺氧的过程，导致二氧化碳在血管滞留，致使血管扩张，这时候会出现血管扩张性头痛。

（2）躺在床上却未真正睡着，这时候人处于焦虑状态，也可能会引起头痛。

（3）睡觉时着凉，与睡眠的环境温度不适导致受凉有关，此时睡醒后可能会出现头痛的现象。

月经相关偏头痛是怎么回事？

不少女性在月经前后都会感觉到偏侧搏动性的头痛，但并非都是月经相关偏头痛。根据2018年国际头痛分类第三版的分类，有两种偏头痛与月经相关，第一种是单纯月经性偏头痛，第二种是单纯月经相关的无先兆偏头痛。前者指的是患者在3个月经周期中，至少有2次在月经前2天后3天出现头痛的发作并持续，但在其他时间不出现疼痛；后者则是指在月经期的其他时间也出现头痛。

月经相关的偏头痛与遗传或存在一定关联性，但根本上是女性体内雌激素水平周期变化所导致的，一般可采取药物治疗。

目前，治疗与月经相关的偏头痛有三大类药物，分别是5-羟色胺1B/D的受体拮抗剂（曲普坦类）、5-羟色胺1F的受体拮抗剂和降钙素基因相关肽的拮抗剂，它们的特异性都非常高，能解决绝大多数女性月经期相关的偏头痛问题。

为什么儿童哭闹抓耳朵要警惕急性中耳炎？

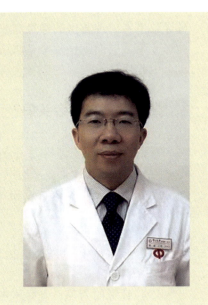

吴旋 中山大学附属第一医院耳鼻喉科（耳专科）教授、主任医师、硕士研究生导师。广东省医学会耳鼻咽喉学分会小儿学组委员、广东省临床医学学会耳内镜专业委员会委员、广东省精准医学会听觉与前庭专业委员会副主任委员。

急性中耳炎是耳科常见疾病，儿童时期发病率较高。据国内外文献报道，62%～83%的儿童曾出现急性中耳炎症状。由于儿童免疫系统尚未发育成熟，容易患上呼吸道感染，而儿童咽鼓管结构较成人短、宽、平，上呼吸道炎症更容易经咽鼓管波及中耳引起急性中耳炎，如处理不当可导致鼓膜穿孔，治疗不及时中耳炎迁延不愈，就会转变为慢性化脓性中耳炎，出现反复流脓及听力下降的情况。

急性中耳炎常见症状是什么？

（1）局部症状。①耳朵刺痛和搏动性痛，随吞咽和咳嗽加重，并向头顶放射，儿童可表现为哭闹、烦躁不安。②听力减退、耳闷胀和耳鸣。③鼓膜穿孔，流脓和血水。

（2）全身症状。畏寒发热，儿童患者症状较重，出现恶心、呕吐等消化道症状。

如何诊断急性中耳炎？

由于儿童的表述能力有限，有时难以准确描述耳痛、耳闷或听力下降等不适，家长也容易忽视。平时生活中，如发现儿童哭闹并揉抓耳朵，合并如下这些情况，家长应警惕急性中耳炎，并带儿童及早就医。①不明原因发热伴呕吐。②出现鼻塞、流涕、咳嗽等感冒症状数天，半夜醒来时儿童无法入睡，哭闹不止。就诊时检查患侧鼓膜，发现鼓膜充血水肿，即可明确诊断。

急性中耳炎常见病因是什么？

（1）急性上呼吸道感染，临床上约70%～80%患者发病与此有关。
（2）在不洁的水中游泳或跳水，游泳时致病菌通过不洁的水进入鼻腔，如果这时候擤鼻涕，细菌就会进入中耳腔。特别是跳水，由于水的冲力，不洁的水容易冲进咽鼓管，导致细菌感染引起中耳炎。
（3）原鼓膜穿孔，致病菌通过穿孔的鼓膜进入中耳引起感染。

如何治疗急性中耳炎？

明确诊断后，需要及时应用抗生素控制感染，治疗原则为及早、足量和足疗程。具体抗生素的选择须根据患者的病情和个体情况综合考虑，常用的有青霉素类、头孢类和大环内酯类等。高热或全身症状比较严重的患者可进行对症治疗或静脉补液，待全身情况稳定后再口服药，会更安全有效。

需要特别强调的是，儿童急性中耳炎服用抗生素要遵医嘱，足疗程抗生素方可有效控制中耳感染，切忌因为担心抗生素副作用私自给患儿停药，这样可导致病情反复或鼓膜穿孔。若出现鼓膜穿孔流脓，须及时清理外耳道脓液并取脓液行细菌培养和药敏试验，有助于选择敏感抗生素进行后续治疗。

急性中耳炎预后情况如何？

通过积极治疗，大多数急性中耳炎均可治愈，也不会引起鼓膜穿孔。但治疗不及时或治疗不当，可能转变为以下疾病。

(1) 慢性分泌性中耳炎。临床表现为渐进性听力下降，由于听力下降症状较为隐蔽，并且儿童患者常不会主动诉说，如果家长平时忽略儿童行为，如看电视时音量大或者大人叫唤时不理睬，容易延误诊治时机，是儿童致聋的常见原因。病史在 3 个月内的儿童患者可先用药物治疗和保守观察；病史在 3 个月以上可尝试使用小剂量克拉霉素治疗，大部分儿童患者可获理想疗效并避免手术。当保守观察和药物治疗无效，则须进行手术治疗，如全麻耳内镜下鼓膜切开置管术。

(2) 慢性化脓性中耳炎。临床表现为间歇耳流脓和听力下降，小部分可引发耳源性颅内与颅外并发症，须积极处理。慢性化脓性中耳炎常用的治疗方式为耳内镜微创手术，大多可获理想疗效，患者术后可快速康复。

生活中该如何避免发生儿童急性中耳炎？

(1) 预防并积极治疗上呼吸道感染，避免鼻部及咽喉部炎症蔓延至咽鼓管导致急性中耳炎，儿童急性上呼吸道感染期间尽量避免乘坐飞机。

(2) 及时治疗儿童鼻炎、鼻窦炎，扁桃体炎/腺样体肥大等相关疾病。

(3) 宣教正确的擤鼻方法。擤鼻时不要同时捏住双侧鼻孔用力，这样会使鼻涕经咽鼓管返流向中耳，从而引发中耳炎。正确方法是用手按住一侧鼻翼，轻轻擤出对侧鼻腔的鼻涕，再用同样方法擤出另一侧鼻腔鼻涕。

为什么治疗慢性化脓性中耳炎建议采用耳内镜微创技术?

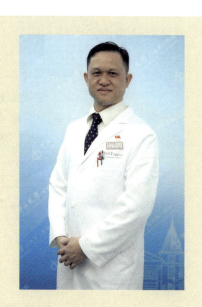

江广理 中山大学附属第一医院耳鼻喉科（耳专科）副教授、副主任医师、耳专科副主任。广东省临床医学学会耳内镜专业委员会副主任委员、广东省医师协会耳鼻咽喉科医师分会耳外科组副组长、广东省康复医学会听力及言语康复分会理事。

出现哪些症状，怀疑患了中耳炎？

中耳炎的常见症状是耳流脓、听力下降和鼓膜穿孔。慢性化脓性中耳炎常因急性化脓性中耳炎迁延而来。经过药物治疗后流脓症状可以缓解，但常因上呼吸道感染、耳道进了污水或是进食了过敏的食物又复发。病程久、会导致明显的听力下降，多数是传导性耳聋，少部分是混合性耳聋。检查时会发现患耳的鼓膜穿孔，有时会发现中耳有肉芽组织和黏液。还有其他一些如耳鸣、眩晕、头痛、发烧、面瘫等症状。面瘫是由于病变累及中耳段面神经所致。出现面瘫要考虑神经科疾病，也有可能由耳部疾病引起，需要耳鼻喉科医生会诊。

常见的中耳疾病有哪些？

(1) 急性中耳炎。包括急性化脓性中耳炎、分泌性中耳炎和急性乳突炎。急性化脓性中耳炎以疼痛和听力下降为主；分泌性中耳炎以听力下降和耳堵塞感为主，疼痛不明显；急性乳突炎以疼痛为主，不一定有听力的下降。

(2) 慢性化脓性中耳炎。

(3) 中耳胆脂瘤。胆脂瘤是一种角化组织，可破坏中耳结构从而出现听力下降、耳流脓、头痛、眩晕或面瘫等症状；急性感染时症状加重，严重者会侵犯颅内，出现如脑膜炎、脑脓肿等严重并发症。

(4) 中耳炎的后遗症，包括粘连性中耳炎、鼓室硬化。

(5) 耳硬化症是一种遗传性耳病，由于听小骨或耳蜗的骨海绵化病变而引起传导性耳聋或混合性耳聋，多数伴有耳鸣，可分为镫骨型耳硬化症和耳蜗型耳硬化症。

如何治疗中耳炎？

中耳炎治疗方式与病情严重程度相关。大多数急性中耳炎经过抗感染治疗可以治愈；慢性化脓性中耳炎中的单纯型中耳炎，如果只是偶尔流脓，鼓膜小穿孔，没有明显听力下降，可局部药物治疗，以抗生素滴耳液为主；较为严重如大量流脓、疼痛或面瘫、眩晕等，则需要口服或静脉注射抗生素。有时穿孔的鼓膜可以自然愈合。手术可以根治中耳炎症疾病和修复中耳功能，手术方法包括传统的显微镜手术和耳内镜的微创手术。耳内镜微创手术因其便捷、微创而且高效的优势，近年来得到了广泛的推广和应用。

耳内镜微创技术有哪些应用？

(1) 外耳道的清洁和涂药，包括耵聍栓塞、真菌性外耳道炎的清洁治疗。

(2) 外耳道异物取出、外耳道胆脂瘤切除、外耳道新生物切除或活检等。

(3) 鼓室冲洗和鼓室给药。

（4）微创手术，包括外耳道胆脂瘤切除、外耳道良性肿瘤切除、外耳道狭窄成形术、各型中耳鼓室成形术、听骨链重建术和镫骨手术如耳硬化症手术等。

耳内镜微创手术有哪些优势？

传统的显微镜手术需要在患者的耳后面做较大的切口，术后需要缝合和包扎，还需要加压大概一个星期，对患者创伤较大，术后的恢复时间会比较长。而耳内镜微创手术只需要在耳道内做一个小切口或不需要切口，术后只需要在耳道放置混合抗生素药膏的可降解材料，如明胶海绵、纳吸绵即可，无须缝合和拆线。术后麻醉清醒即可下地行走，术后恢复快，一般两三天即可出院；有些患者甚至在术后麻醉完全复苏后即可回家观察。

与传统显微镜术式相比，耳内镜微创手术在保证手术效果的同时减少了手术创伤、缩短了手术和术后康复时间，这是它最显著的优势。

为什么过敏性鼻炎反反复复久治不愈？

李健 中山大学附属第一医院耳鼻喉科（鼻专科）教授、主任医师、博士研究生导师。鼻专科主任，耳鼻咽喉科、耳鼻咽喉科学教研室副主任。阿德莱德大学访问学者，中华医学会耳鼻咽喉头颈外科学分会鼻科组委员、青年委员，中国医师协会耳鼻咽喉头颈外科医师分会鼻科组委员、青年委员，中国医疗保健国际交流促进会耳鼻咽喉头颈外科分会青年委员会常务委员，中国医疗保健国际交流促进会颅底外科学委员会常务委员。

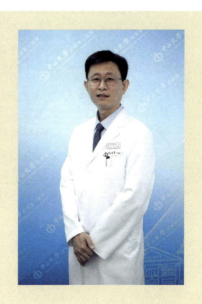

什么是过敏性鼻炎？

过敏性鼻炎就是环境当中的致敏因素导致人体鼻部发生非感染性炎症，出现鼻部症状。科学地讲就是环境中一些过敏原接触到鼻腔黏膜后，由免疫球蛋白 IgE 介导的一种免疫变态反应。在这个反应过程中过敏原很重要，空气和食物中都有过敏原，如尘螨、霉菌，它们可能存在于被单、床褥中，也有人对花粉等过敏。过敏性鼻炎表现为打喷嚏、流鼻涕、鼻塞、鼻痒，可伴有眼痒、结膜充血等眼部症状，这些症状可能引起学习和工作效率低下，影响患者的生活质量。

过敏性鼻炎如何治疗？

按照国内外的治疗指南，过敏性鼻炎的治疗须"防控结合，四位一体"，即环境控制、药物治疗、免疫治疗和健康教育。环境控制是重要的措施，通过控制环境，减少过敏原的刺激来减轻症状，比如尽量避免长期待在空调环境中、居家环境不用地毯、床单被褥多洗多晒、北方花粉季节更换居住地、不养猫养狗等。具体到个体，需要根据过敏的分型和分度追求个体化治疗。老百姓最关心的可能是药物治疗，指南中推荐的一线药物主要有以下几种：口服抗组胺药，如氯雷他定片、西替利嗪片等；鼻用抗组胺药，如盐酸氮卓斯汀鼻喷雾剂等；白三烯受体拮抗剂，如孟鲁司特钠等；鼻用激素，如布地奈德鼻喷雾剂、丙酸氟替卡松及糠酸莫米松等鼻喷雾剂等；减充血剂，如盐酸麻黄碱滴鼻液等；口服激素，如强的松等。另外，建议大家一定要在医生指导下正确用药。

对明确过敏原为尘螨的患者，可考虑免疫脱敏治疗。这种治疗已经成为一线治疗，具有良好的近期和远期效果，且有可能改变过敏性鼻炎疾病进程，预防过敏性鼻炎发展至哮喘。免疫治疗包括两种：一种是皮下免疫治疗（5岁以上患者可使用），一种是舌下免疫治疗（3岁以上患者可使用）。

过敏性鼻炎应如何检查？

（1）鼻腔检查。使用前鼻镜和鼻内窥镜。应检查包括鼻子的解剖状况、黏膜的颜色以及黏液的量和性状。

（2）皮肤点刺试验（skin prick test，SPT）。使用标准化变应原试剂，在正常皮肤点刺，15分钟后观察结果。每次试验均应进行阳性和阴性对照。阳性对照采用组胺，阴性对照采用变应原溶媒。当对照部位完全阴性时，大于3 mm的风团代表皮肤阳性反应，皮肤点刺试验应在停用组胺药物至少7天后进行。

（3）血清特异性IgE检测。可作为变应性鼻炎诊断的实验室指标之一。用于精确测量血清特异性IgE的第一种技术是放射性吸收试验（RAST），高于0.35 kU/L的IgE水平通常被证实为阳性结果。

（4）生命质量（QOL）的测量与评价、心理状态评估。通过量表的测试确定是否对生活、工作质量有影响。

过敏性鼻炎有什么鉴别症状？

当打喷嚏、流清水样涕、鼻塞、鼻痒等症状出现2项以上（含2项），每天症状持续或累计在1小时以上的，即可判断为过敏性鼻炎症状，同时可伴有眼痒、结膜充血等眼部症状。体征常见为鼻黏膜苍白、水肿、鼻腔有水样分泌物。变应原皮肤点刺试验呈阳性和/或血清特异性IgE阳性，必要时可行鼻激发试验。

过敏性鼻炎需要与血管运动性鼻炎、脑脊液鼻漏、急性鼻炎等相区别，因此最好看专科医生以准确诊断和指导治疗。

如何认识儿童过敏性鼻炎？

学龄前儿童的过敏性鼻炎除打喷嚏、鼻痒外以鼻塞为主要特点，咳嗽症状发生率较高，以轻度间歇性AR为主，6岁以前变态反应的获得是哮喘的重要危险因素。

学龄儿童的过敏性鼻炎除打喷嚏、鼻痒外以流鼻涕症状为主，过敏性鼻炎伴发咳嗽症状的患儿低于学龄前儿童，学龄儿童以中-重度持续性过敏性鼻炎为主。

儿童过敏性鼻炎应早诊断、早治疗，以减缓病程，减少及避免哮喘等并发症发生。

为什么经鼻内镜手术创伤更小、恢复更快？

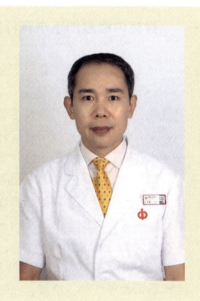

左可军 中山大学附属第一医院耳鼻喉（鼻专科）教授、主任医师、硕士研究生导师。南方鼻科青年联盟创始人，中国医师协会耳鼻咽喉头颈外科医师分会整形美容学组委员，海峡医药协会眼科内镜微创手术学组委员，广东省精准医学应用学会头颈肿瘤分会副主委，在全国鼻科、眼科手术竞赛中多次获冠亚军。

什么是经鼻内镜微创手术？

经鼻内镜微创手术，即在经鼻内镜的引导下，以患者鼻腔与鼻窦作为手术通路，医生通过观察监视屏，对患者的鼻部、眼部和颅底等区域进行手术干预的新技术。

经鼻内镜微创手术由于入路直接快捷，不在面部留下切口，具有微创和快速康复的优点，患者住院时间短、花费少，而且安全性和有效性也得到了验证。

鼻眼相关疾病有哪些？

鼻眼相关疾病主要指在鼻部和眼部相互毗邻区域内发生的疾病，包括炎症、外伤、肿瘤等一系列的疾病。传统技术需要通过眼外部的切口和打通入路方可进行手术治疗，具有创伤大、遗留疤痕以及对深部结构无法窥探清楚的缺点。而借助鼻腔的天然通路并利用内窥镜技术进行微创手术，则可有效规避传统技术的缺点。

经鼻内镜微创手术有什么优势？

经鼻内镜微创手术在以下鼻眼相关疾病中都可实现理想的治疗效果。

（1）外伤性视神经病变。视神经因外伤受到压迫和缺血后，可产生一系列变化，不及时干预可导致患者出现不可逆的视力损伤。传统手术需要大切口甚至开颅方可进入深部进行神经的减压操作，而经鼻内镜微创手术不仅创伤更小，而且疗效也胜于传统手术。

（2）甲状腺相关眼病，如甲亢导致眼球外凸、双眼视力下降、眼睛无法闭合等。典型甲亢突眼的患者往往是眼球组织增生导致视神经受压，这时候通过经鼻内镜微创手术可深入眼眶，将增生脂肪切除后，患者眼球回落，视力也会得到明显提升。

（3）泪道疾病，如泪囊因为阻塞或外伤产生的急慢性炎症，患者可表现为严重的面部红肿、溃破、流脓，这时候通过经鼻内镜微创手术可将炎症引流疏通，患者的容貌也可得到很好的恢复。

（4）外伤导致眼眶的骨折移位，通过经鼻内镜微创手术进行自体材料的移植复位，即可让患者基本恢复到受伤前的状态。这种修复形式不仅能做到面部不留疤，而且采用自体材料进行修复，也不会给患者以后进行CT、磁共振等检查带来干扰。

（5）眼眶异物，多是外伤导致异物进入眼眶。这类手术往往难度很大，传统做法是眼科与其他学科医生联合通过外部入路进行手术取出异物。中山大学附属第一医院曾通过经鼻内镜微创手术，从鼻腔、鼻窦再到眼眶，完整取出视神经外侧的异物，术后患者视功能全面康复。

（6）眼眶肿瘤，包括肌椎外和肌椎内的。通过经鼻内镜微创手术，可进入眼眶的深部，对视神经内侧的肿瘤进行切除。针对视神经外侧的肿瘤，通过经鼻内镜新型手术入路的方式，也可将肿瘤彻底切除，患者术后视力不会受到影响。

（7）进展到眼眶的鼻部疾病，如急性鼻窦炎导致的眶内脓肿感染，可导致患者眼球外突和失明。这时候应及时进行经鼻内镜手术,将脓肿切开引流,患者的鼻窦和眼眶的状况即可得到缓解,患者外貌和视力也能得到有效的恢复。

为什么颈部肿块的恶性概率较高？

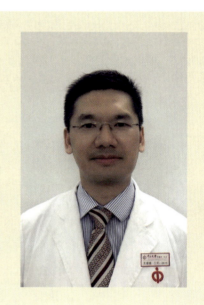

王章锋 中山大学附属第一医院耳鼻咽喉科（咽喉专科）副主任医师，耳鼻咽喉科、耳鼻咽喉科学教研室副主任，耳鼻咽喉科教职工党支部书记。广东省抗癌协会头颈肿瘤专业委员会常务委员、广东省健康管理学会口腔颌面头颈医学专业委员会副主任委员、广东省医学会睡眠医学分会外科组副组长、广东省中西医结合学会嗓音专业委员会常务委员。

颈部肿块有哪些类型？

（1）先天性肿块，包括甲状舌骨囊肿、鳃裂瘘管、鳃裂囊肿、淋巴管瘤等。

（2）炎症性肿块，包括急慢性淋巴结炎、颈部淋巴结结核和颈部各种细菌感染，其特点是往往合并局部疼痛和充血，患者常感觉到红肿热痛。

（3）肿瘤性肿块，包括良性肿瘤和恶性肿瘤，良性肿瘤包括甲状腺腺瘤、涎腺混合瘤、神经源性肿瘤以及血管瘤、脂肪瘤等；恶性肿瘤常见为原发性的甲状腺癌、淋巴瘤以及转移性的鼻咽癌、喉癌、口咽癌、下咽癌、鼻部恶性肿瘤等。

颈部有肿块就是癌症吗？

首先，颈部肿块存在"三七规律"。颈部肿块出现时间较短，在7天以内的一般多是炎症性肿块；肿块出现时间从 7 周到 7 个月不等，则很可能是肿瘤性肿块；良性、恶性则与肿块生长速度有一定关联性，如果肿块存在七八年或以上，则提示很可能是先天性的肿块。其次，颈部肿块还有"80% 规律"，即存在 5 个 80%：颈部肿块里 20% 的病变源于甲状腺，80% 源于甲状腺外；20% 是先天性和炎症性的肿块，约 80% 是肿瘤性肿块；20% 是良性肿块，80% 可能是恶性肿瘤；恶性肿瘤里，20% 是颈部原发，约 80% 是转移性的；转移性肿瘤里，20% 原发灶在头颈以下，80% 以上源于头颈部。因此，颈部肿块恶性的概率较高，需要引起大家高度重视。

头颈部恶性肿瘤有哪些症状？

颈部肿块的常见来源是头颈部恶性肿瘤，常见头颈部恶性肿瘤的症状如下。

（1）鼻咽癌。头痛、鼻涕带血、耳鸣、颈部肿块等。

（2）喉癌。声音嘶哑且两周以上都不能缓解、咯血，后期可出现呼吸困难等。

（3）下咽癌。咽喉异物感，后期可堵塞咽喉部，引起吞咽困难、呼吸困难等。

（4）鼻部恶性肿瘤。鼻塞、鼻涕带血、头痛，甚至出现牙齿疼痛、视力下降等。

患者需要警惕以上的症状，特别当伴有颈部肿块时，更应尽早就医明确诊断。

如何治疗颈部肿块？

（1）明确诊断，通过内镜、超声、CT、磁共振、活检等检查，判断肿块到底是先天性、炎症性还是肿瘤性的，以及肿瘤是否为恶性肿瘤，建议发现颈部肿块的患者到耳鼻咽喉头颈外科就诊。

（2）若是恶性肿瘤，须找到原发灶并针对原发灶进行治疗。根据恶性肿瘤的原发部位以及分期的不同，治疗方式各有差异，具体手段包括手术、放疗、化疗、免疫治疗、靶向治疗等。

（3）颈部淋巴结清扫，主要针对出现颈部淋巴结转移的情况。

（4）姑息治疗，针对无法实现根治的晚期患者，通过姑息治疗能延长患者生命，提高患者生活质量。

为什么打鼾也可能是一种病？

文译辉 中山大学附属第一医院耳鼻咽喉科（鼻专科）副教授、副主任医师、硕士研究生导师、鼻专科副主任。中国抗癌协会康复会头颈分会青年委员会副主任委员、中国医疗保健国际交流促进会颅底外科分会委员、广东省抗癌协会头颈外科青年委员会副主任委员、广东省医学会变态反应学分会常务委员、广东省医学会变态反应学分会鼻咽过敏学组组长、广东省抗癌协会鼻咽癌青年委员会常务委员、广东省健康管理学会耳鼻咽喉头颈病学专业委员会委员。

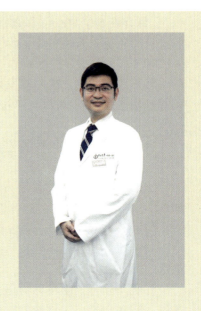

打鼾是一种常见现象，成人和儿童均可能发生。有人认为这是睡得香、休息好的表现，其实不然。如果鼾声轻、均匀，或偶尔出现（饮酒或感冒后），则对人体没有明显影响。但当鼾声扰人，并出现呼吸暂停、鼾声中断现象时，须警惕阻塞性睡眠呼吸暂停低通气综合征。

什么是阻塞性睡眠呼吸暂停低通气综合征？

阻塞性睡眠呼吸暂停低通气综合征（OSAHS）指的是在睡眠时上气道反复塌陷和阻塞，引起患者睡眠时出现呼吸暂停和低通气，同时伴有打鼾、睡眠结构紊乱、频繁的血氧饱和度下降、白天嗜睡等症状的慢性病。

OSAHS 有哪些危害？

（1）嗜睡。患者睡眠结构紊乱，因此白天可能会出现嗜睡的症状，不仅会影响正常工作和学习，若患者开车或从事高空作业，还可能引发安全事故。

（2）影响心脑血管健康。诱发高血压、糖尿病、冠心病、脑卒中等继发疾病，严重时可导致猝死。

（3）反流性食管炎。呼吸暂停可能导致胸腔负压增加，胃内容物反流到食管从而引起反流性食管炎，患者会出现打嗝、烧心、反流性咽喉炎等症状。

（4）损害肾功能。睡眠呼吸暂停会引起缺氧，可能会损害肾功能，导致肾小球滤过率增加，患者会出现夜尿增多、频发起夜的情况。

（5）影响下丘脑与垂体激素分泌，包括生长激素、性激素和胰岛素，可导致患者生长发育障碍、性功能下降、肥胖等问题的出现。

如何判断打鼾的人是否存在 OSAHS？

（1）量表自测。我们可自测嗜睡量表中 8 个场景（包括坐下阅读、看电视、开会/剧场、坐汽车超 1 小时、过午躺下休息、坐下谈话、午餐后安静坐着、堵车停车数分钟）是否存在打瞌睡的可能。如果超过 2 个日常场景的回答为"是"，则提示可能存在 OSAHS。

（2）多导睡眠呼吸监测。当怀疑自己得了 OSAHS 时，应到正规医院耳鼻喉科的鼾症专科完善检查，其中多导睡眠呼吸监测是诊断 OSAHS 的"金标准"。通过检测既可判断患者的睡眠状态、睡眠结构、有无呼吸暂停和低通气发生、有无低血氧的情况发生，还能区分呼吸暂停是阻塞性、中枢性还是混合性的。

（3）内镜检查和 MULLER 试验，可检查患者上气道狭窄的具体层面和程度。

如何治疗 OSAHS？

（1）生活调理。包括：①调整睡姿，一般建议患者侧身睡；②减肥，体重每降低 10%，睡眠呼吸暂停低通气指数就能降低 26%；③戒烟酒，避免白天过度劳累。

（2）手术治疗。术式包括鼻息肉切除、鼻中隔矫正、扁桃体切除、悬雍垂腭咽成形术、舌根消融术等，须根据患者具体病因而定。

（3）非手术治疗。主要针对无法对因治疗的患者，最常见的手段是持续气道内正压通气治疗（CPAP），患者需要在夜间睡觉时使用呼吸机，以保证睡眠过程中呼吸道的通畅，建议长期使用。另一种方式是使用口腔矫正器，适用于轻中度的 OSAHS 患者和单纯打鼾的患者，但一般不宜长期佩戴。

儿童得了 OSAHS 怎么办？

儿童 OSAHS 的病因以腺样体和/或扁桃体肥大引起为主，腺样体过度肥大可引起睡眠打鼾、张口呼吸，诱发鼻窦炎、中耳炎、咽喉炎等疾病。长期缺氧打鼾可导致患儿面部和牙齿发育畸形，最常见的是腺样体面容。此外，长期缺氧还会引起生长激素分泌受限，影响患儿的生长发育和言语发育。

针对单纯腺样体肥大引发的鼾症，若腺样体肥大占后鼻孔体积小于 2/3，可暂且观察或药物治疗。药物治疗后如患儿症状改善、腺样体缩小，则无须手术。

若睡眠呼吸监测提示存在呼吸暂停、睡眠低氧血症、腺样体堵塞后鼻孔超过 2/3、扁桃体过度肥大、药物治疗无效或已经引起鼻窦炎与中耳炎等并发症时，则建议尽早进行手术治疗，术式以内镜下低温等离子切除腺样体和/或扁桃体为主。

为什么嚼槟榔、吸烟容易诱发口腔癌？

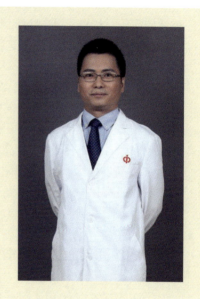

王安训 中山大学附属第一医院口腔科教授、主任医师、博士研究生导师、口腔颌面外科主任、口腔科副主任。中国抗癌协会肿瘤微创外科治疗专业委员会副主委、广东省口腔医学会口腔颌面外科专业委员会副主委、广东省口腔医学会/口腔医师协会理事、广东省抗癌协会头颈肿瘤专业委员会常务委员、美国伊利诺伊大学芝加哥分校（UIC）客座教授，主编《牙槽外科手术视听教材》（人民卫生电子音像出版社）等著作。

口腔颌面部恶性肿瘤有哪些诱因？

（1）内因。即基因及遗传的问题，有些基因可能比较容易出现突变、缺失或断裂，从而诱发恶性肿瘤。

（2）外因。①物理因素，主要为射线、残根残冠和不良修复体；②化学因素，主要为槟榔、烟草、酒精、金属修复体等；③生物因素，包括细菌和病毒，病毒主要为人乳头状病毒（HPV）；④免疫因素，包括心理、精神压力和扁平苔藓；⑤营养和生活习惯，包括偏食、熬夜等。

在口腔颌面部恶性肿瘤的形成过程中，细胞耐受能力和不良刺激强度都十分重要，若细胞耐受能力差，且外界不良刺激强度大，则很可能导致恶性肿瘤的形成。

哪些人容易患口腔颌面部恶性肿瘤？

口腔颌面部恶性肿瘤的流行病学特征有以下四种情况。

（1）多数患者口腔卫生情况差，往往存在着残根残冠、不良修复体、严重牙周病等，因此，重视口腔卫生是预防口腔颌面部恶性肿瘤的重要途径。

（2）低收入人群高发，这部分人群往往口腔卫生不良，且存在营养不足的现象，免疫力低下。

（3）多有不良生活习惯，如嚼槟榔、吸烟、不洁性生活等。在我国，湖南、海南和台湾地区口腔癌发病率最高，主要与这些地区槟榔产业发达有关，而槟榔是明确的口腔癌一级致癌物。不洁性生活可导致 HPV 感染，国外口腔癌患者 HPV 阳性率较高。

（4）高发地区，全球范围内高发的国家包括印度、巴基斯坦、孟加拉国等发展中国家和一些西方国家，发展中国家高发多与卫生营养条件以及槟榔有关，西方国家则与 HPV 感染有关。

口腔颌面部恶性肿瘤能预防吗？

癌症的发生约有 70% 与环境因素有关，因此，70% 的癌症也是可以预防的。要想预防口腔颌面部恶性肿瘤，可以从它的病因入手。病因与环境、生活习惯和口腔卫生有关，因此，我们可以通过这三个方面进行对应预防。具体预防手段包括健康饮食、坚持锻炼、保持良好口腔卫生等，还需要进行每年的体检筛查，这对降低口腔颌面部恶性肿瘤发病率，并提高其 5 年生存率都十分重要。

口腔保健的重要性是什么？

口腔具有重要的生理和心理功能，包括咀嚼、味觉、吞咽、发音、呼吸、娱乐等，而口腔功能与口腔的卫生和健康状况密切相关。此外，常见的口腔疾病牙周病还和冠心病、糖尿病、脑血管病等疾病密切相关。

口腔保健的具体内容有哪些？

（1）修复或清除口腔内的残根残冠和不良修复体，避免其对口腔产生刺激。

（2）维持口腔生态平衡，主要是保持口腔卫生，并改正不良的口腔卫生习惯。

（3）应保持健康的饮食和生活习惯，少吃甜食，尽量不抽烟、饮酒、嚼槟榔。

（4）定期对口腔进行常规的保健，如洁牙、口腔检查等，若发现牙周炎或龋病则应尽早治疗。

为什么种植牙被誉为人类的第三副牙齿?

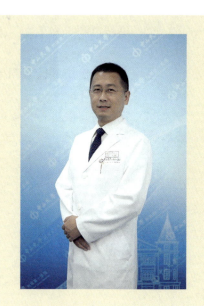

郭俊兵 中山大学附属第一医院口腔科副主任医师、硕士研究生导师。广东省口腔医学会口腔颌面外科专业委员会委员、广东省口腔医学会种植专业委员会委员、广东省临床医学会牙种植学专业委员会委员、广东省牙与牙槽外科专业委员会委员。

什么是种植牙?

种植牙又称种植义齿,它可以分为植入骨内的种植体(即人工牙根的部分)和暴露在口腔中的牙冠两部分。进行种植牙治疗时,需要通过外科手术,将人工材料制成的种植体植入缺牙区的牙槽骨当中,待种植体与骨牢固结合以后,再以此为基础修复缺失牙。

经过了几十年的发展历史,目前口腔种植已经成为一项成熟的修复缺失牙的治疗手段。它有着稳固性好、咀嚼效率高、不损伤邻牙、适用范围广、咬合力强、操作简单、相融性好等优点。

种植牙有什么优点？

活动假牙有卡环和基托，在口腔里面会造成很大的异物感。固定假牙需要磨除部分健康的邻牙，这样会给健康的邻牙造成损害。种植牙在牙槽骨里植入一个根形的种植体，然后在上面制作假牙。种植牙有以下优点：稳固性好；咀嚼效率高；对邻牙无损伤；适用范围广；操作简单，常规局部麻醉即可进行，手术创伤小。相对于传统假牙，种植牙的咬合力更接近于真牙，不会发生龋坏，牢固耐用，因此，种植牙也有人类第三副牙齿的美誉。

种植牙的延期种植和即刻种植有什么不同？

（1）延期种植。这是指在拔牙3个月后再进行种植体的植入。这是由于拔牙创在拔牙后3个月内新生骨组织可以达到比较稳定的牙槽嵴水平，形成薄层的密致骨。

（2）即刻种植。拔牙后立即进行种植体的植入，这是伴随着种植外科技术的提高和种植体的改进，尤其是表面处理技术的进步，而逐步发展成熟起来的种植技术。在严格控制适应证和规范种植的基础上，其成功率与延期种植相差无几。

种植牙有什么适应证和禁忌证？

（1）适应证。牙缺失且身心健康的患者，颌骨缺损、正畸治疗需要种植体支抗的患者也在适应证当中。

（2）禁忌证。首先是局部禁忌证，包括存在不正常咬合、局部牙槽骨有病理性改变、口腔黏膜病变以及其他细菌性病变伴发口炎等疾病的患者不适合进行种植牙修复。此外，张口受限和口腔卫生太差的患者也不适合进行种植牙修复。其次是全身禁忌证，主要包括一些全身系统性疾病、自身免疫性疾病的患者，以及种植义齿有可能成为感染病灶的人群，比如细菌性心内膜炎的患者、心血管移植者。还有孕妇、精神过度紧张和无法配合治疗的人群都不适合进行种植牙修复，长期服用抗凝药的人群则需要停药5～7天再进行手术。

做完种植牙手术要注意什么？

简单的种植牙手术一般比智齿拔除的创伤要小，术后有轻微的肿胀和疼痛，3天左右即可缓解。做完种植牙手术后，患者需要对种植牙进行一定的维护，才能使种植牙有更长时间的存留。

一般建议患者平时使用牙线和牙间刷来清洁牙齿周围，并定期回院评估种植体、种植体周围组织和口腔卫生的状况，检查种植牙冠的使用情况和周围组织是否有问题，包括机械故障、崩瓷、食物嵌塞、咬合不良、黏膜炎症、骨吸收等。

患者一般在种植修复后的1周、1个月、3个月、6个月、1年来复诊，以后正常情况下每年复诊一次。如有意外，随时复诊。

种植牙的成功标准是什么？

种植牙不出现松动、无明显骨吸收、无持续性和不可逆的下牙槽神经的损伤或上颌窦、鼻底组织的损伤则属于成功。目前，随着材料技术的进步，一般种植牙5年成功率达到85%以上，10年成功率达到80%以上。

为什么白内障无须等"熟"了再手术?

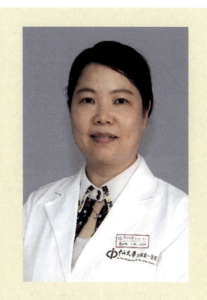

霍丽君 中山大学附属第一医院眼科副主任医师、硕士研究生导师、眼科副主任。广东省眼健康协会眼与全身病专业委员会委员、广东省医视光学会视光教育专业委员会委员、广东省医院协会眼健康管理专业委员会委员。

什么是白内障?

简单来说,白内障就是晶状体从透明变得浑浊的疾病,最常见的白内障是与年龄相关的,一般从中老年开始发生,随着年龄增加患病率明显增高。年龄、紫外线、职业、营养状况、糖尿病等都是白内障的危险因素。

目前,白内障是我国首要的致盲眼病,多见于60岁以上的人群,并随着年龄的增长而加重。

白内障有哪些临床表现?

(1)渐进性、无痛性的视力下降。
(2)单眼复视或多视,眼前出现可固定的黑影。

(3)屈光改变,表现为突然出现近视、散光。
(4)炫光、畏光,与晶状体变得不均一浑浊有关。
(5)其他症状,如视物不清造成的频繁摔跤等。

白内障一定要"熟"了再做手术吗?

最常见的皮质性白内障按进展程度分为初发期、未成熟期(膨胀期)、成熟期和过熟期。随着病情的进展,患者的视力会逐步下降,也会带来怕光流泪、恶心呕吐、青光眼、葡萄膜炎等并发症,最终可导致患者完全失明。

目前,世界范围内还没有有效的药物能阻止白内障的发生和发展,手术是唯一有效的白内障疗法,超声乳化摘除术结合人工晶体植入术是最常用的术式。

临床上,不建议患者等白内障进入成熟期再进行手术,因为这会加大手术的风险,患者术后的效果可能也不理想。

一般当患者矫正视力降到 0.5 以下,或者出现眩光、两只眼屈光度数相差太大不能配戴眼镜、单眼复视等影响日常工作与生活的情况时,医生就会建议患者进行手术治疗。

白内障手术安全吗?

白内障手术不能说是小手术,但随着技术的成熟,其安全性和有效性都有了一定的保证。

术前,医生需要通过一系列的检查评估患者的病情和身体状况,确定患者全身和眼球状况都可耐受手术时,方可安排手术。

目前,绝大多数患者可以通过表面麻醉、局部麻醉或静脉麻醉的方式完成手术,只有极少数过度紧张或有全身性疾病的患者才需要全麻手术,手术全程无明显疼痛。为进一步保障手术安全,白内障手术一般一次只会为一只眼进行手术。

若单眼手术情况良好,且患者双眼白内障程度相似,可在术后第 2 周到 1 个月内安排另一只眼的手术。若患者双眼白内障程度差距较大,手术会先在程度严重的一只眼进行,视术后情况再决定另一只眼的手术时机。

白内障术后要注意什么？

一般会安排术后第二天打开眼包并检查视力，若一切正常，患者即可出院，但需注意以下事项。

（1）建议患者在术后 1 个月内使用眼药水和眼膏，并在术后 1 周和 1 个月时回院复诊，再视情况决定是否需要继续用药。

（2）对需要验光配镜的患者，可选择在术后 2 个月进行。

（3）术后 1 个月内须提防水进入眼部，建议患者起码 3 个月后，最好是半年后再去游泳。

（4）术后 2 个月禁止剧烈运动，以免引起人工晶体移位或其他不良后果。

第五章 护心健脑,健康到老

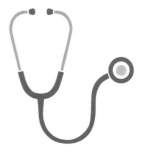

为什么高血压患者血压正常也不能停药？

夏文豪 中山大学附属第一医院心血管内科副教授、副主任医师、博士研究生导师。心内三科（高血压血管病科）主任、高血压中心副主任、心血管教职工第三党支部书记。广东省杰出青年医学人才、中国医师协会高血压专业委员会青年委员会副主任委员、全国心血管疾病管理能力评估与提升工程（CDQI）高血压中心秘书长、广东省中西医结合学会心血管病专业委员会副主任委员、《中华高血压杂志》《中华细胞与干细胞杂志》编委。

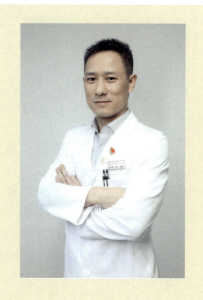

什么是高血压？

高血压是一种以血压升高为特征的临床综合征。按我国的定义，若无使用任何药物，非同日 3 次在诊室测量血压，收缩压大于等于 140 mmHg 或舒张压大于等于 90 mmHg，即可诊断为高血压。临床上，诊室血压、自测血压和动态血压都可以作为诊断高血压的依据，但标准略有差别，患者可寻求专业医生的意见。

高血压是心血管疾病最重要的危险因素，会导致靶器官损伤，产生相关并发症包括冠心病、脑卒中、主动脉夹层、肾功能衰竭等，每年因高血压导致死亡的人数高达 770 万。

为什么小朋友也会得高血压？

高血压分为原发性高血压和继发性高血压，原发性高血压的病因尚不明确，与高龄、遗传、肥胖、高盐饮食、吸烟、酗酒等密切相关；继发性高血压则由某些确定的疾病诱发，常见可导致继发性高血压的疾病包括肾炎、先天性肾病、原发性醛固酮增多症、嗜铬细胞瘤、主动脉狭窄、多发性动脉炎、颅内肿瘤、妊娠等。

低龄患者出现高血压，很可能属于继发性高血压，需要找到继发因素并进行针对性的治疗，当去除相关因素后，患者的高血压也可得到治愈。

高血压患者日常要注意什么？

高血压的危险因素有很多，遗传、年龄、性别等因素都是无法改变的，对高血压患者而言，需要对可控的危险因素进行有效控制。因此，在高血压患者日常生活中，强调进行相关的干预。

（1）饮食方面。在平衡膳食的基础上减少食盐和油脂的摄入，增加钙和钾的摄入。

（2）运动方面。建议进行适量和规律的体育运动，基本原则是有恒、有序、有度，讲究循序渐进，老人最好在傍晚运动。

（3）此外，还要戒烟限酒、控制体重、保证充足睡眠并保持稳定的心态。

高血压没有症状是不是可以不吃药？

高血压没有症状不代表不会对靶器官造成损伤，长时间的高血压会导致心、脑、肾、眼底和血管等靶器官受损，严重时会导致心脑血管事件的发生，这时候危险性则会大大增加。

数据显示，高血压若不进行有效的干预，患者的平均寿命会缩短20年。而进行规范的治疗，则可减少40%～50%脑卒中、15%～30%的心梗、50%的心衰发生，即可降低对心、脑、肾等器官的损害和风险。

根据高血压心血管风险等级的不同，医生会为患者制定相应的治疗方案，一般中风险或以上的患者，大多都需要在医生指导下长期用药并进行生活方式的干预。

高血压患者血压正常后可以停药吗？

原发性高血压是一种慢性病，它基本是不可能被治愈的，只能通过药物和生活方式的干预进行控制。高血压治疗的目的是最大限度降低心血管事件导致病残乃至死亡的总风险，并对各种临床症状进行治疗。

临床上可治疗高血压的药物种类多样，需要由专业的医生根据患者的发病机制、血压水平、危险因素、合并症等各方面情况制定个性化的治疗方案，一般会尽量选择长效的制剂，从小剂量开始并长期观察疗效。患者切忌因为惧怕副作用或听信他人推荐私自停药或更换药品。

一般来说，降压药物不具有耐药性，除了早期的轻度患者外，其他高血压患者服药原则是早服药早达标早获益。临床上不少患者连续十几二十年都使用同一种药物，并不会影响治疗效果。

为什么运动会诱发猝死？

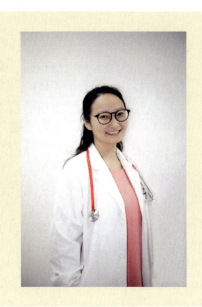

黄慧玲 中山大学附属第一医院心血管内科副教授、副主任医师、硕士研究生导师，心脏预防评估中心副主任。中国医药教育协会胸痛专业委员会副主任委员、中国健康促进基金会慢性病康复专项基金专业委员会副主任委员、中国医师协会基层专业组委员、中华医学会肿瘤学分会心脏病学组委员、广东省医师协会心内科医师分会常务委员。

人们常说"运动是良医"，为何近年来，有关健身房猝死、马拉松猝死的新闻却时有报道？什么是猝死？青少年猝死和中老年人猝死，有什么不一样？猝死前有征兆吗？运动会导致猝死吗？心脏病患者和青少年应该如何安全地运动？

什么是猝死？青少年猝死和中老年人猝死，有什么不一样？

猝死指的是平时貌似健康的人，因潜在的自然疾病突然发作或恶化而发生的急骤死亡，患者从发病到死亡往往不足一个小时。猝死可以发生在各年龄层，尤其是45～75岁的中老年人，年轻人猝死的发生率虽然较低，但由于我国人口基数大，猝死发生的绝对数值自然也不容忽视。

不同年龄层猝死疾病谱并不相同。中老年人猝死大多是由于潜在的或者已经确诊的器质性心脏病，比如冠心病、心肌病等；还有一些人猝死与心功能不全有关（即我们常说的心衰）。他们往往在劳累的过程中或者由于一些诱因（比如情绪激动）导致他们出现急性冠脉事件、恶性心律失常，从而导致猝死。

而青少年猝死往往是由心肌炎、心肌病、离子通道病（尤其是儿茶酚胺敏感型室性心动过速、长 QT 综合征、Brugada 综合征）引起；极少数是由冠状动脉的畸形或者先天发育异常的结构性心脏病（先天性心脏病）引起。

猝死前有征兆吗？

猝死分为两种，一种是毫无征兆的，直接表现为猝死，比如 Brugada 综合征（一种遗传性的离子通道病）引起的猝死。

另一种猝死部分患者能够找到一些先兆的迹象，只是很多人没有在意。比如最近比较疲劳，出现与活动或劳累相关的胸痛、胸闷，或者心慌的表现，稍微休息就能缓解。

运动会导致猝死吗？如何预防与运动相关的心脏性猝死？

人体内自主神经包括交感神经和副交感神经，交感神经的过度激活是猝死常见诱因。在以猝死为主要表现的相关疾病中，肥厚性心肌病、与遗传相关的离子通道病都与运动直接相关。

但对全人群来说，运动带来的获益远大于风险，因噎废食是不科学的做法，建议大家要在确保心脏安全的前提下进行科学运动。有猝死及晕厥家族史、家族心肌病病史的人群以及曾发生轻度运动即出现明显乏力、运动耐量显著降低、运动后晕厥情况的人群，建议在进行较高强度运动前先到医院进行心脏的安全评估。中老年人还应定期检测血糖、血脂、血压，并控制体重，对心血管危险因素进行综合管理。

心脏病患者如何安全运动？

心脏病患者可以运动，但须遵循以下六个原则。
（1）循序渐进。
（2）制订合理的运动计划，包括运动类型、时间、强度及频率。定期进行心脏功能及肌肉功能再评估，调整运动方案。
（3）预留足够的热身时间和运动后放松时间。
（4）感到身体不适时切忌运动，一旦出现心脏病症状，如心悸、胸部不适等,应立即停止运动并尽快就医。

(5)运动期间充分补充水分,天气潮湿或炎热时应适当调整运动量。

(6)不稳定型心绞痛者应在病情稳定时,在专业医生指导下运动,不能盲目自行锻炼;心脏起搏器植入者避免高强度运动及有身体碰撞的运动(如篮球、足球等)。

青少年如何安全运动?

建议青少年每天进行60分钟以上中等强度或高强度身体活动,具体须遵循以下安全须知。

(1)充分利用课间时间,学校应对学生开展"运动文化教育",让学生在了解运动、爱上运动的基础上安全地运动。

(2)体检发现有心脏杂音、有晕厥或猝死家族史、缺乏运动或较低运动强度即出现心脏不适的学生,建议及时就医,进行心脏安全风险评估。

(3)体育老师对学生的健康状况进行监督,尤其是学生平日的运动量,运动前后的身体素质表现。

为什么防治冠心病要控制血脂？

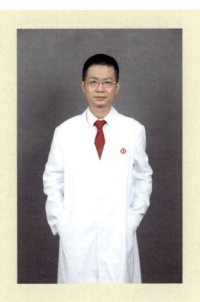

杨震 中山大学附属第一医院急诊科教授、主任医师、博士研究生导师，急诊科副主任、中山大学中山医学院病理生理教研室副主任。首批中国援多米尼克医疗队队长、党支部书记，广东省预防医学会急症预防与救治专业委员会常务委员，广东省健康管理学会急诊与灾难医学专科联盟专业委员会常务委员，广东省高等学校"千百十工程"第七批校级培养对象，首届广东省杰出青年医学人才。

什么是冠心病？

冠心病主要是指冠状动脉粥样硬化性心脏病。当冠状动脉发生动脉粥样硬化后，管腔狭窄或堵塞，引起心肌缺血缺氧甚至坏死，患者可出现胸痛胸闷，严重时可导致猝死。

冠心病主要表现为心前区或胸骨后的紧缩、压迫和憋闷感，可向左肩部和左臂内侧等部位放射。

体力活动、情绪变化和寒冷等因素可诱发胸痛，患者除胸痛以外，还会出现心悸、面色苍白、冷汗等，一般持续数分钟，休息或含服硝酸甘油可以缓解胸痛。如果患者发生心肌梗死，胸痛时间会持续半小时至数小时，含服硝酸甘油难以缓解。

哪些危险因素可引起冠心病？

（1）可控因素。包括高血压、高胆固醇血症、糖尿病、吸烟、肥胖和超重、缺乏运动、压力过大。

（2）不可控因素。包括男性、年龄增加、心脏病家族史。

其中，动脉粥样硬化是冠心病的元凶，动脉粥样硬化会在冠状动脉血管腔内形成斑块，从而导致管腔的狭窄或阻塞，引起心脏局部血流灌注的不足，而导致心肌缺血、缺氧，最终导致心肌能量代谢障碍和心功能不全。

高血脂和冠心病有什么关系？

高脂血症俗称"高血脂"，是指各种原因导致的血浆中胆固醇和/或甘油三酯水平升高的一类疾病，它是诱发动脉粥样硬化的重要因素，也是引起急性心肌梗死、脑梗死和冠心病猝死的根本原因之一。

临床血脂检测指标包括总胆固醇、甘油三酯、低密度脂蛋白胆固醇和高密度脂蛋白胆固醇，其中低密度脂蛋白胆固醇与动脉粥样硬化密切相关，也被认为是冠心病最重要的危险因素之一。

对高脂血症的患者而言，是否需要接受降血脂治疗，需要先排除继发性因素，然后根据患者综合情况进行动脉粥样硬化性心血管疾病危险分层并确定低密度脂蛋白目标值。若患者低密度脂蛋白目标值已经达标，可定期观察，不达标则需要进行相应的治疗。

如何有效治疗高血脂？

临床上常用的降血脂药物包括两大类：第一大类是降胆固醇和低密度脂蛋白的药物，包括他汀类、依折麦布和PCSK9抑制剂；第二大类是降甘油三酯的药物，包括贝特类和烟酸类药物。

这些药物都可带来一定的不良反应，但多为轻微的一过性反应。患者应实时对相关指标进行监控，发现情况严重时应及时到医院复诊。

鼓励患者通过药物以及健康的生活方式来调控血脂，其中健康生活方式包括：合理饮食、适当运动、戒烟限酒和保持乐观。

研究数据显示，单纯通过合理饮食和运动可以降低血脂，但效果有限，具体下降幅度与原来的生活方式有关。在保持健康生活方式的同时，患者应根据血脂升高的类型以及心血管危险程度合理服用相应降脂药物。

为什么高血压急症要有节奏地控制血压？

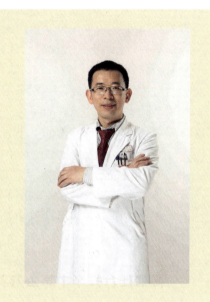

胡春林 中山大学附属第一医院急诊科教授、主任医师、博士研究生导师，急诊科、急诊医学教研室副主任。广东省医学会应急（灾难）学分会副主任委员、广东省精准医学应用学会急危重症分会副主任委员。

什么是高血压急症？

高血压急症指的是血压严重升高，即收缩压高于 180 mmHg，舒张压达到 120 mmHg 左右，同时带来靶器官的损害，具体包括脑梗死、脑出血、急性左心衰竭、肺水肿、急性冠脉综合征、主动脉夹层等。虽然高血压急症的发生率仅有 2%，但它可导致较高的死亡率。内科急症患者中超过 1/4 是由高血压急症引起的，需要引起患者的重视。高血压急症的高发，与高血压知晓率低、治疗率低和控制率低有关。

如何对高血压急症患者进行急救处理？

当血压高于 180/110 mmHg 的患者来到急诊科后，医生首先需要根据患者的症状判断其有无心肌梗死、脑卒中、急性心力衰竭、高血压脑病等并发症,并通过相关检查进行确诊或排除。若有,即为高血压急症,须对症急救;若无,可当作普通高血压处理,在严密监测下口服用药即可。

高血压急症是一种临床的综合征,具体的治疗方式需要根据不同患者的临床症状而定。先要将患者的血压降到安全范围,强调有节奏地控制血压,否则降压过快反而容易导致产生其他问题。在降压的过程中,需要综合考虑药物效用、副作用、患者脏器情况等问题,尽可能在降压的同时避免患者重要脏器受到损伤。

对待高血压急症,一般采用全球通用的"三步走"治疗策略,可应用于除主动脉夹层以外患者的降压。

第一步:患者就诊的 1 小时内,将血压降低 25%。

第二步:接下来的 2～6 小时,将血压维持在收缩压 160 mmHg、舒张压 100～110 mmHg,并维持一定的时间。

第三步:就诊的 6～48 小时内,将患者的血压降到正常范围。

若是高血压合并主动脉夹层,由于危险性太大,因此要求 30 分钟内将患者的收缩压降到 100 mmHg 左右。

高血压合并卒中怎么办?

(1) 缺血性卒中。溶栓治疗是关键,准备进行溶栓治疗的患者,血压应控制在 185/110 mmHg 以下;溶栓治疗以后也要把血压控制在 185/105 mmHg 以下,否则可能导致脑出血的发生。若是已经错过溶栓治疗窗口的患者,除非血压很高或伴有头晕头痛、脏器损害,否则不进行降压治疗,过度降压可能加重脑血栓的形成。

(2) 出血性卒中。针对收缩压大于 200 mmHg 的患者,需要考虑进行降压治疗,避免脑出血的扩大;对于有颅内压增高风险的患者,一般避免降压;收缩压高于 200 mmHg,或平均动脉压大于 130 mmHg 的患者,降压的同时需要监测颅内压;没有颅内压增高风险的患者,可按照"三步走"治疗策略平稳降压,将血压降到收缩压 140 mmHg 左右,避免血压过低。

高血压急症治疗的目标是什么?

(1) 急性期。管理血压从而恢复受累靶器官的功能,因此患者降压的目标值并非绝对的某个数值，而是需要医生根据临床情况来进行判断和权衡，尽量既控好血压，又兼顾保护重要脏器功能。

（2）慢性期。患者出院后，应维持血压，避免血压波动从而导致靶器官受损。这就需要患者定期回门诊随访，居家期间也应定期监测血压。

对高血压患者而言，需要通过药物治疗的方式控制血压，避免长期血压升高造成靶器官的损害，并降低卒中、心力衰竭、心肌梗死等心血管意外事件的发生风险。

为什么急性冠脉综合征多选择介入治疗？

李怡 中山大学附属第一医院心血管内科副教授、副主任医师、硕士研究生导师、心内二科（心介科）主任。广东省医学会心血管病学分会结构性心脏病学组副组长、广东省老年保健协会动脉粥样硬化性心脑血管病防治循证医学专业委员会副主任委员、广东省医师协会介入心脏病冠脉影像与功能学分会常务委员、广东省中西医结合学会心血管介入专业委员会常务委员、广东省健康管理学会心血管病学专业委员会常务委员。

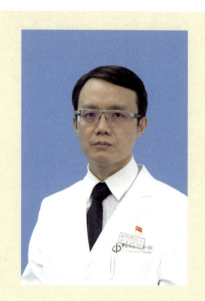

什么是急性冠脉综合征？

急性冠脉综合征是冠状动脉粥样硬化性心脏病（通常简称为冠心病）中较危急的一类。冠心病是由于冠状动脉粥样硬化而引起的血管腔的狭窄和阻塞，从而导致局部心脏缺血、缺氧，甚至坏死的一系列的疾病。

冠心病按照表现可分为无症状心肌缺血、稳定劳力型心绞痛、不稳定型心绞痛、非ST段抬高急性心肌梗死和ST段抬高急性心肌梗死等几类。其中，不稳定型心绞痛、非ST段抬高急性心肌梗死和ST段抬高急性心肌梗死较为危急，临床上把这三种情况合称为急性冠脉综合征。

冠心病有哪些认知误区？

误区一：认为年轻人不会得冠心病。实际上动脉粥样硬化自胚胎时期即可开始，加上年轻人生活习惯的改变和工作压力的增大，冠心病的发病有年轻化趋势。

误区二：认为自己只是胸闷而非心绞痛。实际上，心绞痛主要表现为压迫、压榨、发闷、紧缩样的感觉，可横贯整个前胸，甚至放射到颈部、下颌、背部以及左臂内侧。

如何早期识别急性冠脉综合征？

不稳定型心绞痛、非ST段抬高急性心肌梗死和ST段抬高急性心肌梗死在治疗上有相似之处，以最危重的ST段抬高急性心肌梗死为例，强调早期识别、早期救治，以"时间就是心肌，心肌就是生命"形容一点都不为过。

急性心肌梗死发作时，患者可出现比平时心绞痛更严重的胸闷、胸痛症状，部分患者可表现为恶心、呕吐等消化道症状，严重时还可伴有呼吸困难等症状。当怀疑出现急性心肌梗死时，患者应尽量放松并卧床休息，有条件时可进行低流量吸氧，血压不低的患者可含服硝酸甘油。若症状半小时内缓解，缓解后应尽快就近求医；若不缓解甚至加重，则应立即拨打"120"呼救。

急性心肌梗死的表现较为多样，需要急诊科医生对可疑患者进行心电图检查排查。

急性冠脉综合征如何进行急救？

针对ST段抬高急性心肌梗死，在最初的12～24小时，迅速开通闭塞的血管是最有效和最积极的治疗手段。目前，最主要的两大治疗方案是急诊的介入治疗和溶栓治疗，其中以介入治疗更安全有效，条件允许时应尽可能选择。

介入治疗即俗称的"通波仔，放支架"。医生首先会将钢丝通过堵塞的血管放到病变的远端并建立轨道，沿着轨道可先进行气囊扩张。若气囊扩张后仍有较严重的狭窄，则需要植入支架，让支架撑起血管局部。最后撤去球囊和钢丝，支架留在血管狭窄的局部，维持血管腔的通畅。

急性冠脉综合征患者出院后要注意什么？

急性冠脉综合征患者出院后往往需要进行长期的药物治疗，治疗药物主要包括以下三类。

（1）预防血栓的药物，部分急性心肌梗死的患者早期需要皮下注射低分子肝素，有些患者则需要终身服用阿司匹林。植入支架的患者还需要服用1年其他预防血栓的药物，部分患者还需要使用长效硝酸酯类药物以减少心绞痛发作。

（2）降低猝死风险的药物、减少急性心衰发作的药物和降血脂的药物，其中将血脂控制达标能有效降低冠心病进展和复发的风险。

（3）生活方式改善，戒烟、戒酒、合理运动及规律作息等良好的生活方式有助于降低冠心病的发生风险。

为什么 ECMO 被称为"急救神器"?

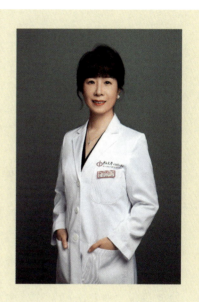

荣健 中山大学附属第一医院体外循环科教授、主任医师、博士研究生导师、体外循环科主任。中国心胸血管麻醉学会体外生命支持分会常务委员、中国非公医院协会体外生命支持分会常务委员、广东省健康管理学会高级生命支持专业委员会主任委员。

什么是 ECMO?

ECMO 即体外膜肺氧合机,它主要分为两种路径:一种是 VA-ECMO,另一种是 VV-ECMO。

VA-ECMO 是指从机体的大静脉把血液引流出来,通过膜肺氧合以后,再通过泵打到动脉里面,主要用于心脏支持;VV-ECMO 指的是从机体的大静脉把血液引出来以后,从氧合器氧合之后,再通过泵打回静脉,主要用于呼吸支持。

1953 年,在体外循环机的支持下,美国医生 Gibbon 完成了全球第一例心脏手术。1971 年,出现了第一例真正意义上的 ECMO 支持成功的病例。随着时间的推移,ECMO 在临床上发挥着越来越重要的作用。截至 2021 年,全球已经有 521 个 ECMO 中心,共完成 ECMO 救治 18260 例。

ECMO 有哪些适应证？

ECMO 最重要的适应证是可逆性的心脏衰竭和可逆性的呼吸衰竭，如果原发病没办法治疗，或是没办法进行呼吸后续治疗，应用 ECMO 的实际意义不大。

临床上，我们会将出现不可恢复脑损伤或不可控制的严重大出血患者列为 ECMO 的绝对禁忌证，他们无法从中得到临床获益。

目前，ECMO 在适应证上也有一定拓展，如二氧化碳去除、肝肾支持、脑灌注和其他生命支持扩展等。新冠肺炎疫情暴发以来，ECMO 对新冠肺炎造成的呼吸衰竭也有一定支持作用。

ECMO 的高技术含量体现在哪里？

泵头：主要通过高速旋转将血液甩出，正常情况下需要做到每分钟 3000 转左右。同时，在旋转的过程中不能产热过多，且不能对血液细胞产生挤压破坏。为了满足高标准的要求，泵头轴心需要用钻石级金属来制作。

膜肺：主要部分替代人的肺功能，ECMO 需要通过中空纤维完成吸入氧气和排出二氧化碳的操作。中空纤维的数量、直径都会影响临床中对血液的破坏和氧合功能。一般来说，孔径需要在 $0.003\ \mu m$ 左右，$10 \times 15\ cm$ 左右的圆柱体，需要达到 $100\ m^2$ 以上的面积。

生物涂层：血液在通过管道时，生物涂层可起到保护血液，避免出现凝血和血块。为了减少血小板的激活和黏附，还有其他的化学涂层和肝素涂层。

使用 ECMO 的治愈率高吗？

在全球范围内，ECMO 的肺脏撤机成功率是 60%，心脏支持率是 44%，即有一半左右的患者可以获得痊愈，如爆发性心肌炎、突发心脏骤停等的患者，使用 ECMO 的治愈率就比较高。

但在临床应用上，ECMO 的应用不一定完全对应适应证，大部分的患者应用 ECMO 与伦理和社会氛围有一定关系。

在应用 ECMO 之前，临床医生需要与家属充分沟通，明确告知患者病情、ECMO 的脱机率或生存率，让家属在权衡利弊后进行选择。

为什么慢性冠脉综合征要管住嘴、迈开腿？

庄晓东 中山大学附属第一医院心血管内科副教授、副主任医师、硕士研究生导师、心内一科副主任、心血管教职工第二党支部书记。美国心脏病学院专家会员（FACC）、亚太结构性心脏病俱乐部会员、中国大湾区心脏协会结构性心脏病分会副主任委员、中国大湾区心脏协会泛血管医学分会常务委员、广东省精准应用学会心脏康复分会副主任委员、广东省医学会心血管病学分会青年委员会副主任委员、广东省生理学会心血管专业委员会青年委员会主任委员、广东省病理生理学会心血管专业委员会青年委员会副主任委员、广东省老年保健协会心脑血管慢病管理委员会常务委员。

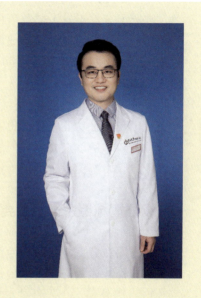

为什么要对慢性冠脉综合征进行控制？

慢性冠脉综合征的概念与急性冠脉综合征相对，即慢性化或稳定型的冠心病。它是一个动态变化的疾病过程，其不同类型远期心血管病风险存在差异，可以通过调整生活方式、药物治疗和血运重建加以控制，从而促进疾病稳定或好转。

目前，我国最主要的致死的病因是缺血相关的心脑血管疾病，包括脑卒中和冠心病。在缺血性心脑血管疾病中，冠心病和急性心肌梗死的死亡率逐年攀升，为了降低重大疾病的死亡率并实现"健康中国2030"规划，控制慢性冠脉综合征的发生发展尤其重要。

哪些人属于慢性冠脉综合征患者？

临床上，除了发生紧急事件的冠心病患者外，其他冠心病患者都可归类于慢性冠脉综合征患者，但他们未来发生心梗的风险随着时间推移可能会有所区别。治疗的目的主要是将风险控制到最低，尽量不让患者出现高风险的变化。

最常见的人群包括五类：①怀疑患冠心病且第一次出现症状的患者；②已经出现心脏功能下降的患者；③已经发生过心梗植入了支架，但病情稳定的患者；④初诊冠心病，但患病时间大于1年病情趋于稳定的患者；⑤筛查发现血管堵塞但没有其他不适的患者。

慢性冠脉综合征患者要注意什么？

患者要注意保持健康的生活方式，戒烟、限酒、减轻体重，管住嘴、迈开腿，这样才能为心脏健康提供长远的保障。

（1）管住嘴。倡导低盐低脂饮食，可多吃蔬果、坚果类等对心血管有保护作用的食物。若体重超标，应通过科学饮食缓慢减重并将体重控制在正常范围。同时，还应该戒烟限酒，注意规避生活环境中的二手烟。

（2）迈开腿。建议每周进行3～5天有氧运动，以固定时间为宜；若是进行抗阻运动或柔韧性锻炼，可间隔一天运动并缩短运动时间。以低强度运动为宜，如快步走、慢跑、游泳、骑自行车等，运动时间可循序渐进，最好能达到每次半小时到一小时。

慢性冠脉综合征常用药物有哪些？

（1）抗血小板药物，如阿司匹林、氯吡格雷，主要是为了避免血小板凝聚形成血栓，对预防血栓事件、脑梗和心梗都十分重要。这类药物属基础用药，只要患者不存在用药禁忌，一般都需要服用。

（2）降脂药，主要是他汀类药物，它可以软化血管并稳定血管内的斑块。其用药的种类和药量需要根据不同患者的胆固醇指标而定，它也是冠心病治疗的基石。

（3）β受体阻滞剂，主要目的是控制患者心率，较低的心率可降低患者的死亡率。

（4）ACEI类或者ARB类药物，即常说的A类药物。心脏缺血会变大，随后会出现心衰和心脑血管事件，A类药物的作用主要是保护心肌，逆转心脏重构和衰竭进程，降低长远的心源性猝死风险。

为什么二尖瓣关闭不全首选二尖瓣成形术？

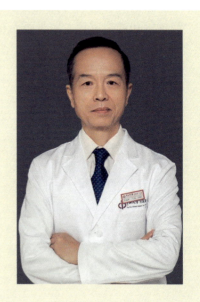

王治平 中山大学附属第一医院心脏外科教授、主任医师、博士研究生导师。美国胸外科医师学会（STS）国际会员，中国医师协会心血管外科医师分会第三、第四届全国委员，中华医学会广东省分会心血管外科学分会第一届副主委，《中华肺部疾病杂志》《中国动脉硬化杂志》编委。

什么是二尖瓣关闭不全？

二尖瓣是指位于左心房和左心室之间，起着单向阀门作用的膜状结构，其作用是引导血流从左心房流入左心室，防止血流从左心室返流入左心房，并起到维护左心功能的作用。当心脏收缩时，左心室的血流经二尖瓣口部分返流到左心房，就叫作二尖瓣关闭不全。

二尖瓣关闭不全是如何发生的？

发生二尖瓣关闭不全多因二尖瓣本身存在一定的缺陷（如退行性变、黏液变性等）或病理损伤，再加上机械应力的作用所导致。常见于以下的人群：弹力纤维缺乏症、马方综合征、巴洛病等退行性病变的患者，风湿性心脏病、红斑狼疮、心脏瓣膜硬化等炎症性疾病的患者，二尖瓣先天性发育不良人群，出现心肌疾病继发性改变的人群（如冠心病），细菌性心内膜炎患者，心脏瓣膜受损的患者，瓣膜或瓣环钙化的人群，瓣膜肿瘤患者。

二尖瓣关闭不全有哪些症状？

（1）容易疲劳。
（2）活动后可能出现气促，同时运动耐力下降。
（3）可能发生心房颤动，严重时可出现左心衰竭。
部分患者也可不表现出明显症状。

二尖瓣关闭不全该如何治疗？

二尖瓣关闭不全在健康人群中有一定发生率，若是没有血流动力学意义的轻度返流，一般无须治疗；若是中度的返流，则存在发展的可能，须每年进行一次心脏超声检查，同时不建议参加剧烈运动，还可服用β阻滞剂以减少磨损或返流。重度二尖瓣返流多数需要手术治疗。

二尖瓣关闭不全可做什么手术？

重度二尖瓣返流同时伴有以下情况时需要手术治疗：第一是出现了症状；第二是伴有左心功能不全，即左心室的射血分数小于0.6，或者左室收缩末期的直径大于45 mm；第三则是出现心房颤动。

国际上对重度二尖瓣返流且伴有心脏形态和功能改变的患者，均推荐接受二尖瓣成形手术，其术式包括体外循环下的手术和非体外循环下的手术，前者又分为开胸手术、胸腔镜辅助手术和机器人辅助手术三种，其中以开胸术式最为直观和安全可靠。此外，还有二尖瓣置换术，但术后患者的远期生存率、生活质量都明显不如二尖瓣成形术。非体外循环下的手术主要为经导管或经心尖，二尖瓣钳夹或人工腱索。因该手术矫治效果不如体外循环下直视修补，仅适用于不能耐受体外循环下的手术的患者。当患者考虑进行二尖瓣成形手术时，建议选择已经积极开展二尖瓣成形手术的医院以及有相关丰富经验的医生，这样才能尽量保证手术的成功。

二尖瓣成形术后要注意什么?

(1) 须进行 2～3 个月的正规抗凝治疗,即服用华法林,将国际标准化比值维持在 1.8～2.5 之间。
(2) 合并其他疾病的患者,仍须服用相应的治疗药物。
(3) 术后发生心房颤动的患者可行导管消融术,或者选择加比达群类药物保守治疗。
(4) 定期复查心脏超声,但二尖瓣轻度关闭不全属正常现象,无须担心。
(5) 少数存在中度返流的患者,除定期复查外,还应避免参加剧烈运动。
(6) 心跳在 60 次/分以上的患者可以选择服用倍他乐克。

二尖瓣成形术治疗效果好吗?

从中山大学附属第一医院完成的 300 多例二尖瓣成形手术情况来看,其治疗的效果和安全性都有所保证。术后所有患者心功能和症状都明显改善,术后超声结果显示多数患者心脏无杂音,随访观察 98% 的患者良好。

根据远期观察,在 300 多例手术患者里面,围手术期死亡率为 0、复发率为 3%、再手术率为 1.6%,相关数据均优于国外。

为什么二叶主动脉瓣患者会出现咳嗽、呼吸困难症状？

梁孟亚 中山大学附属第一医院心脏外科副教授、副主任医师、硕士研究生导师、心血管医学部副主任、外科研究生四支部书记。广东省医学会心血管外科学分会委员，广东省医师协会心血管外科医师分会青年专业组副主委，广东省生理学会心血管专业委员会常务委员、青年委员会副主委，广东省医师协会血管外科医师分会委员，广东省病理生理学会心血管专业委员会委员，广东省生物医学工程学会心血管外科分会委员。

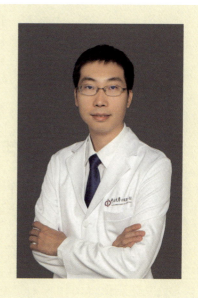

什么是二叶主动脉瓣？

主动脉瓣是人体心脏的结构，主要控制心脏血流，起到单向阀门的作用。正常情况下，主动脉瓣是均匀分布的三叶瓣结构，呈现出轮辐状的外形。

而二叶主动脉瓣是一种先天性的瓣膜畸形，指主动脉瓣只有两个瓣叶，即任意两个瓣叶之间出现了融合，会对血流造成一定影响。二叶主动脉瓣发病率为1%~2%，多发于男性，并有一定的遗传倾向。

二叶主动脉瓣有哪些症状？

二叶主动脉瓣很多情况下是完全没有症状或是症状极轻，当患者合并其他并发症时，则会带来相应的症状，常见的并发症包括主动脉瘤样扩张和主动脉瓣的病变。

根据病变程度不同，患者可出现不同的症状，最常见的临床症状包括心悸、容易疲倦、头晕、胸闷等，严重时患者可出现晕厥，有时还会出现胸痛的症状。

当合并主动脉瘤样扩张，且瘤子太大产生压迫时，患者可出现咳嗽、呼吸困难和吞咽困难等症状。当瘤体直径超过 60 mm 厚，可存在破裂风险；此外，还有部分患者会出现主动脉夹层，这也可危及生命。

因此，当出现并发症时，二叶主动脉瓣就会变得相对危险，甚至带来生命危险，需要引起重视。

二叶主动脉瓣导致升主动脉瘤样扩张怎么办？

升主动脉瘤样扩张可见于 40% 以上的二叶主动脉瓣患者，跟患者血流冲击作用以及先天性的主动脉壁发育异常都有一定关系。

当出现升主动脉瘤样改变，首先可导致瘤样扩张压迫其他组织器官，如气管和食道。当它不断扩张时，还可带来破裂的风险。其次，二叶主动脉瓣合并升主动脉瘤样扩张时，在血流冲击下，可导致血管内膜的破损，当血液通过内膜破损进入中层时，则会形成主动脉夹层，其致死率高且抢救难度大。

有二叶主动脉瓣就得做手术吗？

临床上，患者出现以下情况时需要进行手术。

（1）二叶主动脉瓣合并主动脉瓣病变，如严重的主动脉狭窄或主动脉瓣关闭不全，或虽然不是重度但症状明显，又或是合并升主动脉瘤样扩张时。

（2）二叶主动脉瓣且升主动脉直径超过 55 mm，或随访时升主动脉直径每年扩张超过 3 mm，又或是升主动脉直径虽只在 45 mm 以上，但合并主动脉瓣病变。

（3）存在危险因素，如药物控制不良的高血压、直系亲属有主动脉夹层病史，且升主动脉直径大于 50 mm。

二叶主动脉瓣手术怎么做？

针对主动脉瓣病变，合并有主动脉狭窄或者关闭不全的患者，一般进行开胸主动脉瓣置换手术或是微创的 TAVI 手术（经导管主动脉瓣植入手术）。

主动脉瓣置换手术属于常规术式，适合年轻或是手术风险较低的患者；TAVI 手术则是近年发展较快的热门术式，它是一种微创手术，一般只需 40 分钟即可完成，无须建立体外循环，更适用于年老体弱或手术风险高的患者。

针对升主动脉瘤样扩张一般采取升主动脉人工血管置换术，即切除瘤体再进行人工血管的替换。

术后大多数患者无须后续药物治疗，但若合并高血压或高血脂等危险因素，则须用药物进行相应控制。

二叶瓣畸形的患者生活中应该注意什么？

患者如果在体检中发现主动脉瓣二叶瓣畸形而自觉没有不适，应该定期到医院心脏外科门诊就诊，实施严格的且有规律的门诊随诊，至少每年复查一次心脏超声，监测主动脉瓣病变的进展。患有高血压或高脂血症的患者要服用药物进行控制，有助于延缓主动脉瓣的钙化与硬化。建立良好的生活与作息习惯，戒烟戒酒。在出现症状满足手术条件需要进行手术时，患者应听从医生建议并配合医生的治疗。总而言之，患者只要充分重视并严格随访，并配合医生的治疗，就可达到较好的治疗效果，并可提高生活质量。

为什么会得主动脉夹层，怎样预防？

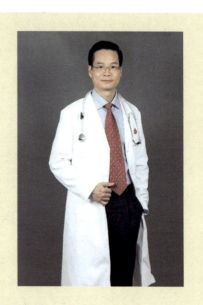

姚尖平 中山大学附属第一医院心脏外科教授、主任医师、博士研究生导师、心脏外科副主任。广东省医学会心血管外科学分会常务委员，广东省生理学会心血管分会副主任委员、秘书长。

什么是主动脉夹层？

主动脉是心血管系统最重要的干道，它分为内膜层、中层和外膜层。正常情况下，三层应该是紧密结合的。发生主动脉夹层时，血流会冲破主动脉内膜层并进入中层将主动脉壁撕开，在管腔内形成一个假腔。

当出现主动脉夹层后，会影响主动脉分支血管的血流，进而使得心脏、大脑、腹腔脏器等重要器官的血供受到影响，危及生命，是最为危急的心血管急症。

主动脉夹层的成因包括先天性和后天性两种，后者主要是高血压、动脉粥样硬化、血管炎症等因素造成的主动脉壁过早退化。有数据显示，50%～76%的主动脉夹层患者合并有高血压。

哪些人容易得主动脉夹层？

（1）先天性主动脉瘤患者，直径超过 5cm 的主动脉瘤存在破裂的风险。成人主动脉缩窄的患者也容易形成主动脉瘤，增加主动脉夹层风险。

（2）年龄在 50 岁以上、患高血压、超重、有呼吸暂停综合征（打鼾）的患者是主动脉夹层潜在的高危人群。

（3）长期抽烟、喝酒的人群，抽烟会损伤血管的内膜和内皮，酒精也会损伤血管。

（4）妊娠高血压综合征患者，分娩后须警惕主动脉夹层的发病。

（5）先天性主动脉疾病（如马方综合征等）患者或有家族史的人群。

（6）梅毒性主动脉炎患者。

主动脉夹层有哪些症状？

（1）剧烈的疼痛，主要表现为突发、难以忍受的剧烈胸痛和背痛，这是主动脉夹层最典型的症状，也有少数患者出现腹痛。

（2）非典型症状，如胸闷、呼吸困难、晕厥、意识障碍等，往往容易被急诊医生忽视。

主动脉夹层是心血管疾病中死亡风险最高的一种，当怀疑是主动脉夹层，患者应立即拨打"120"，尽快到医院进行相应的处理，切忌耽误宝贵的抢救时间。

主动脉夹层如何抢救？

主动脉夹层分为 A 型（升主动脉有破口）和 B 型（破口限于降主动脉），患者确诊或怀疑主动脉夹层，首先接受药物治疗，主要目的是镇痛、放缓心跳和降低血压，延缓和控制夹层的发展。

（1）A 型主动脉夹层。基本都需要接受外科手术，具体的手术时机由专业医生根据病情缓急、夹层部位、器官受损程度等进行综合考量。这部分患者若不接受手术，一周之内死亡率超过 70%。即便是进行了最及时和有效的抢救，死亡率仍在 10%～30% 之间。

（2）B 型主动脉夹层。若出现主动脉夹层瘤样改变也需要接受手术，大部分患者可通过植入血管支架进行治疗。B 型主动脉夹层死亡率较 A 型要低，不少患者经过治疗能拥有长期高质量生活，但也有患者后续会出现新的病变，或演变为 A 型主动脉夹层。预后情况同病情、年龄等多方面因素都有关系。

如何预防主动脉夹层？

（1）预防和控制高血压，养成良好的饮食和生活习惯，戒烟限酒，避免熬夜，适当进行体育锻炼。若确诊高血压则应遵医嘱定期服药，切忌私下停药。

（2）高风险人群应定期体检，有先天性主动脉疾病或动脉扩张的患者，建议每年进行相关检查，心脏彩超或胸部 CT 均可。当发现主动脉宽度在 4～5 cm 甚至更宽时则应提高警惕，若主动脉过宽，直径超过 5.5 cm（部分合并血管结缔组织病的患者，放宽至 4.5 cm 或 5.0 cm）可先进行人工血管置换手术，从而预防主动脉夹层的出现。

主动脉瓣狭窄可采取微创手术吗？

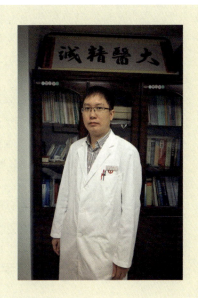

陈光献　中山大学附属第一医院心脏外科主任医师、博士研究生导师、心胸外科重症监护室主任。中国医师协会心血管外科医师分会先心组委员、广东省医师协会心脏重症医师分会副主任委员、广东省健康管理协会高级生命支持专业委员会副主任委员、广东省医学会心血管外科学分会委员、广东省医学会小儿外科学分会心胸学组委员、广东省生理学会心血管分会委员。

主动脉瓣狭窄是怎么回事？

心脏主动脉瓣有三个瓣叶，由于各种原因导致瓣叶交界处粘连增厚或钙化，最终使主动脉瓣口变窄，影响瓣膜的开放，就称为主动脉瓣狭窄。主动脉瓣狭窄是常见的心脏外科疾病，病因分为先天性和后天性，临床上多以后天性的更为常见，常见病因为风湿性心脏病和老年退行性病变。

首先，主动脉瓣狭窄会引起左心室增厚，主动脉瓣口越狭窄，心脏会出现越明显的向心性肥大，左心室到主动脉之间的压差会越来越大，心肌的耗氧量也会大大增加。另外，冠脉血流的相对减少，会导致心肌供血减少，从而引起心内膜的缺血。久而久之，当心肌收缩力已经失去代偿能力时，就会引起左心室功能的衰退。其次，主动脉瓣狭窄会导致心律失常的突然出现，患者会出现胸痛甚至猝死。最后，长期的肺淤血会引起肺动脉高压，导致右心室的肥厚扩张，最终致使右心衰竭。因此，主动脉瓣狭窄最终的结局就是患者左心衰竭和右心衰竭，可能会猝死。

主动脉瓣狭窄有哪些危害?

主动脉瓣狭窄有哪些危害呢?这主要与病变的严重程度有关系,有些人可能表现为没什么不舒服,但有些人症状会很严重。主要表现如下:

(1) 无症状。轻中度的主动脉瓣狭窄可没有自觉症状,但约5%的患者会因此猝死。

(2) 心绞痛。与冠心病症状类似,患者往往难以区分。此外,该病患者比冠心病患者更易出现心内膜下的缺血。

(3) 晕厥。可见于劳累或突然体位改变的时候,其发病机理与心绞痛类似,与心肌耗氧量增加而供氧减少有关。晕厥和心绞痛是主动脉瓣狭窄加重的表现。

(4) 呼吸困难。由左心衰竭引起,表明患者心肌已经失去代偿能力,一般出现这种症状的患者存活期不会超过2年。

主动脉瓣狭窄一定要手术吗?

主动脉瓣狭窄并非一定需要手术,轻度狭窄一般无须特殊治疗,只需要定期观察即可。手术须符合以下指征:①先天性且合并重度狭窄,属于急症和绝对的手术指征。②先天性狭窄且出现了胸痛、气促、左心室肥厚、细菌性心内膜炎、主动脉瓣关闭不全等合并症时。③后天性狭窄且瓣口面积小于 0.7 cm^2,压差大于 50 mmHg,属严重狭窄。④后天性狭窄且压差仍不严重,但已经出现了心衰、反复的心绞痛等情况时。⑤合并心内膜炎、右心功能衰竭,或其他瓣膜病发现主动脉瓣狭窄的患者,也可结合其他检查综合考虑是否需要进行手术。

主动脉瓣狭窄能做微创手术吗?

目前主动脉瓣换瓣手术可以采取微创的术式,在达到手术效果的同时尽可能减少患者的创伤。除了常规的体外循环手术,主动脉瓣换瓣手术还可进行经导管的TAVI手术,包括经外周动脉途径及经心尖途径,进一步缩短患者术后恢复的时间。TAVI手术适合高龄、无法耐受体外循环手术的患者。具体术式的选择,须由心外科医生对患者病情和全身状况进行评估后决定。

为什么服用华法林要少吃富含维生素 K 的食物？

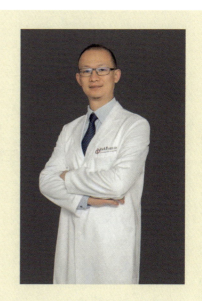

熊迈 中山大学附属第一医院心脏外科副教授、副主任医师、硕士研究生导师、心脏外科副主任、心血管教职工第一党支部书记。广东省医学会心血管外科学分会委员、广东省医师协会心血管外科医师分会委员、广东省生理学会心血管专业委员会委员、GASTO 肿瘤慢病专业委员会副主委、广州市佳斯晖基金会副秘书长。

心脏瓣膜置换术后，患者还要吃药吗？

心脏瓣膜置换术后，患者一般都需要进行抗凝治疗，因为手术所采用的人工瓣膜以及术中使用的缝线垫片等，对身体而言都属于异物，即可导致体内凝血，从而形成血栓，带来进一步的风险。加上大多数瓣膜置换的患者术前还可能存在一些相关疾病，如心房颤动、心脏扩大等，这就使得抗凝治疗更有必要。

根据人工瓣膜类型，患者需要进行抗凝治疗的时间也有所不同。若置换的是人工机械瓣膜，患者需要终身进行抗凝治疗；若是生物瓣膜，一般抗凝治疗时间为 3 个月，有高危因素的患者抗凝治疗时间需要延迟到 6 个月，若还有心房颤动等问题，则须由医生综合衡量决定抗凝治疗时间。

华法林是什么药物？

华法林是一种抗凝药物，临床上一般应用于接受瓣膜置换术的患者、有血栓高风险的人群以及心房颤动的患者等。其治疗窗比较窄，疗效容易受食物和其他药品的影响，起效和失效的时间也比较慢。

因此，为了保证华法林治疗的安全性和有效性，需要对抗凝指标 INR 进行监测。从开始治疗到数据达标的两天内，需要每天监测；两周之内每两天监测一次；若指标持续稳定，两周到四周监测一次即可。当调整剂量时，还需重新按上面的频率开始监测。

服用华法林时饮食要注意什么？

华法林是一种双香豆素衍生物，通过抑制维生素 K 及其 2，3 – 环氧化物（维生素 K 环氧化物）的相互转化，减少凝血因子的活化而发挥抗凝作用。如果摄入维生素 K 过多，会抑制和减弱华法林的抗凝作用。

常见富含维生素 K 的食物有芹菜、卷心菜、菜籽油、黄瓜皮、芥蓝、莴苣、薄荷叶、菠菜叶、洋葱等，葡萄柚、鱼油、芒果、木瓜、大蒜等食物则可能会导致 INR 快速上升，甚至带来出血的风险。

患者需要均衡饮食和保持相对固定的膳食结构，同时定期监测并通过监测来调整华法林的剂量，但不需要对上述食物过分严格忌口。

华法林和其他药物一起吃要注意什么？

很多常见的西药都或多或少的跟华法林有相互作用，会增强或减弱华法林的作用。

其中，非甾体抗炎药、神经系统用药曲唑酮和卡马西平、保泰松、苯磺唑酮等药物会增强华法林钠的作用，环氧合酶 2 抑制剂、大环内酯类抗生素还可能增加出血风险。

头孢菌素、西咪替丁、甲硝唑、消胆胺、巴比妥类、利福平、灰黄霉素等药物则会降低华法林的药效。

常用的心血管药物阿司匹林若与华法林联合使用，会明显增加出血事件和二次脑血管事件的发病率，需要医生和患者都提高警惕。

对高龄患者而言，若应用华法林的同时还服用氟喹诺酮类药物，则需要格外提防凝血障碍的出现。

服用华法林的患者如何自我监测？

（1）了解服用华法林的时间和原因，可向主治医生进行详细了解。

（2）按照医嘱的药量服用，并了解监测 INR 的必要性以及 INR 的目标范围。

（3）注意控制饮食中维生素 K 的摄入量，慎用影响华法林药效的药物，避免过度饮酒，女性要注意避孕。

（4）了解华法林的不良反应以及学会识别出血的症状，必要时及时与医生联系。

有效的自我监测可降低出血率，并提高抗凝治疗的有效性、安全性，优于医生传统治疗。

为什么预防老人跌倒要强调合理用药？

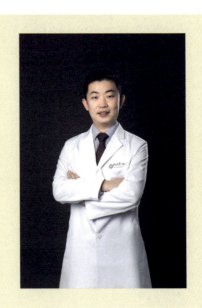

元刚 中山大学附属第一医院特需一科副教授、副主任医师、硕士研究生导师，特需一科（老年医学科）、Ⅰ期药物临床试验病区副主任。中国老年学和老年医学学会老年病学分会委员、海峡两岸医药卫生交流协会国际医疗与特需服务委员会委员、广东省医学会涉外与特需医疗服务分会委员、广东省医师协会全科医师分会委员。

哪些人容易发生跌倒？

（1）65岁以上的老年人。
（2）下肢力量薄弱或有相关疾病的人，如慢性骨关节疾病患者。
（3）平衡力、视力、听力存在缺陷或下降的人群。
（4）缺乏锻炼和有跌倒史的人群。
（5）药物相关因素人群，包括服用五种或五种以上药物的人群，以及服用容易导致跌倒药物的人群。

跌倒容易导致伤残，包括骨折和关节脱位。对老年人而言，跌倒可导致失能甚至死亡，部分老人跌倒后常年卧床不起，不仅生活质量下降，还给家人和社会带来较大的负担。

哪些药物可增加老人意外跌倒的风险？

（1）抗精神病药物：氯氮平、利培酮、喹硫平等。
（2）抗抑郁药：氟西汀、舍曲林、帕罗西汀、西酞普兰、文拉法辛等。
（3）抗癫痫药物：奥卡西平、卡马西平、丙戊酸、苯妥英钠、苯巴比妥等。
（4）镇定安眠药物：艾司唑仑、阿普唑仑、劳拉西泮、奥沙西泮等。
（5）阿片类镇痛药：芬太尼、吗啡、哌替啶等。
（6）袢利尿剂：呋塞米、托拉塞米等。这类药物会增加老人如厕频率，从而进一步增加其跌倒的风险。
（7）洋地黄类药物，如地高辛等。这类药物可造成一些精神症状，同样也会增加老年人的跌倒风险。

如何预防老人跌倒？

首先，65岁以上老年人建议到老年医学科门诊与医生进行详细的沟通，由医生根据老年人的身体状况和用药情况，评估老年人是否存在较高的跌倒风险。

其次，若老年人存在长期大量用药或骨质疏松等情况，需要由专业的医生给出相应的预防跌倒措施。

最后，家人需要对老年人的居家环境进行检查并调整，尽可能让老年人居家环境明亮、平整和洁净，避免不平的地面、地毯、杂物等增加老人跌倒的风险环境。

老年人自身如何避免跌倒？

第一，要了解自己的身体状况，运动时量力而行，注意循序渐进，尽可能避免独处。若存在视力下降，则需佩戴合适的眼镜；若出现听力下降，必要时使用助听器改善听力。

第二，外出要做到一看、二稳、三迈步。避免在凹凸不平、潮湿、拥挤的地方行走。尽可能少上下楼梯，走路时放缓步伐。

第三，改变生活习惯。日常用品应摆放在容易拾取的地方。忌用折椅、踩矮凳和在椅子上打瞌睡。应穿着大小合适、有弹性、摩擦力强的平底鞋，裤腿不宜过长过宽，出门尽量不穿拖鞋。

第四，要合理用药。了解药物的副作用，用药时咨询老年医学科医生意见，避免同时服用镇静剂和止痛药等。

如何避免老人夜间跌倒？

不少老年人会有夜晚上洗手间的习惯。灯光昏暗、地面湿滑和意识不清会增加老人跌倒的风险。老年人夜间起身要注意轻缓，应先活动四肢 30 秒、坐 30 秒、站立 30 秒再开始活动。避免突然站立。可使用温和的小夜灯。

建议老年人合理安排晚上饮水时间，睡觉前一小时尽量少饮水。如果经常起夜，必要时可在床边使用坐便椅、尿壶、尿盆等。

第六章 急救有妙招，筋骨康健看技巧

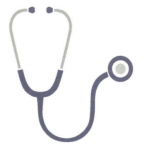

突发情况发生时如何快速急救？

熊艳 中山大学附属第一医院急诊科教授、主任医师，急诊科、急诊医学教研室副主任。中国医师协会急诊医师分会青年委员会副主任委员，广东省健康管理协会急诊与灾难医学专科联盟副主任委员，广东省健康管理协会高级生命支持专业委员会副主任委员，中国女医师协会急诊女医师分会常务委员，广东省医师协会急诊医师分会委员，广东省医学会急诊医学分会委员、创伤学分会委员。

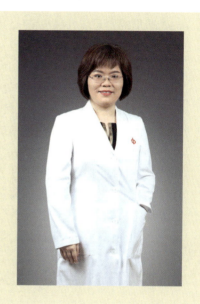

如何正确止血？

当遇到各部位外出血时，首先，应该用流水迅速冲洗出血部位。其次，针对上肢或下肢部位的出血，可以使用止血带结扎肢体的方法来止血，即将止血带绑在上肢中上 1/3 的位置或是大腿根部，来尽可能阻止肢体远端的出血。不具备相关条件时，也可自制布条充当止血带。

此外，在紧急的时候若要实现最简单、最快速的止血方式，可采用干净的纱布或毛巾压迫出血的部位，再迅速转到医院接受进一步的处理。如果是手指出血，也可选择压迫手指根部两侧来减少出血。

如果是鼻出血，仰头和用棉花填堵鼻孔都是错误的做法，应用手指捏住鼻翼两侧，头部稍稍前倾，这样可以防止血液流向咽喉引起窒息。

遇到突发窒息怎么办？

这里的窒息，主要指的是异物误入气道导致的情况，这时候需要迅速将异物排出，防止异物在气道进一步下行。民间常采取的拍背法并不推荐，因为这样可能让异物继续下行到患者气道深处。

正确处理方式是：采用海氏手法，救助者站在患者后方，用双臂环绕其腹部，然后握拳往后、往上冲击患者的上腹部。当患者已经昏迷，可骑跨在患者身上，然后用手掌冲击他的上腹部。

如果窒息的是我们自己，身边无他人，可采用上腹部反复压迫椅背、桌角或是栏杆的方式，尽可能使异物能冲出气道。如果窒息的是婴幼儿，可以让婴幼儿趴在救助者手臂前臂，然后用另一只手大力拍打婴幼儿的背部，注意要保持头低脚高位，尽量让气道开口朝下。或是让婴幼儿仰卧在救助者大腿上，同样保持头低脚高位，然后用力连续冲击婴幼儿的胸骨部位。

如何正确救治心脏骤停患者？

心脏骤停是急救医学上所说的猝死原因之一，其黄金救治时间是发生心脏骤停后的4～6分钟，救治每延长1分钟，患者的生存率下降10%。要想有效挽救心脏骤停患者的生命，及时、有效的心肺复苏术以及AED（自动体外除颤器）的使用是最关键的因素。

心肺复苏术可谓是恢复生命的引擎，它能解决患者大脑即时缺氧的问题，在医务人员到达之前让心脏骤停的患者重获生机，避免猝死的结局。AED是指自动体外除颤仪，它可以通过高能强电流瞬间的释放，让心脏重新获得节律，也被称为"救命神器"。当遇到心脏骤停的患者，我们应先呼救并拨打"120"，然后立即实施心肺复苏。

标准心肺复苏的方法是在患者胸骨正中处以每分钟100～120次的频率向下用力按压，按压深度5～6 cm，按压之间要充分回弹放松，放松时双手不要倚靠在患者的胸壁，并尽量避免按压中断。至于人工呼吸，目前强调不一定非得施行，尤其是院前缺乏急救设备和恰当防护的情况下，但需要做好患者的气道开放工作，一手轻压患者额头，同时用另一只手的中指和食指勾起患者的下巴，即压额抬颏法，这样可以很好地开放气道，避免患者舌根后坠堵塞气道加重缺氧。施行只用双手按压的心肺复苏术，同样可以有效地拯救患者生命。

另外，我们可以呼叫附近的人协助拨打"120"电话，并指导他们尽快搜寻并从附近商场、体育馆、地铁站等地就近拿到 AED，AED 的操作十分简单，按照开机后的语音提示来操作即可。

遇到溺水者怎么办？

将溺水者救上岸后进行各种形式的控水是最常见但也是最错误的做法。正确做法应该先行呼救并拨打"120"，若患者已经没有意识，应先进行气道开放减缓窒息，接着迅速进行人工呼吸与胸外按压相结合的抢救方式，或是施行只胸外按压的心肺复苏术，持续按压直到医护人员到达现场。

为什么异物卡喉不能用手或其他东西去抠？

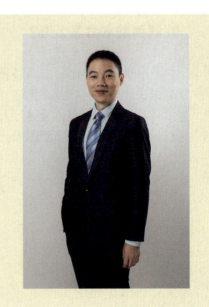

刘江辉 中山大学附属第一医院急诊科副教授、副主任医师、硕士研究生导师，急诊科、急诊医学教研室副主任。美国 UCLA 医学教育访问学者、中国医师协会全国优秀带教老师、中国医师协会毕教委执委会委员、欧洲医学教育联盟（AMEE）Specialist & Associate Fellow。

拨打"120"电话要注意什么？

（1）拨通后先确认对方是否真的是"120"急救中心，避免因为拨错号码耽误时间。

（2）详细讲述自身所处的位置，详细到门牌号，以便救护车准确定位到达。

（3）简单陈述伤病员的状况，如昏迷、腹痛、外伤或是其他情况，并告知伤病员人数，以便救护人员准备相应的器械或车辆。

（4）告知急救员手机号码，并保持畅通，以便及时联系，避免无效出车。

（5）挂断电话后，最好派人在地标位置或路口处接车，避免耽误时间。

（6）若20分钟后救护车还没到达，建议再次拨打"120"确定救护车的情况。

突发异物卡喉怎么办？

若患者意识清醒，须立即进行海姆立克急救法。如果患者是成年人，应站立在患者后背方，一手握拳顶在患者上腹部，另一手环抱患者，并用力冲击2～3次，若效果不佳，可以重复进行，直到异物咳出。如果是婴幼儿，可采用拍打法；若患者独自一人，可借助椅背等用力冲击上腹部。

若患者已经昏迷，应让患者平躺并骑跨到其身上，双手交叉用力冲击患者上腹部2～3次。若无呼吸、脉搏，则对患者做心肺复苏术。

切忌用手或其他器械去掏或抠异物，否则可能把异物推得更深。

如何抢救昏迷患者？

（1）检查患者是否有呼吸和脉搏，若无则要进行心肺复苏。

（2）不能让患者在仰卧位，以免呕吐物导致其窒息。应让患者侧卧或头偏向一边，并清除患者口中的呕吐物、活动假牙等物体，但绝不能给患者灌药或灌水。

（3）将意识不清的患者摆放成如下姿势：左手伸直，右手放在左手上；左腿伸直，右腿曲起，同时头偏向左侧。之后，等待急救人员的到来。

如何快速止血？

出血分为动脉出血、静脉出血和毛细血管出血。针对浅表出血，可用干净的布或毛巾垫住出血点，然后用另一条毛巾或布条用力缠绕和压紧。

此外，针对不同特殊部位的出血，止血方式也有所区别。

额头以上部位的出血：按压颞浅动脉，即太阳穴的部位，按压可止住同侧前1/3的出血；按压耳后动脉，即耳垂后方的位置，能止住同侧中间1/3的出血；按压风池穴的部位，能止住到头顶后1/3的出血。

前臂出血：按压肱动脉，即前臂中段内侧的搏动点。

手掌出血：按压桡动脉和尺动脉，即脉搏的部位及对侧部位。

手指出血：压紧指根部位，同时将手举到高于心脏的位置。

下肢出血：压迫股动脉，即大腿根部正中间，可先垫一块布，再用止血带压紧。注意使用止血带时要注意使用时间，一般每一小时须松开一次，以免远端缺血坏死。

止血后，需要进行包扎，起到加压和保护伤口的目的。

骨折了怎么办？

（1）前臂骨折。用小木板或书本加上一块干净的布垫在骨折部位下，再用带子固定并挂在脖子上。

（2）手指骨折。用树枝或小木板加上布条将其固定，若找不到材料，亦可将两根手指并起来固定。

（3）下肢骨折。一般不建议自行处理。

（4）颈椎骨折。将患者放平，在其头两侧放置硬物固定，并保证患者脊柱在一条直线上。

（5）腰椎骨折和骨盆骨折。将患者平躺，使其脊柱保持一条直线。

为什么脊柱侧凸"偏爱"青少年？

苏培强 中山大学附属第一医院脊柱外科教授、主任医师、博士研究生导师。脊柱侧弯研究中心主任，骨科－显微外科医学部、脊柱外科副主任，骨显微教职工第一党支部书记。国际脊柱遗传发育与疾病联合会委员、国际矫形与创伤外科学会骨科基础学会常务委员、中国医疗保健国际交流促进会脊柱侧凸研究分会委员。

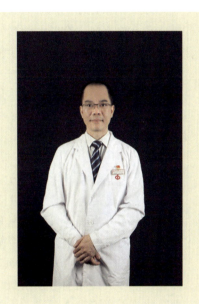

什么是脊柱侧凸？

正常人的脊柱从背面看应是竖直的，当脊柱发生偏曲时，则称为脊柱侧凸。脊柱侧凸是一种脊柱的三维畸形，指脊柱的一个或数个节段，向侧方弯曲并伴有椎体旋转，同时可能伴有矢状面上前后凸的加重。脊柱侧凸有很多类型，其中以在青少年时期发病的、病因不明的青少年特发性脊柱侧凸（AIS）最为常见，占脊柱侧凸的80%左右。

青少年患脊柱侧凸有什么表现和危害？

青少年特发性脊柱侧凸好发于 8～14 岁青少年，女性发病率是男性的 8～10 倍，尤其好发于月经初潮前后的青少年女性，其病因不明，但学界广泛认可其具有明显的遗传倾向。

该病早期无显著症状，随着病情进展，患者表现为背部隆起、腰痛、下肢不等长、高低肩、腰部褶皱异常、髋部不等高，等等。但由于身体被衣物遮盖，症状容易被忽视，待明显畸形出现的时候已有较大的侧凸角度。

青少年患脊柱侧凸不可置之不理，一旦疾病进展会给患者身心都带来明显危害。一方面，脊柱侧凸会导致脊柱形态畸形和功能异常，影响青少年正常的生长发育，严重者畸形会使胸廓变形，压迫心肺，影响心肺功能，导致寿命缩短，甚至引起瘫痪。另一方面，脊柱侧凸导致的躯干畸形，会使青少年产生自卑的负面情绪，严重危害青少年的心理健康和人格发育。

怎样自查脊柱侧凸？

家长可以利用以下三个方法在家给孩子进行自我筛查。

（1）一般检查。让孩子上身着单衣，并以立正姿势，背向家长。家长可以查看孩子双肩是否等高？左右肩胛骨是否对称，其下角是否等高？两侧下腰凹是否对称？棘突连线是否偏离正中线？

（2）前屈试验。在光线明亮处，让孩子直膝合足，立正背向家长，双臂伸直合掌，缓慢向前弯腰至90°左右，双手合掌逐渐置于双膝间。家长目光平行随孩子弯腰由头至尾，从胸部至腰部，观察脊柱两侧是否高低不平，有无单侧肋骨隆凸或单侧肌肉挛缩。背部任何部位不对称均为前屈试验阳性，疑为脊柱侧弯。

（3）脊柱运动试验。一般检查怀疑有脊柱侧弯，而前屈试验无异常体征者，可让孩子缓慢地做脊柱前屈、背伸、左侧弯、右侧弯和左右扭转运动各两次，然后取立正姿势。家长再次检查孩子脊柱是否仍有侧弯。

要如何治疗脊柱侧凸？

一旦确诊，尽快前往正规医院骨科专科进行就诊，专科医生会评估侧凸的角度以及患者的生长发育情况后再确定治疗方案。一般情况下，脊柱弯曲角度小于25°～30°但是患者仍在生长发育，或弯曲角度小于45°且已停止发育的患者，可观察随访；脊柱侧凸角度在25°～45°之间并处于生长期的患者常用支具治疗；大于45°且停止生长发育的患者，则应考虑手术。

总的来说，脊柱侧凸重在早发现、早诊断。建议青少年可通过加强锻炼、保持正确坐姿站姿、控制书包重量和合理饮食增强营养等来维持脊柱健康，还要定期进行脊柱侧凸的自我筛查，早期发现、早期诊断可有效进行保守治疗，从而避免手术。

自 2019 年开始，苏培强教授带领其团队，与广东省疾病预防控制中心合作，共同在省内进行脊柱侧凸普查，青少年的脊柱健康情况也已被国家列入评估青少年健康状况的基本指标之一。同时，苏培强教授团队于每周六上午，在中山一院外科门诊开设脊柱侧凸专科门诊，方便各位患者就诊咨询。

为什么淋巴水肿患者要进行终身治疗和护理？

李平 中山大学附属第一医院显微创伤手外科教授、主任医师、硕士研究生导师。中国医师协会显微外科医师分会委员、中华医学会手外科学分会再植再造学组委员、中华医学会整形外科学分会淋巴学组委员、中国医师协会腔内血管学专业委员会淋巴学组委员、广东省医师协会创伤骨科医师分会副主任委员、广东省医学会手外科学分会委员、《中华显微外科杂志》特约编委。

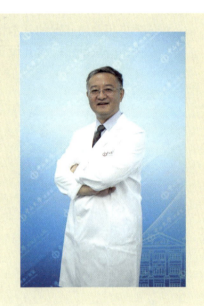

什么是淋巴水肿？

淋巴水肿是由组织间液的产生和转运不平衡所导致的淋巴运输系统紊乱的一种慢性进展性疾病，可导致组织间液富含蛋白质的液体积聚，临床主要表现为皮肤和软组织的水肿、纤维化和脂肪沉积的三联征。

淋巴水肿除了淋巴回流障碍，还包括一些皮肤纤维化等的病理变化，严重时可导致皮肤角化过度、乳头状瘤、象皮肿和淋巴管肉瘤等，影响患者肢体外观和活动能力。

随着人均寿命的延长和肿瘤患者治疗效果的提高，继发性淋巴水肿的患者有增多趋势，早期发现、早期治疗可以取得较好的效果。

引起淋巴水肿的原因有哪些？

在临床上，淋巴水肿分为原发性淋巴水肿和继发性淋巴水肿。其中，原发性淋巴水肿的病因与淋巴系统发育异常有关，如淋巴系统发育不良可导致婴幼儿出现淋巴水肿。还有一种情况是迟发性淋巴水肿，即患者在30岁以后没有其他外因的情况下出现淋巴水肿，也考虑是原发性淋巴水肿。而继发性淋巴水肿则有确切的病因。在发展中国家，多为丝虫病所导致的后遗症；在发达国家，则多与肿瘤治疗有关，包括淋巴结切除、放疗等都会引起肢体淋巴水肿。

据相关文献报道，乳腺肿瘤治疗后49%的患者可能出现淋巴水肿，妇科肿瘤治疗后淋巴水肿的发病率则为20%。

淋巴水肿保守治疗有哪些方法？

保守治疗是淋巴水肿的基础疗法，由于淋巴水肿无法根治，保守治疗应贯穿患者终身的治疗过程中，即使淋巴水肿患者接受了手术治疗，后续仍需要继续保守治疗并进行良好的护理才有可能维持手术疗效。

保守治疗最常见的手段是综合消肿治疗（CDT），包括手法淋巴引流、手法按摩、肢体压迫疗法（绷带和弹力袜等）、烘绑疗法、空气波加压治疗等。

保守治疗的目的是改善淋巴管的功能，软化纤维化的组织，即让患者肢体软化。另外，还需要对患病肢体进行良好的皮肤护理，增加患者皮肤屏障功能和淋巴系统的免疫功能，尽量减少淋巴管炎的发作。

淋巴水肿可以手术治疗吗？

手术治疗适合保守治疗无效的患者，也适合早期的凹陷性水肿的患者。针对晚期患者，则主要为了改善其肢体外观及肢体的活动情况。

临床上，常见的术式有两种：第一种是减容手术，包括增生组织切除植皮术（Charles手术）和淋巴脂肪组织抽吸术两个术式，主要是减少肿胀肢体的容积；第二种是淋巴循环重建手术，主要是改善或重建患病肢体的淋巴循环，常见术式为淋巴管静脉吻合术。

近年来，血管化淋巴结的移植手术是淋巴循环重建手术的新探索，即以组织瓣的形式，将血管化的淋巴结及周围组织，以血管吻合的方式移植到水肿的肢体上，在局部达到重建淋巴循环，治疗淋巴水肿的目的。特别适合保守治疗无效的淋巴水肿和原发性淋巴水肿。

淋巴水肿各个术式都有适应证和优缺点，须由专业医生根据患者病情进行严格的把握，设计个性化的手术治疗方案。

关节严重变形该怎么办？

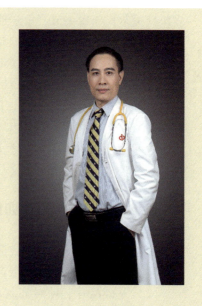

康焱 中山大学附属第一医院运动医学科教授、主任医师、博士研究生导师，运动医学科副主任、骨显微教职工第二党支部书记。国家自然科学基金评审专家、中国研究型医院学会关节外科委员会手术伤口管理研究学组秘书、广东省健康管理学会骨科学专业委员会执行主任委员、广东省医师协会骨关节外科医师分会常务委员、广州市卫生高级职称评审专家库成员、《中华骨与关节外科杂志》《中华关节外科杂志》通讯编委、首批广东省杰出青年医学人才。

哪些病会引起关节变形呢？

可引起关节严重变形的常见病症有以下四种。

（1）类风湿关节炎。这是一种全身性的免疫性疾病，它在我国发病率约为0.5%，女性更为多发。这种疾病会进行性地破坏关节，引起双手腕关节、肘关节、膝关节等各个关节的疼痛、肿胀、晨僵和畸形。治疗上强调早诊早治，使关节的破坏程度以及对生活的负面影响降到最低。还应注意戒烟、减肥、合理饮食及适当锻炼。若关节因严重变形无法行走时，可以通过关节置换手术进行矫正，并重新获得正常功能。

（2）痛风性关节炎。痛风性关节炎是指患者血液尿酸增高导致尿酸结晶在关节里沉积引起的炎症反应，分为急性和慢性两种。急性发作若及时科学治疗可完全恢复，不遗留后遗症，否则反复发作会造成关节损坏、畸形；慢性痛风性关节炎则往往是不可恢复的。当急性发作时，患者要立即就医，在医生指导下进行抗炎和镇痛治疗，当急性发作超过两次时，需要在炎症被控制后进行降尿酸治疗。日常应注意低嘌呤饮食并多喝水、多吃碱性食物，若痛风性关节炎导致关节严重变形时，则需要进行人工关节置换手术。

（3）强直性脊柱炎。强直性脊柱炎是由于不明原因导致中轴关节慢性炎症的疾病，可导致韧带钙化和骨性强直，最终导致关节功能丧失。目前，强直性脊柱炎尚无根治的方法，早诊早治可延缓病情的进展，保持患者关节的功能。若关节最终丧失功能，生活不能自理，可通过人工关节置换手术来改善关节活动度，恢复患者生活自理能力。

（4）骨性关节炎。骨性关节炎也称退行性关节炎或老年性关节炎，国内65岁以上人群的发病率约为50%，随着年龄的增长，发病率会不断增高。

确诊骨性关节炎后该如何进行治疗？

确诊骨性关节炎后，一般会根据患者病情的不同分期进行阶梯治疗，通过不同的方式缓解疼痛，让患者尽可能如常生活。

（1）基础治疗。针对症状较轻的患者，主要是改变不良生活和运动习惯，如减少徒步、爬山等运动。

（2）运动治疗。即在医生的指导下进行有针对性的运动锻炼，同时进行物理治疗，以促进局部血液循环并减轻炎症反应和疼痛。

（3）药物治疗。即根据病变部位和程度进行内外结合的个体化治疗，最常见的药物是非甾体类抗炎药，但须在医生指导下选择服用。

（4）手术治疗。包括关节镜下的软骨局部修复、融合治疗、关节部分置换、人工关节置换等，帮助患者解除疼痛，恢复日常活动和运动，重获新生。

为什么周围神经鞘瘤多建议手术治疗？

戚剑 中山大学附属第一医院显微创伤手外科教授、主任医师、硕士研究生导师、显微创伤手外科主任、骨科－显微外科医学部副主任、骨显微教职工第三党支部书记。中华医学会手外科学分会常务委员、中国医师协会手外科医师分会委员、中华医学会骨科学分会创伤骨科委员会委员、中国医师协会神经修复学专业委员会周围神经修复学组副组长、中国康复医学会修复重建外科专业委员会皮瓣学组副组长、广东省医学会手外科学分会副主任委员。

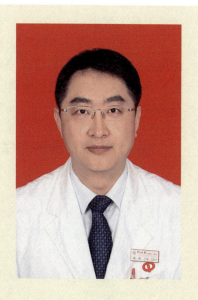

什么是周围神经鞘瘤？

周围神经是中枢神经和皮肤、肌肉间的连接结构，它的基本结构是神经纤维，每根神经纤维包括两部分，分别是负责电位传导的轴索和包绕在轴索外部负责保护和营养轴索的髓鞘。

周围神经鞘瘤就是源于髓鞘的周围神经肿瘤，它多为单发的良性肿瘤，生长缓慢，恶性周围神经鞘瘤发病率仅为十万分之一。各年龄段均可以发病，但发病高峰主要在青壮年，发病率男女之间没有明显差异。

如何判断肢体的肿物是否为周围神经鞘瘤？

在临床上，患者一般因为触碰到肢体深部有肿物并伴随远端的麻木或者放电感就医，或是并未发现肿物，而是直接以肢体出现麻木感或者放电性疼痛前来医院就诊。

要想确定肢体的肿物是否为周围神经鞘瘤，首先需要进行周围神经的B超检查，判断是否具有周围神经鞘瘤的影像学特征。确诊则需要进行穿刺、活检或手术后取病理方能明确。若患者需要手术治疗，术前则须进行磁共振检查，为治疗提供更详细的相关信息。

周围神经鞘瘤应该怎样治疗？能根治吗？

周围神经鞘瘤的主要治疗方式以剥离瘤体的手术为主。通过这种术式，可以最大限度地保留压迫在瘤体表面的神经纤维，从而保护受累神经的功能。由于神经鞘瘤具有独特的层样结构，加上它包膜完整、边界清楚，因此，在多数情况下，手术治疗可以完整摘除瘤体，同时对受累神经的功能损害不明显，且复发率不高，预后良好。

但周围神经鞘瘤手术仍具有一定风险，当部分神经束完全被肿瘤包围时，切除肿瘤可能导致术后出现部分神经功能损害。此外，由于神经鞘瘤血供丰富，在肿瘤剥离的过程中，残存的瘤腔会存在不同程度的血肿，加上可能损伤神经束，都可能诱发术后神经痛的发生。少部分患者放射性疼痛会长期持续，甚至影响生活质量。

手术一般可以根治单发的周围神经鞘瘤，但它存在多发性神经鞘瘤的可能性，有些复发的神经鞘瘤可能就是多发性神经鞘瘤的表现。

出现什么情况时需要手术切除周围神经鞘瘤？

出现以下八种情况时，建议患者手术切除周围神经鞘瘤。

（1）肿瘤伴发疼痛，而且一定程度上影响患者的生活质量。

（2）肿瘤导致有明显的神经功能损害，比如感觉减退或是肌肉萎缩。

（3）肿瘤发生于四肢较低平面的位置，或者仅仅感觉受损者，或者预期切除之后不会造成明显功能损害者。

（4）瘤体巨大，影响外观容貌。

（5）未明确良性周围神经鞘瘤，或是已排除恶性神经鞘瘤可能，但患者仍有较重心理负担者。

（6）短期内肿瘤急速增大，有恶变倾向。

（7）瘤体发生在特殊的解剖部位，如椎间孔、锁骨上窝、肘管或者腕管等，预期早期切除可以获得更大的受益。

（8）同时合并有神经纤维瘤病，这类患者发生恶性周围神经鞘瘤的概率较高，建议早期手术，病理确诊，以此来排除恶性周围神经鞘瘤的可能性。

针对无症状的周围神经鞘瘤，患者需要权衡手术风险来自行决定是否需要进行手术治疗。

中风后出现痉挛性偏瘫，还能手术治疗吗？

王洪刚 中山大学附属第一医院显微创伤手外科副教授、副主任医师、博士研究生导师、显微创伤手外科副主任。中华医学会显微外科学分会第十届委员、中国医师协会显微外科医师分会开放性骨折显微修复专业委员会副主任委员、中华医学会手外科学分会第八届委员会手部先天畸形学组委员、中华医学会骨科学分会第十一届委员会足踝外科学组委员、广东省医学会显微外科学分会第七届委员会常务委员、广东省医学会手外科学分会第四届委员会委员。

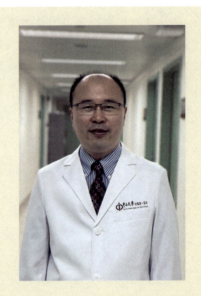

为什么中风（脑卒中）后会出现痉挛性偏瘫？

《中国脑卒中防治报告（2021）》指出，脑卒中是我国居民致死、致残的第一大原因，有效防控脑卒中对实现健康中国及减少我国贫困人群的战略目标意义重大。全球疾病负担研究数据显示：2019年，我国缺血性脑卒中患病率为1700/10万、出血性脑卒中患病率为306/10万，给家庭和社会带来了沉重负担。脑卒中导致患者的上运动神经元受损，失去了对下运动神经元的抑制和调控作用，致使随意运动减弱或消失，临床上常常表现为一侧肢体的肌张力增高，腱反射亢进，出现病理反射，呈痉挛性瘫痪，又称上运动神经元性瘫痪或硬瘫。

出现痉挛性偏瘫还能治疗吗？

痉挛性偏瘫肢体的功能恢复是一个缓慢的、逐渐演变的病理过程，早期不能太着急，一定要坚持康复锻炼，尤其是发病后的半年内，通过系统有效的康复训练，能够有效预防各种并发症，并提升偏瘫肢体的运动功能。当肢体功能恢复进入平台期时，单独康复训练将很难发挥显著治疗效果，这时就需要外科干预治疗进一步改善患肢功能。近年来，国内外医生开始采用"患侧颈7神经根切断＋健侧颈7神经根经椎体前交叉移位术"治疗上肢痉挛性偏瘫，取得了较好的临床疗效，整体上提升了痉挛性偏瘫中长期治疗效果。

"患侧颈7神经根切断＋健侧颈7神经根经椎体前交叉移位术"是如何发挥作用的？

该手术通过患侧颈7神经根切断，术后即刻发挥降低患侧肢体的肌张力的作用，这对提升患肢自主运动能力，改善康复训练效果非常有利。通过健侧颈7神经根经椎体前交叉移位建立了患侧肢体与同侧健康大脑半球的上运动神经元的后天的解剖学连接，再通过周围神经的再生、靶器官的再支配，以及大脑功能区的重塑，术后将实现同侧健康大脑半球对患侧肢体的支配，来部分替代损伤侧大脑半球的抑制性调控功能，对缓解患肢的肌痉挛程度以及运动协调性的中长期效果意义重大。

哪些患者适合"患侧颈7神经根切断＋健侧颈7神经根经椎体前交叉移位术"治疗？

（1）任何脑源性损伤（脑卒中、脑损伤或脑肿瘤术后等）导致上肢痉挛性偏瘫者，以及原发病稳定，病程超过半年以上者。

（2）患者无认知功能障碍，一般情况良好，能够积极配合术前、术后康复训练。

（3）瘫痪肢体感觉功能好，有一定运动功能，Brunnstrom分期3级以上者。

（4）瘫痪肢体定位功能尚可，无明显震颤，一般肩肘功能尚可，以手指打开功能不佳为主者。

"患侧颈7神经根切断 + 健侧颈7神经根经椎体前交叉移位术"有哪些风险？

该手术不是针对患者脑部原发病灶，而是通过患者双侧臂丛神经进行外科手术干预以达到治疗目的，因此，手术医生应具备良好的显微外科技术和丰富的臂丛神经损伤的治疗经验，这样才能确保该手术的治疗效果，降低手术风险和并发症。该手术不会对健侧肢体感觉、运动功能造成明显障碍，术后出现的轻微感觉、运动减退将会逐步代偿恢复；术后患侧肢体的肌张力会显著降低，而患肢已经恢复的肌力将不受明显影响。该手术切口小，失血少，对脑部原发性疾病无影响。

"患侧颈7神经根切断 + 健侧颈7神经根经椎体前交叉移位术"术后要注意什么？

（1）术后患侧肢体与头颈部需要通过特制支具固定6周，以确保双侧颈7神经交叉移位缝合处无张力愈合。

（2）术后即开始规范化康复训练，根据患肢活动范围，确定训练计划。

（3）规范神经营养治疗，促进神经再生、靶器官神经再支配和脑功能重塑。

（4）保持良好的生活习惯，维持健康的作息规律，积极控制高血压、高血脂等慢性基础性疾病，避免原发病再发。鼓励患者保持与外界的接触，多与人交流，保持较好的身心康复状态。

为什么治疗骨肉瘤不一定要截肢？

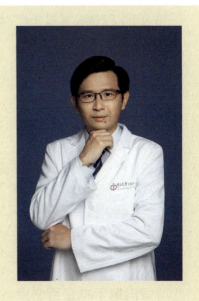

谢显彪 中山大学附属第一医院骨肿瘤科主任医师、博士研究生导师、博士后合作导师、骨肿瘤科副主任。中华医学会骨科学分会骨肿瘤学组青年委员，中国抗癌协会肉瘤专业委员会青年委员，中国研究型医院学会骨科创新与转化专业委员会骨肿瘤学组青年委员，中国医药教育协会骨软肿瘤专业委员会委员，广东省医师协会骨肿瘤分会秘书，广东省医学杰出青年人才。

什么是骨肉瘤？

骨肉瘤俗称"骨癌"，是最常见的原发恶性骨肿瘤，占所有骨骼原发恶性肿瘤的 1/3。骨肉瘤好发于青少年，常见年龄在 10～25 岁，部位则多见于膝关节周围。这种肿瘤的恶性程度较高、进展速度快，20% 的患者在初诊时就已经出现了远处转移，并伴随较高的死亡率和致残率。

如何及早发现骨肉瘤？

骨肉瘤最常见的早期表现为疼痛和肿块。骨肉瘤引起的肢体疼痛呈进行性加重，且多伴有夜间疼痛。这种疼痛与运动无关，即使患者在休息状态下也会有明显的肢体疼痛，且随着时间的推移疼痛症状越来越明显，这是骨肉瘤的疼痛区别于儿童生长痛的要点。随着疼痛的加剧，儿童常常会因此减少活动或出现跛行表现。到后期，关节附近可以触摸到肿块，其质地偏硬、边界不清、不能推动，触碰有压痛，皮肤温度升高，表面血管迂曲怒张。

总体而言，骨肉瘤早期症状比较隐匿且不具有特异性，建议家长注意观察，一旦发现孩子经常说肢体疼痛，并且有夜间痛、静息痛且疼痛进行性加重的情况，应提高警惕并及早到医院进行 X 光或者核磁共振等检查，以免错过治疗的最佳时机。

如何治疗骨肉瘤？

目前，骨肉瘤的治疗方式主要是手术联合新辅助化疗，即术前化疗、手术治疗和术后化疗，俗称"三明治"疗法。对局部肿瘤不能彻底手术切除的患者，我们也会采取放疗等措施控制病情。

新辅助化疗是骨肉瘤治疗至关重要的手段，可以为保肢手术创造有利条件，同时减少局部复发和远处转移，从而使疗效得到显著提升。随着基因组学研究深入及精准医学时代的来临，部分骨肉瘤患者在标准化疗失败后，还可以选择靶向治疗或者免疫治疗。

骨肉瘤手术是否必须截肢？

很多患者一听到诊断骨肉瘤后，最担心的就是能否保住肢体。目前，通过手术前的新辅助化疗，临床上 80%～90% 的患者都可以保住肢体，无须截肢。保肢手术有一定的指征，须根据病情和患者意愿进行综合判断。一般认为，Ⅱb 期前且对化疗敏感的患者可进行保肢手术；若患者对化疗敏感且转移灶可控，即便已经发生转移，也可考虑保肢。另外，保肢手术还需要考虑到重要血管、神经是否被肿瘤进犯、保肢手术后肢体功能是否优于假肢以及患者耐受能力和意愿的问题。

术式方面，经过广泛的肿瘤切除后，保肢手术分为人工假体置换和生物重建两大类。近年来，随着手术技术的进步、人工材料的发展以及人工假体设计方式的进步，大多数患者可以保存肢体，且保肢手术后肢体的功能得以改善。

骨肉瘤的预后情况好吗？

20 世纪 70 年代以来，随着新辅助化疗的广泛应用，骨肉瘤的疗效得到了显著提升。目前，经过规范的综合治疗，80%～90%的患者能保住肢体、60%～70%的患者可长期生存。尽管仍有40%左右的患者在治疗的过程中可能出现耐药和后期的肺转移，但目前肺部病灶的微创切除、放疗结合化疗或者靶向、免疫等综合治疗，30%左右的肺转移患者可以获得长期生存。

在骨肉瘤治疗方面，我们强调早期诊断、规范化的综合治疗，这样才更有可能收获理想的预后和肢体功能。随着医学的进步和发展，新的治疗手段、治疗药物不断涌现，骨肉瘤的整体治疗效果也在逐步改善，新药和新疗法的临床研究为骨肉瘤患者带来新的曙光。

为什么骨关节炎需要重视全程规范治疗？

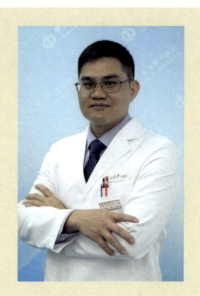

张志奇 中山大学附属第一医院关节外科主任医师、博士研究生导师、关节外科副主任。国家药品监督管理局医疗器械技术审评专家、中华医学会骨科学分会创新与转化学组青年委员、广东省医学会关节外科学分会青年委员会副主任委员、广东省医师学会骨科分会基础学组副组长、广东省健康管理学会骨科学分会秘书长、广东省康复医学会疼痛分会关节疼痛专业委员会常务委员、首批广东省杰出青年医学人才。

骨关节炎及其危害是什么？

骨关节炎是一种关节退行性疾病，是老年人的常见病，在我国2.54亿60岁以上人群中，有1.4亿人患有骨关节炎，且随着老龄化的不断进展，其发病率也会随之攀升。《中国骨关节炎诊疗指南（2021年版）》中提到，骨关节炎不仅可以导致关节疼痛、畸形与功能障碍，还可显著升高心血管事件发生、下肢深静脉血栓栓塞、髋部骨折及全因死亡率的风险。目前，在我国中老年致残性疾病中，骨关节炎位列第二，约53%的患者因此致残，给家庭乃至社会都带来沉重的负担。

骨关节炎的基础治疗是什么？

手术是治疗晚期骨关节炎的有效手段，是不是所有的骨关节炎都需要手术呢？其实不然。骨关节炎的治疗重点在于缓解疼痛并矫正关节的畸形，从而提高患者生活质量，其中，基础治疗起到了重要的作用。基础治疗即早期、联合、个体化的治疗方式，主要包括以下五个方面。

（1）健康教育，即患者要改善不良的生活、工作习惯。

（2）运动治疗，即在医生指导下，进行对改善病情有帮助的针对性运动。

（3）药物治疗，即在医生指导下，使用可以缓解症状、保护软骨的药物，包括口服及外用的药物。

（4）物理治疗，即通过物理的作用促进局部血液循环，减少炎症反应和关节疼痛。

（5）行动辅助，主要针对高龄老人，即使用拐杖、支具等器械支持行动。

骨关节炎患者饮食生活要注意什么？

首先，骨关节炎患者应避免对关节造成大的负荷，因此要求患者控制体重、避免超重，即减少高热量食物的摄入。其次，患者应摄入足够的蛋白质、钙和维生素 D，倡导多摄入牛奶、豆制品、鱼肉和鸡蛋，并保证足够日晒促进维生素 D 的合成转化。女性因受到更年期影响，建议将基础摄入和控制的时间提前。最后，应戒除不良饮食习惯，如抽烟、酗酒等。抽烟会减少骨量，而酗酒则会增加股骨头坏死的风险。

骨关节炎患者可以做什么运动？

患者应依据个人情况在医生建议下选择适合自己的运动方式、强度与时长。

首先是低强度的有氧运动，如慢跑、游泳、太极等，以动作轻柔的运动为宜，切忌做扭转过度的运动，如动作太大的广场舞，运动时须佩戴护膝，但日常生活中不需要佩戴。

其次是关节周围力量的锻炼，即与肌肉、跟腱紧密相关的运动，主要为了保持肌肉力量的平衡，包括主动牵拉运动以及助力运动等，如直腿抬高、小幅度静蹲、腿部屈伸等。若老人平衡力差，做静蹲时可扶着凳子或扶手，避免摔倒。

最后还可以做手部力量的锻炼，如平衡、推墙、爬墙等，还可预防肩周炎。

骨关节炎手术的类型有哪些？

针对骨关节炎，可采用微创手术和关节置换手术。

（1）微创手术。包括软骨修复、关节镜清理、截骨手术等，它们都有各自不同的适应证，具体术式的选择须由专业医生判断。目前，微创手术都可达到创伤小、恢复快的效果，患者术后应依照医生指导进行康复训练。

（2）关节置换手术。主要用于治疗晚期和严重的骨关节炎患者，经过多年发展，目前该手术已被多次优化，患者术后大多可快速恢复，一般术后3天左右即可恢复较好的活动能力。通过手术，患者的关节畸形得到矫正，疼痛明显缓解，逐渐恢复自理能力，生活质量也随之提高。

为什么治疗青少年脊柱侧凸不一定需要进行手术?

刘辉 中山大学附属第一医院脊柱外科主任医师、博士研究生导师、骨科实验室副主任。中华医学会骨科学分会微创骨科学组青年委员,中国中西医结合学会骨伤科分会委员,广东省医学会脊柱外科学分会脊柱畸形学组委员,广东省康复医学会脊柱脊髓专业委员会青年委员会副主任委员,广东省康复医学会脊柱脊髓专业委员会脊柱畸形学组委员,广东省中西医结合学会骨科微创专业委员会委员,广东省健康管理学会脊柱专业委员会委员、秘书长,国际矫形与创伤外科学会(SICOT)会员、AOSpine国际会员、中国区青年讲师。

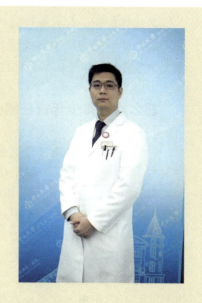

脊柱侧凸有什么危害?

脊柱侧凸是指一个或多个脊柱节段从正面看出现向侧方的弯曲。从侧面看,生理前凸和后凸发生改变;从横断面看,产生旋转的一种畸形。它的危害包括生理和心理两个方面:①生理危害。它可带来严重的外观畸形,影响孩子的身高发育。同时,它还可压迫脊髓和神经,引起截瘫或椎管狭窄的症状。此外,它还会影响胸廓发育,引起心肺功能障碍。②心理危害。它可使患者产生自卑情绪,从而影响他们的心理健康发展乃至后续的学习、工作和婚恋。

如何判断孩子有无脊柱侧凸？

家长可在家进行 Adam 试验，即让孩子背部完全裸露，查看其是否存在双肩不平衡，向前弯曲时背部是否有一高一低的隆起。

一旦怀疑孩子存在脊柱侧凸，建议立即就医。确诊脊柱侧凸需要通过更专业的影像学检查，包括 X 光、CT 和磁共振，只有脊柱侧凸的角度（Cobb 角）大于 10°时才被认定为脊柱侧凸，否则仅为姿势不对称。

怎么治疗青少年脊柱侧凸？

治疗方法有三大类，分别是观察、支具治疗和手术治疗，一般根据疾病进展的不同阶段选择不同的治疗方法。

脊柱侧弯角度小于 25°～30°且孩子仍处于生长发育阶段时，应密切进行医学观察，即每 3 个月或 6 个月拍摄脊柱全长 X 光片，并将其与此前结果比对，观察角度是否有改变。如果脊柱侧弯角度在 45°左右，即便患者已经度过发育高峰期甚至已经是成人，也仍需定期随访观察。

当脊柱侧凸角度大于 25°，或 6 个月内出现 5°～10°进展时，则需要进行支具治疗，防止患者在生长发育时侧弯角度急速增大。支具治疗需要患者和家长的配合，保证每天佩戴 2～22 小时，并持续佩戴 2～6 周，其后检查治疗效果。当治疗 1 年后，脊柱侧凸角度能减少 50% 或以上，则可逐渐减少佩戴时间；而当脊柱侧凸角度每年增加 5°以上，则需要增加佩戴时间。当患者骨骼发育成熟后，即可考虑停止佩戴支具。

当脊柱侧凸角度超过 40°～45°，或患者出现心肺功能障碍、躯干严重倾斜、外观严重畸形时，则需要考虑进行手术治疗。

脊柱侧凸手术安全吗？

脊柱侧凸手术的主要目的是融合脊柱以防止畸形的进一步进展，将畸形对身体的影响降到最小。术式包括前路手术、后路手术和前后路联合手术，目前以后路手术最为常用和安全有效，常规手术一般只需要 3～4 个小时。

为了提高畸形矫正率和减少创伤，对存在手术指征的患者而言，最佳手术时间是 12 ~ 18 岁。手术一般不对日常活动的灵活性带来明显影响，一般术后 3 ~ 6 天即可出院回家，术后半年内需要佩戴支具并避免弯腰、扭腰、提重物以及剧烈的体育活动等，半年后即可逐步恢复正常的生活。

为什么扁平足的孩子应穿矫形鞋？

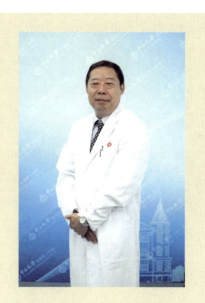

黄东锋 中山大学附属第一医院康复医学科教授、主任医师、博士研究生导师。世界卫生组织康复合作中心主任、国际物理医学与康复医学学会国际交流委员会亚澳区主任、中国康复医学会居家康复专业委员会主任委员、中国医师协会康复医师分会副会长、广东省康复医学与临床转化工程技术研究中心主任。

如何判断是否为扁平足？

正常情况下，足弓在我们行走的时候可以起到向前推动和缓冲冲击力的作用，当足弓异常时会影响行走，带来下肢疲劳、酸痛，甚至关节劳损等负面影响，常见的足弓异常包括高弓足和扁平足。

家长在家中可以进行简单的足部观察，即让孩子打湿双脚在地面或报纸上留下湿脚印，粗略判断孩子足弓是否正常，如足底印中间出现间断则可能是高弓足，而足弓下塌使足底印的足印面积增大时，则可能是扁平足。

当怀疑孩子为扁平足但不能确定时，家长应带孩子到医院由专业医生进行相关的检查诊断，确定孩子是否的确存在扁平足现象，或是否存在发育异常的问题。

扁平足在行走中更容易造成疲劳、疼痛和劳损，导致扁平足孩子不愿意参加体育活动，这样不利于他们的生长发育。家长应该通过积极和科学的方式进行干预，尽可能降低扁平足给孩子活动带来的负面影响。

扁平足的孩子应该穿什么鞋？

在孩子 0～4 岁时，发现孩子有扁平足倾向（也称为假性扁平足）时，在要求鞋子合脚和厚薄适中的基础上，可以为孩子选择鞋底有一定硬度，能对足底起到承托和支撑作用的鞋子。

在 4～13 岁的阶段，孩子足部生长得特别快，这时候可以针对扁平足倾向进行相应的矫正，阻止结构性扁平足的形成。家长应该给有扁平足的孩子选择有一定高度承托的鞋子，也就是鞋子底部要相对厚一些。

如何正确给孩子选择鞋垫？

对有扁平足倾向的孩子，鞋子和鞋垫必须相互配合使用，鞋垫的作用不可忽略。在选鞋的过程中，建议家长选择能对足弓起到承托和减震作用的鞋垫，可以起到减轻足部疲劳和酸痛的作用，长远可避免对足部产生局部损伤。

足部正常的孩子也应选择穿着舒适的鞋垫，同样可以起到分散压力和缓解疲劳的作用，尤其是参加各类运动项目的时候更要注意运动鞋和鞋垫的选择。

3D 打印鞋垫有什么优点？

3D 打印是近年来在矫正足部健康领域的创新技术再转化应用，可用于制造鞋垫和矫形鞋甚至更复杂的产品，提高个性化适配的技术水平。

通过 3D 打印技术与智能检测的结合，首先能简化鞋垫的制作流程；其次在电脑上修改相关图像和数据十分方便，减少设计的局限性。今后在同人工智能技术结合时能做到更加精准快捷。目前，利用这项技术制作鞋垫是相当便捷的，一般 30～60 分钟即可完成一双均质化的矫形鞋垫的打印。

哪些动作可以改善足部发育？

（1）增强足部肌肉的运动，包括足尖运动、提起足跟、脚趾抓地等。

（2）脚底运动，比如用圆棒或圆球放在足部滚动等。

（3）小腿的伸展性运动，包括推、拉、牵、伸等动作。

（4）盘膝坐、蛙泳动作和骑车，可以矫正八字脚。

此外，还要避免不良坐姿，包括跪坐、趴着、X型坐姿等。

为什么脑卒中患者要开展康复治疗？

刘鹏 中山大学附属第一医院康复医学科主任医师、博士研究生导师、康复医学科副主任、物理医学与康复学教研室副主任。中国康复医学会创伤康复专业委员会副主任委员、中国医院协会医疗康复机构分会委员、中国女医师协会康复医学专业委员会常务委员、广东省医学会物理医学与康复学会分会常务委员、广东省医院协会康复医学专业管理委员会副主任委员、广东省医师协会康复科医师分会常务委员、广东省残疾人康复协会理事兼肢体残疾康复专业委员会主任委员等。

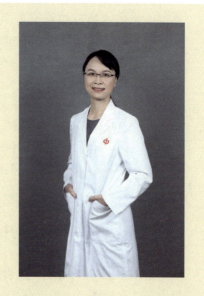

什么是脑卒中？

脑卒中即老百姓常说的中风，也称脑血管意外，是由于脑部局部血液循环障碍所致的神经功能缺损的综合征。

根据血管病变情况的不同，脑卒中分为两种，分别是脑部血管堵塞引起的缺血性脑卒中，即脑梗死，以及脑部血管破裂导致的出血性脑卒中，即脑出血。其中，脑梗死约占70%～80%。

脑卒中起病急，有发病率高、致死率高和复发率高的特点，大约有2/3脑卒中幸存者会出现各种功能障碍，不仅给患者生命健康带来严重危害，还给家庭和社会带来沉重的负担。

脑卒中有什么常见的表现？

脑卒中常见表现有以下六种：①意识不清；②"三偏"症状，即偏瘫（一侧肢体无力）、偏身感觉障碍（一侧肢体麻木）和偏盲；③言语改变，如说话含糊不清、胡言乱语，甚至无法表达，也可能无法理解他人说话；④吞咽障碍，即饮水呛咳甚至无法进食；⑤认知障碍，如记忆力差，不认识亲人、不知道时间和地点等；⑥其他表现，如生活不能自理、情绪暴躁或低落、肢体疼痛等。

患者和家属可通过 FAST 的方法快速识别及处理脑卒中：F（Face）指脸部，出现口角歪斜、流口水、脸部不对称；A（Arm）指胳膊，不能抬起手臂，一侧肢体无力或麻木；S（Speech）指说话，言语含糊不清、表达障碍等；T（Time）指时间，一旦发现以上问题，应迅速求助，及时送医，及时诊断治疗。

为什么脑卒中患者要开展康复治疗？

脑卒中患者可出现一系列功能障碍，包括运动障碍、感知觉障碍、交流障碍、认知障碍、心理障碍等，导致患者生活无法自理，无法回归家庭和社会，不能从事原有的工作。

康复治疗可以改善脑卒中患者的功能状况、预防并发症、提高患者生活自理能力、促使患者早日回归家庭及社会。

因此，脑卒中患者需要进行康复治疗。

什么是脑卒中三级康复网络？

根据康复治疗的时机和场所，脑卒中一般分为三级。

（1）第一级康复。主要在神经内科病房进行，在对患者进行临床治疗，控制疾病进展的同时，开展早期康复，以预防各种并发症，减轻和改善患者的功能障碍。

（2）第二级康复。患者病情稳定后转入康复医学科或康复医院进行全面的功能康复。

（3）第三级康复。对病情稳定且经治疗功能改善的患者，可回归社区和家庭，进行社区康复和居家康复，其间，患者须定期复诊，及时调整康复方案。

脑卒中后什么时候开展早期康复治疗？

当脑卒中患者生命体征平稳，神经系统症状不再进展，48 小时后应尽早开展康复治疗。轻度的脑卒中患者在发病后 24 小时可以进行病情评估并开始康复介入。

如何开展脑卒中康复治疗？

脑卒中康复治疗的开展，需要医生、护士、治疗师等团队协作，不同专业的康复治疗师，会在脑卒中康复治疗中扮演不同的角色。常见的康复治疗方法包括物理治疗、作业治疗、语言治疗、康复工程等。

（1）物理治疗。包括声疗、光疗、电疗、热疗、水疗等物理因子治疗，以及各种运动治疗、手法治疗等，目的是预防因为卧床和肢体活动障碍导致的并发症，提高患者的肢体运动功能，改善患者坐、站及行走能力，减轻疼痛等。

（2）作业治疗。是一种以改善手功能、认知功能和日常生活能力为目标的康复治疗手段。

（3）语言治疗。主要评估并训练患者的语言能力和吞咽能力。

（4）康复工程。利用矫形器和辅助器具，促进患者功能改善。如针对部分偏瘫患者，可通过矫形师评估后，制作专门的支具改善手功能；配制矫形器来预防下肢关节挛缩并改善步行能力；或者选用助行器和手杖，改善步行能力等。

为什么帕金森病患者需要进行康复治疗？

陈曦 中山大学附属第一医院康复医学科教授、主任医师、博士研究生导师，康复医学科、物理医学与康复学教研室副主任。中国康复医学会言语康复专业委员会常务委员、中国康复医学会科技管理与评估委员会常务委员、中国康复医学会帕金森病与运动障碍康复常务委员、中华医学会物理医学与康复学分会神经康复学组委员、广东省医学会物理医学与康复学分会神经变性疾病学组组长、广东省康复医学会帕金森病康复专业委员会副主任委员。

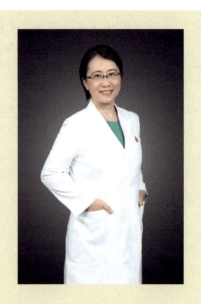

什么是帕金森病？

帕金森病是一种慢性进行性的中枢神经系统变性疾病，目前我国帕金森病患者人数已经超过300万，约占全球总发患者数的一半。帕金森病发病主要与年龄相关，也与遗传和环境有一定关联性。主要临床症状包括静止性震颤、强直、运动迟缓和姿势不稳。目前，帕金森病仍是一种不可治愈的疾病，患者需要通过药物、手术、康复等多种方式进行治疗，让身体维持较好的状况，保持自理能力和提高生活质量。

帕金森康复治疗有什么项目，可以改善哪些症状？

帕金森康复治疗主要包括物理治疗、作业治疗、言语治疗，物理治疗以运动疗法为主，让患者学习正确的锻炼方法；作业治疗主要是改善患者手功能，为患者进行日常生活的指导，家居环境各方面的改造；言语治疗主要是改善患者的吞咽障碍和构音障碍。此外，还有文娱治疗、心理治疗等，帮助患者更好地参与社会活动，回归社会。

帕金森病患者接受康复治疗，可以达到什么样的疗效？

（1）纠正患者的运动障碍。康复治疗可以通过运动的方式降低患者肌张力，从而矫正患者异常的姿势和步态，提升他们的运动机能；可以改善患者的平衡能力，帮助他们更好地维持行走、转移的功能，进而促进患者社会参与。

（2）改善患者的吞咽障碍和构音障碍。通过康复的手段让患者进行相应的锻炼，能改善患者饮水呛咳以及言语不清等问题。

（3）提高患者的生活自理能力。康复训练可以提高患者的手功能，促进患者独立生活；同时，可以指导患者使用生活辅助用具，提高患者的自理能力。

哪些生活设施的改造对帕金森病患者康复有利？

（1）在患者床边、坐便器旁边安装拉手，方便患者通过拉手借力进而自行站立。

（2）使用特殊的餐具：在餐具下安装防滑垫、加粗餐具手柄、选用双手柄杯子等，都有利于患者独立进食。

（3）改善家居环境，尽可能为患者提供宽敞明亮的环境，在拐弯、由宽变窄的地方，可以在地上画线提醒患者，让患者踩线通过以便他们更好地通过。

如何改善帕金森病患者的言语障碍？

有70%~90%帕金森病患者在病程中会出现言语障碍，包括音量下降、音调单一、发音不清等，会给患者社交生活带来很大的障碍。因此，对帕金森病患者的言语障碍需要早发现、早治疗。

国际上公认的对帕金森病言语障碍有长期疗效的治疗技术是励-协夫曼言语训练治疗技术，也叫作"LSVT-Loud"技术，需要在治疗师的指导下，进行连续4周、每周4天、每天1小时的专病训练。该项技术可以提高帕金森病患者音量，改善发音清晰度。此外，唱歌也是可以改善患者呼吸和发音的有效方式，可以帮助患者通过呼吸的调整和控制来进行节律和音调音量的训练。集体唱歌、唱戏等活动都是帕金森病患者适宜的群体性活动，在改善自身言语功能和呼吸功能的同时也提高了社会参与性。

如何改善帕金森病患者的吞咽障碍？

帕金森病患者吞咽障碍在早期表现为不自觉地流口水，后期可以出现饮水呛咳，具体程度可以用洼田饮水试验进行评估。吞咽康复主要是对患者进行专门的吞咽训练，让他们更好地运用口唇面部的肌肉完成吞咽的动作。若呛咳的问题比较明显，则需要考虑改变食物的性状，患者尽可能进食糊状食物，以正确的姿势和一口量进食，确保安全进食。

骨质疏松了，光补钙可以吗？

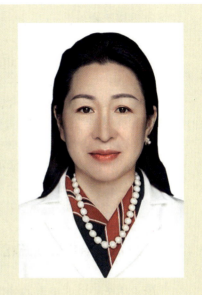

蔡冬梅 中山大学附属第一医院内科副教授、副主任医师。中国老年医学学会骨与关节分会骨内科学术工作委员会副主任委员、中华医学会内分泌学分会骨代谢学组委员、中国老年医学学会骨与关节分会第一届委员会委员、广东省健康管理协会老年医学专业委员会副主任委员、广东省康复医学会骨质疏松与相关疾病分会常务理事、广东省医疗行业协会骨质疏松管理分会常务委员、广东省医师协会骨质疏松和骨矿盐疾病工作委员会第一届委员会常务委员、广东省中医药学会络病专业委员会第二届委员会常务委员、中华医学会广州分会骨质疏松学分会委员。

哪类人容易患骨质疏松？

（1）绝经后的女性。雌激素对破骨细胞有抑制作用，但绝经后的女性体内的雌激素水平会急速地下降，导致破骨细胞变得活跃，最终加速骨钙的溶解和流失。

（2）老年人。随着年龄的增长，人体机能会出现退化，骨密度也会随之下降，出现骨质疏松或是其他骨关节疾病。

（3）有不良生活习惯的人群。比如大量饮用咖啡和酸性饮料、过少或过多摄入蛋白质食物、饮食过咸和少晒太阳等习惯都可引起骨质疏松。

（4）患某些疾病或使用某些药物可继发骨质疏松。如性腺功能减退症、多种内分泌系统疾病（如糖尿病、甲亢、甲旁亢）、风湿免疫疾病、胃肠道疾病、血液系统疾病、神经系统疾病等，长期使用糖皮质激素、免疫抑制剂、抗癫痫药物、抗乙肝病毒药物、芳香化酶抑制剂、质子泵抑制剂等，均会继发骨质疏松。

骨质疏松与驼背和骨折有什么关系？

骨质疏松症初期通常没有明显的临床表现，因而被称为"寂静的疾病"。但随着病情进展，骨小梁因骨吸收的积累，随着时间的推移渐渐变细、断裂，导致骨脆性增加，出现脊柱变形、身高变矮、驼背，甚至在轻微外力下便出现骨折，即脆性骨折，常见骨折部位为椎体、髋部、腕部等，脆性骨折严重影响患者的生活质量甚至生命。当然也有部分患者平常没有临床症状，仅在发生脆性骨折时才被诊断为骨质疏松症。

补钙可以治疗骨质疏松吗？

患骨质疏松说明患者的骨代谢出现了失衡，也就是骨吸收的速度大于骨形成的速度。补钙不能阻止骨吸收的过程，更不能逆转骨代谢的失衡。因此，光靠补钙并不能治疗骨质疏松，而需要联合其他抗骨质疏松的药物来进行治疗。

当然，钙是骨骼重要的组成部分，我们需要保证每天摄入充足的钙。对绝经后妇女和老人而言，推荐每天摄入 1000 mg 左右的钙，正常饮食一般可摄入 400 mg 左右钙量，其他就需要通过钙剂进行补充。

除了补钙，还需要补充维生素 D，特别针对无法保证充足日晒的人群，推荐剂量可为每天 800～1200 IU。

骨质疏松如何进行药物治疗？

当骨密度丢失到一定程度，即便使用抗骨质疏松药物，也难以让患者的骨密度完全恢复正常，但依然推荐患者按照疗程坚持用药提升骨密度，进而降低骨折的风险。

对原发性骨质疏松患者而言，在医生指导下控制适当的疗程，药物以抗骨吸收或促骨形成的药物为主。部分绝经后的妇女可使用雌激素替代法治疗骨质疏松，但使用前需全面评估利弊并定期随访监控。

骨质疏松的治疗是一个缓慢和长期的过程，患者切忌因为疼痛消失就擅自停药，否则可能会失去治疗的时机。

如何预防骨质疏松呢？

在步入老年或是女性绝经前，我们应该做好峰值骨量的建立和累积，也就是从年轻开始就要注意营养均衡和适当运动，确保钙和维生素 D 摄入充足。部分老年人并没有出现骨质疏松，甚至骨密度的 T 值仍保持正数，这与他们峰值骨量较高有关。

对 50 岁以上的人群而言，应定期进行骨密度的检查，了解骨骼的情况，及早发现骨质疏松和进行相应的治疗。

若因病需要长期服用糖皮质激素等药物，应定期检查骨密度，并及早进行相应的治疗手段来预防骨量的丢失。

第七章 抵御癌症的正确方式

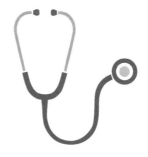

为什么结直肠癌发现时多是晚期？

谭进富 中山大学附属第一医院胃肠外科副教授、副主任医师、胃肠外科中心教学主任，普通外科、内镜中心副主任，中山大学中山医学院解剖教研室临床副主任，基础外科学院执行副院长。英国爱丁堡皇家外科医学院委员，香港外科医学院委员，广东省临床医学会结直肠外科专业委员会常务委员、秘书长，广东省医学会微创外科学分会常务委员、普外学组副组长，广东省医师协会减重与代谢病工作委员会常务委员，广东省基层医药学会疝与腹壁外科专业委员会副主任委员，广东省医师协会疝和腹壁外科医师分会常务委员、青年医师专业组副组长，广东省医师协会疝和腹壁外科医师分会食管裂孔疝学组成员。

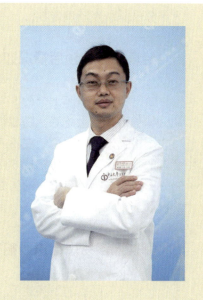

为什么结直肠癌发现时多是晚期？

结直肠包括盲肠、升结肠、横结肠、降结肠、乙状结肠和直肠，发生在这些部位的癌统称为结直肠癌，或者说是大肠癌。目前，我国每年新发的结直肠癌患者超过40万人，在我国癌症的发病率中位于第三位；每年死于结直肠癌的患者超过18万人，在我国癌症的死亡率中位于第五位。我国结直肠癌的发病率呈不断增高的态势，形势十分严峻。

结直肠癌在早期、中期甚至晚期都不会对患者造成明显不舒服，即无明显症状。当结直肠癌明显增大,甚至发生明显转移时,患者才会出现腹泻、便秘、大便频次改变、便血、腹痛、贫血、体重减轻等症状。患者一般很难通过症状早期发现结直肠癌。不少患者因出现上述症状而去就诊,但发现时大部分已是结直肠癌晚期。

结直肠癌的预后情况如何?

结直肠癌在临床上分为 5 期,分别是癌前病变、Ⅰ期、Ⅱ期、Ⅲ期和Ⅳ期,越早治疗效果越好。随着病程的推进,患者的预后情况会急剧下降。

严格意义上,癌前病变不算真正的结直肠癌,只要进行切除就不会影响患者的生存;据统计,Ⅰ期 5 年生存率大约为 90%;Ⅱ期 5 年生存率大约为 80%;Ⅲ期 5 年生存率大约为 67%;Ⅳ期,即大众说的晚期,5 年生存率平均仅剩 11% 左右。

哪些人容易患结直肠癌?

针对结直肠癌的发病情况,一般把人群分为 4 个风险等级:低风险、一般风险、风险增高和高风险,其患结直肠癌的概率将依次增高。

(1) 低风险人群。50 岁以下且无相关病史和家族病史的人群,结直肠癌发病概率为 3%~5%。

(2) 一般风险人群。50 岁以上的普通人士,结直肠癌发病概率为 5% 左右。

(3) 风险增高人群。有肠道息肉或炎症肠病病史、有结直肠癌病史、有结直肠癌家族史,符合任意一项即属于风险增高人群。

(4) 高风险人群。存在相关基因突变和遗传疾病的人群,这部分人群结直肠癌发病率极高。如经典家族性腺瘤性息肉病患者,若不及时治疗,到 50 岁几乎 100% 都会患上结直肠癌。

如何进行结直肠癌的筛查和预防?

结直肠癌的筛查方式主要有肠镜、肠道 CT 和粪便检测等。这些方式各有优劣,其中,肠镜是筛查结直肠癌的"金标准",它敏感性极高,还能同时进行息肉切除、取活检组织等操作。

针对高风险人群，建议 20 岁以前就要开始进行肠镜筛查，而且要与胃肠科医生保持联系；风险增高人群也建议定期进行肠镜筛查。

就其他人群而言，一般建议从 40 岁开始进行结直肠癌的相关筛查，肠镜、肠道 CT 和粪便检测均可，但重在坚持，并根据筛查结果判断下一次筛查的时间和方式。

结直肠癌是一种可以预防的癌症。研究表明，大部分的结直肠癌都是由结肠息肉（小的良性肿瘤）在 5 ~ 10 年间不断发展演变而来的，我们只要在这时间窗口内发现并切除这些良性息肉，就可以对结直肠癌进行预防。

目前，肠镜是一种安全和有效的预防结直肠癌的方法，也是预防结直肠癌最直接、最经济的方法。做一次肠镜的费用远远低于做一次结直肠癌手术的费用，如果结直肠癌术后还要采用放疗、化疗、靶向治疗或者免疫治疗，费用更加高昂，同时患者还要承受更多的痛苦，给家庭和社会带来更大的负担。用肠镜预防结直肠癌是典型的花小钱防大病的方法。

目前，肠镜检查一般非常安全，很少出现并发症。特别是麻醉肠镜（在手上打一针麻醉药），患者在肠镜检查的整个过程中处于熟睡状态，不会感觉到检查的过程，也没有不舒服或者痛苦的感觉。

为什么治疗垂体腺瘤多采用微创手术？

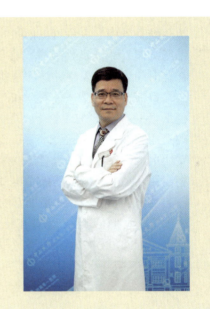

毛志钢 中山大学附属第一医院神经外科副教授、副主任医师、硕士研究生导师。中国垂体腺瘤协作组专家委员会委员、秘书，广东省医学会神经外科学分会委员、秘书。

如何判断是否得了垂体腺瘤？

垂体腺瘤的临床表现与肿瘤的病理种类有关，泌乳素瘤可表现为不孕不育、闭经和泌乳、男性性功能减退，生长激素瘤的主要表现是肢端肥大症和巨人症，促肾上腺皮质激素腺瘤主要表现为以向心性肥胖为主的库欣综合征，促甲状腺激素腺瘤引起中枢性甲亢，部分功能性腺瘤患者合并有高血压、糖尿病等。

随着肿瘤的增大，会有头痛、视力减退、视野缺损等症状，严重时可引起脑积水。少部分患者肿瘤可突发出血，引起卒中、高热、垂体功能低下等表现。

如果怀疑自己得了垂体腺瘤，需要进行相关影像学检查，如垂体CT、动态磁共振，功能性腺瘤还需要结合相应的内分泌检查。

垂体腺瘤一定要手术治疗吗？

临床上，垂体腺瘤约 2/3 都为无功能瘤，肿瘤小、患者没有症状且垂体功能正常，这时无须手术，只需要定期随访即可。而剩下约 1/3 的垂体腺瘤则为功能性腺瘤，则须及早进行干预。手术是功能性腺瘤最主要的治疗手段，此外还有药物治疗、放射治疗等，部分患者需要进行手术、药物治疗和放射治疗相结合的综合治疗。具体的治疗手段应结合垂体腺瘤的病理类型、症状、患者年龄以及是否有生育需求等，选择个体化的治疗方案。

泌乳素瘤患者能怀孕生育吗？

育龄泌乳素瘤女性患者能否妊娠生育需要根据不同情况决定。

若肿瘤直径小于 1 cm，孕期肿瘤增大的概率很小，确认怀孕后可以立即停药。部分患者黄体功能不全，可服药帮助改善黄体功能，直至孕 12 周后再停药。怀孕期间以加强监控为主，若出现视力和视野变化需要进行检查，以平扫 MR 为宜，以避免给胎儿带来潜在风险。

若怀孕前就确诊肿瘤较大（直径大于 1 cm），应先服药缩小肿瘤再考虑怀孕，药物治疗效果不佳时则需要手术减瘤后再考虑怀孕。因孕期肿瘤继续增大，推荐孕期全程进行溴隐亭治疗。

如何治疗泌乳素瘤？

泌乳素瘤是功能性垂体腺瘤中最常见的，占了近一半的病例。对泌乳素瘤的治疗，因药物可取得较好疗效，手术治疗则需要慎重考虑。肿瘤较大伴明显视觉功能障碍、耐药或是患者无法坚持长期服药时可考虑进行手术。

临床上常用于治疗泌乳素瘤的药物是溴隐亭，药量一般从半片开始逐步增量，最多增加到每天 6 片，再继续加大药量不会产生更好疗效。建议患者在餐后服用，并定时复查泌乳素水平。

此外，还有卡麦角林，它的副作用会更轻微，且作用时间长，一般每周常规服用 2～4 片，但目前该药国内还没有正式上市。

垂体腺瘤可以进行微创手术吗？

随着医学技术的发展，越来越多垂体腺瘤可以通过内镜经鼻微创手术切除，临床上微创手术比例达到95%以上。

随着内镜技术的普及，内镜经鼻微创手术具有视野清晰、抵近观察和放大效应的优点，在对患者视觉功能保护、内分泌缓解率和肿瘤全切除率方面都要优于传统手术。

部分患者存在肿瘤明显侵犯海绵窦侧方或明显向颅内生长等情况，单一手术方式操作难度较大，需要通过内镜经鼻手术、开颅分期手术或经鼻开颅联合手术进行治疗，该部分患者约占患者总数的1%～2%。

尽早发现前列腺癌，为什么要定期做 PSA 检查？

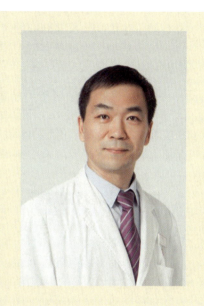

王道虎 中山大学附属第一医院泌尿外科教授、主任医师、硕士研究生导师。国家癌症中心国家肿瘤质控中心前列腺癌质控专家委员会委员，中国人体健康科技促进会泌尿男生殖系肿瘤专业委员会副主任委员，中国医师协会泌尿外科医师分会肿瘤学组委员、副秘书长，广东省健康管理学会泌尿及男科学专业委员会副主任委员。

前列腺癌发病和哪些因素有关？

前列腺癌是危害男性健康的主要疾病，目前在我国呈现发病率逐年增加以及晚期患者较多的特点。它的发病与以下四个因素有关。

（1）年龄。前列腺癌好发于老年人，中位发病年龄为 65～67 岁，随着筛查项目的普及，发病年龄呈现年轻化的趋势。

（2）遗传。父亲或兄弟是前列腺癌患者的人群，发病率也高于其他人。

（3）种族。亚洲人发病率最低，但也会因为环境变化而发生改变，研究发现，移居美国的日本人前列腺癌发病率与当地美国人相似，高过日本本土居民。

（4）生活因素。包括长期熬夜、高蛋白饮食、过量吸烟喝酒、肥胖、输精管结扎、某些职业暴露等因素，都会增加前列腺癌的发病率。

前列腺癌有哪些症状？

早期前列腺癌没有特异性症状，主要变现为尿频、尿急、排尿困难等前列腺增生症状，也有部分患者因为血尿就诊，但这些症状均没有特异性，因为不能凭症状就诊断前列腺癌。

到了晚期，前列腺癌可表现为骨痛和病理性骨折，主要是与癌细胞骨转移有关的症状。

因此，要想及早发现前列腺癌，关键在于定期进行前列腺特异性抗原（PSA）筛查和直肠指检。建议男性可从 50 岁开始进行 PSA 筛查，若有家族史或其他高危因素，建议 45 岁即开始筛查。若 PSA 筛查或指检结果异常，则须继续完善核磁共振和穿刺等检查确诊或排除前列腺癌可能。

如何确诊前列腺癌？

当 PSA >4 ng/mL、直肠指诊结果异常，或者影像学结果异常的患者，均提示有患前列腺癌的可能性，但不能依此确诊前列腺癌，必须行前列腺穿刺病理检查，以证实是否患前列腺癌。

目前，普遍采用的前列腺穿刺的方法有经直肠超声引导下前列腺穿刺术，以及经会阴超声引导下前列腺穿刺术，两种方法各有优缺点，但具有相同的诊断效果。另外，也可采用融合靶向穿刺等方法，但由于该方法费用较高以及设备不方便等因素仍未普及。

治疗前列腺癌的方式有哪些？

（1）内分泌治疗。适合无法耐受手术或放疗的早、中期患者，也是晚期患者的标准治疗方式。

（2）化疗。应用药物为多西他赛，可应用于晚期各个阶段的患者，联合内分泌治疗，也是雄激素耐受后的主要疗法，安全性非常高。

（3）放疗。与手术有相似疗效，可带来放射性肠炎和放射性膀胱炎等副作用，不少患者无法耐受。放疗在欧美是主要疗法，在我国一般用作辅助治疗。

（4）手术。它是早、中期前列腺癌的首选疗法，现在主流术式为达芬奇机器人辅助系统手术，可进一步减少创伤和出血量，大部分患者无须输血。通过根治性手术，早期患者可实现痊愈，分期在 T2 以内的患者 10 年生存率也可达到 90%。

目前，针对前列腺癌的治疗强调多学科综合治疗，由泌尿科、放疗科、肿瘤科、病理科、放射影像科等学科的医生组建多学科团队，根据患者病情制定综合的个性化治疗方案。

前列腺癌手术时机是什么时候？

对于早期前列腺穿刺发现的前列腺癌，一般认为炎症和血肿需要穿刺后 4～6 周的时间才能得到较好的吸收，因而前列腺癌根治术一般建议在前列腺穿刺后 4～6 周进行。

对于前列腺电切发现的偶发性前列腺癌，一般认为需要在前列腺电切后 3 个月后再进行手术，以避免由于局部水肿或者血肿导致的严重并发症的发生。

对于身体条件好，预期寿命长，局部晚期初诊无法手术的患者，可以行 3～6 个月的内分泌治疗后再评估手术的可能性。

患晚期前列腺癌怎么办？

晚期前列腺癌的主要治疗目是延长患者的生命并改善其生活质量。

针对癌细胞多处转移的晚期患者，采取内分泌治疗能收获不错的疗效，一般存活时间能达到 3 年半，远胜于多数晚期恶性肿瘤。随着治疗前列腺癌新药的不断出现，相信晚期前列腺癌患者的寿命能够得到进一步的延长。

若患者身体状况良好且预期寿命较长，可考虑采用以手术为核心的综合治疗，进一步延长患者的生命并提高其生活质量。

尽早发现肺癌，为什么要做低剂量螺旋 CT 检查？

程超 中山大学附属第一医院胸外科教授、主任医师、博士研究生导师、胸外科主任。广东省医师协会胸外科医师分会副主委、广东省医学会胸外科学分会副主委、广东省医学会肺部肿瘤学分会副主委、广东省医学会胸部肿瘤外科分会副主委、中华医学会肿瘤学分会食管癌分学组委员、国际胸外科协会会员、国际肺癌专业委员会会员、首批广东省杰出青年医学人才。

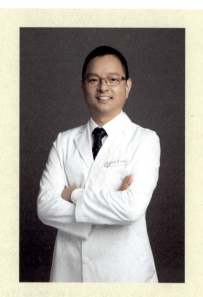

如何及早发现肺癌？

肺癌的高危人群是指 45 岁以上、有较严重吸烟史、有肺癌家族史或是长期从事接触污染空气职业的人群。一般建议此类人群定期进行低剂量螺旋 CT 检查，能够尽快对肺部情况进行基本的诊断。有些在胸片上没办法呈现的磨玻璃结节、肺小结节，都能够通过低剂量螺旋 CT 检查发现。

因为通过抽血检验肿瘤标志物等检查的特异性较差，所以目前尚不能取代低剂量螺旋 CT 检查的筛查作用。低剂量螺旋 CT 检查的优势在于检查时间短、辐射剂量小，民众可以不必担心这项检查会给身体带来辐射危害。

发现肺结节就是得了肺癌吗？

并不一定，肺结节是常见的肺部病变。以磨玻璃结节为例，除了早期肺癌，它还有可能是炎症、真菌性感染、尘肺等。但一些特殊的结节，如增大的磨玻璃结节、实性结节则需要提高警惕，并做进一步的检查以明确是否为肺癌。

对待肺结节，患者自然需要引起重视，但也不必太过担心。当发现肺结节后，需要由专业的医生进行明确的诊断，判断该结节到底是偏恶性的还是偏良性的，是可以持续观察还是需要尽快手术。但不管哪种情况，即使CT筛查发现的肺结节是偏恶性的，一般也都是很早期的，经过系统治疗都能获得比较好的疗效甚至治愈。

肺癌手术的方式有哪些？

肺癌手术方式包括开放手术和微创手术，早期肺癌，大多采用微创手术的方式，其应用率高达95%。

对肺癌患者而言，肯定希望通过手术切除病灶，但为了尽可能减少肺癌复发转移，往往需要对淋巴结进行彻底清扫。手术时，一般会通过改良的方式清扫淋巴结，一方面可以保护神经及其分支以减少术后并发症；另一方面沿着神经对淋巴结进行清扫，这样既安全又能清扫干净，患者术后康复的速度也会更快。

肺癌术后，如何预防复发？

肺癌强调综合治疗，一般在手术后，根据患者不同的病情，可能还会应用靶向治疗、免疫治疗、放射治疗等治疗方法。

术后为了监测肿瘤的复发和转移，建议患者每3个月进行一次常规的系统复查，通常以CT检查为主。若检查结果正常，可逐渐延长定期复查的时间间隔。

此外，我们的研究表明，患者血液中是否存在ctDNA这种物质与肿瘤复发风险有一定关联性，血液中ctDNA阴性的患者复发概率较低。通过研究的继续深入发现，若能进一步明确血液中ctDNA与肺癌复发的关联性，肺癌患者的复查将更为便捷高效，后续治疗也会变得更有导向性。

当腹痛、腰痛时，为什么要警惕腹主动脉瘤？

姚陈 中山大学附属第一医院血管外科教授、主任医师、博士研究生导师，普通外科和普通外科实验室主任、血管外科副主任。国际血管联盟中国分会青年委员会主任委员、中国医师协会血管外科医师分会腔静脉与内脏静脉学组副组长、广东省医学会血管外科分会常务委员兼秘书长、中国中西医结合学会周围血管疾病专委会颈动脉疾病专家委员会副主任委员、中华医学会医学工程学分会外科医学工程与转化学组委员等。

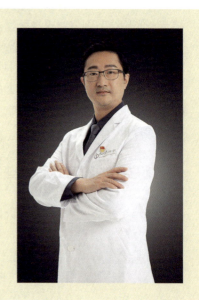

腹主动脉瘤是不是肿瘤？

腹主动脉瘤不是人们常说的"肿瘤"，而是一种血管扩张性疾病，是由主动脉硬化或血管壁薄弱导致动脉出现扩张和膨出形成的。在医学定义上，当腹主动脉直径达到3cm以上或者增大到正常腹主动脉直径的50%以上，即为腹主动脉瘤。

随着腹主动脉瘤的不断增大，血管壁会越来越薄并最终破裂，这时大量血液涌入腹腔，患者会陷入失血性休克，其死亡率可达到80%～90%。

腹主动脉瘤的症状有哪些？

腹主动脉瘤成因与动脉粥样硬化相关，其他病因还有感染、外伤以及白塞氏病等先天性免疫性疾病等。

在腹主动脉瘤破裂之前,患者常无明显症状,多数是由于常规体检或是因其他疾病进行腹部超声、CT、磁共振等检查时发现的。

也有部分患者,由于腹主动脉瘤增大,自己可触摸到腹部出现搏动性包块;或者由于腹主动脉瘤压迫腹腔其他组织器官,如压迫肠道时带来胃肠道的饱胀不适感。若感觉到腹痛、腰痛,则提示瘤体在短时间内迅速增大。疼痛是由于血管壁纤维断裂所产生,动脉瘤随时有破裂的风险,这也称为腹主动脉瘤濒临破裂阶段。这是腹主动脉瘤抢救的重要窗口期,若此时能进行手术,会获得非常高的手术成功率。

发现腹主动脉瘤就一定要手术吗?

腹主动脉瘤不是一发现就马上需要手术,它有明确的手术指征:绝对手术指征为腹主动脉瘤直径达到 5 cm(女性)或 5.5 cm(男性)。此外,出现以下情况也建议手术。

(1)随访发现动脉瘤半年增大超过 0.5 cm、1 年超过 1 cm。
(2)有明显的症状,如压迫的症状、腹痛、腰痛等。
(3)动脉瘤形态有薄弱点或医生评估破裂风险较大。
(4)动脉瘤腔内血栓脱落导致肢体远端栓塞。

术式包括开腹的主动脉瘤切除、人工血管置换术以及微创的腹主动脉瘤腔内修复术,具体术式和手术时机的选择须由专科医生进行评估和选择。

如何把握破裂腹主动脉瘤的黄金救助时间?

腹主动脉瘤一旦破裂,应争分夺秒想尽办法挽救患者的生命,必须把握好破裂后 90 分钟的黄金抢救时间。

当患者到院后,急诊医生需要在 30 分钟内完成确诊和初步评估,若该院没有相关条件,也需要在 30 分钟内尽快转诊到附近有条件的医院。

确诊后须分秒必争进行手术干预,目前中山大学附属第一医院急诊科已经建立了破裂腹主动脉瘤救治的绿色通道,可尽量缩短患者从就诊到手术的时间,提高抢救成功率。

腹主动脉瘤破裂能否抢救成功,与腹主动脉瘤破裂的情况有关,也与能否把握黄金抢救时间有关。同时,也需要提醒患者,当出现腹痛、腰痛等症状时应及时就诊，切忌耽搁。

除了手术，腹主动脉瘤还有什么治疗方式？

针对还未达到手术指征的腹主动脉瘤，治疗方式包括一般治疗和药物治疗。

（1）一般治疗。戒烟；避免增加腹压的活动，如重体力劳动、用力大便、频繁咳嗽等；饮食方面，建议选择易消化和低盐低脂饮食。同时，还要定期复查，动脉瘤越大复查的频率应越高。

（2）药物治疗。主要针对与腹主动脉瘤发病有关疾病的治疗，如高血压患者应服用降压药，将收缩压控制在 115 ～ 125 mmHg 以下，以免增加腹主动脉瘤破裂的风险。

为什么要重视肝癌高危人群的筛查？

何强 中山大学附属第一医院肝胆胰外科教授、主任医师、硕士研究生导师，东院大外科、东院肝胆外科主任。广东省肝脏病学会胆胰疾病专业委员会主委、综合素质治疗委员会副主委、外科手术专业委员会常务委员，广东省医学会肝胆胰外科学分会围手术期管理、加速康复学组副组长，广东省健康管理学会肝胆病学专业委员会常务委员，广东省抗癌协会转移癌专业委员会常务委员，广东省医师协会肝病专科医师分会常务委员，《消化肿瘤杂志》编委，民革中山大学北校区副主委。

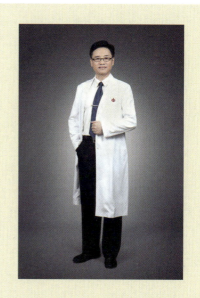

肝癌有哪些症状？

通常早期肝癌没有任何症状和体征，或症状轻微而缺乏特异性。随着疾病进展，可能出现以下症状：①食欲不振；②疲劳、乏力；③不明原因的体重下降；④腹痛，主要为上腹痛；⑤腹部肿块等。当患者因上述症状就医时，大多病情已到中晚期，这也是肝癌普遍预后不理想的主要原因。

近年来，随着人们对健康的重视以及健康体检的开展，肝癌早期诊断率有所提高，治疗效果有所提升，但整体防控形势依然严峻，早期诊断、早期治疗以及提高5年生存率依然任重道远。

肝癌需要结合患者病史、抽血检验甲胎蛋白（AFP）以及腹部B超、腹部增强 CT 或 MRI 等来确诊。必要时辅以穿刺活检确诊。

哪些人容易患肝癌（肝癌的高危人群）？

容易患肝癌的人群又称肝癌的高危人群，主要有以下五类。

（1）乙型肝炎（乙肝）病毒或丙型肝炎（丙肝）病毒感染者。我国 80% 以上的肝癌患者都合并有乙肝病毒感染，是肝癌发生的最主要原因。乙肝或丙肝会导致肝炎、肝硬化，最终发展为肝癌，肝炎、肝硬化、肝癌也称为肝病的"三部曲"。

如何知道自己有无感染肝炎病毒？需要在医院或者具备资质的体检中心做病毒性肝炎的相关筛查，如乙肝两对半、肝炎系列、乙肝病毒 DNA 以及肝脏 B 超等。

在临床实践中，有很多患者将肝功能检查结果"正常"视为"无肝炎病毒感染"。实际上这是一个相当常见的认识上的误区。有部分肝炎患者、感染者可以在很长时间内或在某个时间段肝功能表现为正常，但这绝不意味着不存在肝炎病毒的感染。因此，要明确有无肝炎病毒感染，不能仅凭肝功能检查做出判断，必须结合上述相关检查。尤其要重视的是，由于我国肝炎尤其是乙肝发病率相当高，有关肝炎病毒感染，人人都应该做到心中有数，而非毫不知情或存在认识上的误区。

（2）长期酗酒。过量饮酒会损害肝脏，导致肝硬化，进而引发肝癌。

（3）饮食不当。长期摄入含有黄曲霉素的食物（如霉变食物），可诱发肝癌。

（4）糖尿病患者与肥胖人群。代谢紊乱是非酒精性肝硬化、肝细胞癌的潜在风险因素。

（5）有肝癌家族史。

此外，男性的肝癌发病率明显高于女性，30～59 岁为肝癌高发年龄。在地域方面，我国东南沿海地区为肝癌高发区域，其中农村地区发病率尤为高。

如何早期诊断肝癌？

早期肝癌没有任何症状和体征，或症状轻微而缺乏特异性。肝癌的早期诊断有赖于定期检查或筛查，肝癌的高危人群尤其要重视定期进行专项检查。比如每3～6个月检查一次，包括检测甲胎蛋白（AFP）、肝功能、腹部B超等，怀疑病情进展时加做腹部增强CT或MRI等以帮助诊断。

肝癌治疗方式有哪些？

肝癌越早发现，治疗效果越好，而晚期肝癌往往治疗效果不佳，预后不良。具体的治疗手段需要根据患者肿瘤的不同分期进行选择。

（1）早期肝癌。追求根治性治疗，治疗方式包括手术切除、肝脏移植和局部消融（射频消融、微波消融、无水酒精消融、冷冻等）。

（2）中期肝癌。以手术切除为主的综合治疗。除手术外，根据病情常常需要联合其他治疗手段，如介入治疗、靶向药物治疗、免疫治疗等。

（3）晚期肝癌。治疗难度较大，以全身治疗为主，综合运用多种治疗手段，包括介入治疗、局部放射治疗、靶向治疗、免疫治疗和全身化疗等。目前，肝癌局部治疗联合免疫、靶向治疗有望使部分晚期肝癌成功"转化"或"降期"，并有望获得根治性治疗以及延长生存期。

如何降低肝癌术后复发风险？

病因未除、治疗不彻底、免疫力低下以及生活方式不健康都是导致肝癌术后复发的原因。要想降低肝癌术后复发风险，可以从以下四个方面入手。

（1）定期复查，复查频率可以随着时间推移缓慢降低，但需要坚持术后至少5年定期复查，以便尽早发现复发并进行相应的治疗。

（2）做好饮食管理，做到均衡饮食，多吃清淡、易消化和高营养的食物，不吃腌制、熏烤和发霉的食物，严格戒酒。

（3）做好情绪管理，以积极的心态看待病情和配合治疗。

（4）坚持治疗。部分患者需要坚持治疗，如乙肝患者需要终身抗病毒治疗。对高危复发风险患者，可以采取介入治疗、靶向治疗、放射治疗、全身化疗以及中药治疗等手段降低复发的风险，而这往往需要多学科讨论并制定个体化的治疗方案。

为什么肝癌术后容易复发?

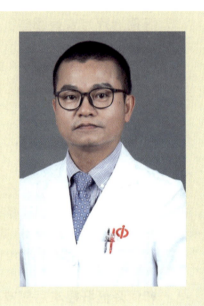

李绍强 中山大学附属第一医院肝外科教授、主任医师、博士研究生导师、肝外科主任、肝胆胰外科中心副主任。广东省医学会肝胆胰外科学分会肝脏外科学组组长、广东省健康管理协会肝胆病学分会主任委员、中国研究型医院学会肝胆胰外科分会肝癌学组委员、广东省医疗行业协会肝胆外科分会常务委员、广东省肝病学会胆胰学组常务委员、广东省医师协会外科医师分会委员。

肝癌术后复发情况是怎样的?

手术是肝癌的根治性疗法,但肝癌手术后复发率非常高,整体而言,术后5年复发转移率高达50%～70%,复发的高峰为术后2年内。

常见的转移位置是:①肝内沿门静脉系统转移,形成肝内转移结节;②肝外转移通过淋巴道,转移至肝门、上腹部和腹膜后淋巴结;③晚期通过肝静脉转移至肺、肾上腺、脑、肾等;④侵入肝细胞表面的癌细胞脱落可形成腹腔种植性转移。

为什么肝癌术后容易复发?

肝癌的高复发率与肝癌本身的高度恶性的生物学特性密切相关,比如部分微小转移灶可能在术前就已存在,但未被检测到和切除,术后自然很快就会复发。另外一个原因则是肝脏基础疾病的长期存在,如乙肝、肝硬化等。

肝癌复发分早期复发（术后 2 年内）和晚期复发（术后 2 年后），其中早期复发的高危因素包括血管癌栓、微血管侵犯、多个肿瘤、肿瘤破裂、肿瘤直径大于 5 cm 且包膜不完整。晚期复发则与慢性肝病、肝硬化相关。

因此，对肝癌患者而言，术后定期复查、随访、全程管理至关重要。

肝癌患者术后复查要做哪些检查？

复查的时间间隔视肿瘤术后复发风险而定，如存在复发高危因素，复查频率就需要更高一些，整体上是随着时间推移逐渐降低。术后半年内需要每 1～2 个月复查一次；术后 6～24 个月内调整为每 2～3 个月复查一次；术后 2～5 年，复查频率可降低为 3～6 个月一次。若到术后 5 年仍未复发，则每 6 个月复查一次即可。

复查的项目包括多项检查，如血清甲胎蛋白（AFP，为肿瘤标志物）、肝功能、乙肝或丙肝的病毒载量，以及 B 超、增强 CT（胸部、上腹部，每 6 个月检查一次）等影像学检查等。

肝癌患者术后要注意什么？

（1）生活饮食调理。戒烟酒，均衡饮食、保证营养摄入，保持心态平和，保证睡眠充足、不熬夜，并根据自身体能进行适当锻炼。

（2）基础肝病治疗。丙肝可通过药物根治，乙肝患者则需要长期服用抗病毒药物，另外，肝硬化患者还需要服用抗纤维化药物。

（3）肝癌术后辅助治疗。包括肝动脉栓塞或灌注化疗、靶向药物治疗、免疫治疗和中医中药治疗，它们各有侧重点和优缺点，患者需要根据原发肿瘤的特性和自身情况，在与专业医生讨论后确定治疗方案，一般多种疗法联合治疗效果会更理想。

肝癌术后复发了怎么办？

肝癌复发后患者切忌悲观失望而放弃治疗，而应积极进行治疗。随着医学的进步，目前有不少针对肝癌复发患者的疗法，具体根据肿瘤的负荷、肝功能的情况和患者的全身情况、经济情况而定。

治疗方式包括再次手术切除、局部消融治疗、肝动脉栓塞化疗或灌注化疗、靶向药物治疗、免疫治疗、对症支持治疗，或者将上述疗法结合的联合治疗。

胰腺炎与胰腺癌的治疗方法是什么？

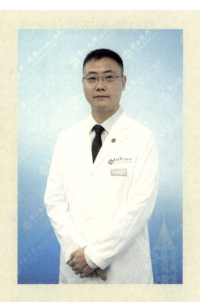

张昆松 中山大学附属第一医院胆胰外科主任医师、硕士研究生导师、教育处医学教师发展中心主任、胆胰外科副主任、中山大学临床技能中心常务副主任。中国医学模拟教学联盟理事、国家虚拟仿真实验教学联盟临床医学专业委员会委员、广东省临床医学学会副秘书长、广东省医师协会人文医学工作委员会委员、欧洲医学教育联盟（AMEE）Specialist & Associate Fellow。

什么是胰腺？它有什么功能？

胰腺是仅次于肝脏的人体第二大腺体，也是人体最大的内分泌器官，主要承担内分泌功能与外分泌功能。如果胰腺的外分泌功能受损，会出现消化不良、大便不正常等症状；如果内分泌功能不正常，常会出现血糖调控的异常，如糖尿病等。目前，我国有约9200万名糖尿病患者，其中绝大部分患者与胰腺内分泌功能受损有关。

常见的胰腺疾病有哪些？

（1）炎症和感染性疾病。急性胰腺炎、慢性胰腺炎、胰腺假性囊肿。
（2）遗传及自身免疫疾病。胰腺囊性纤维化、家族遗传性胰腺炎、多发性神经内分泌瘤 I 型、IgG4 相关自身免疫性胰腺炎。

（3）内分泌功能损害。糖尿病等。

（4）肿瘤。胰腺癌、壶腹周围癌、胰腺囊肿、胰腺囊腺瘤、胰岛素瘤、胃泌素瘤等。

急性胰腺炎是什么病？如何治疗？

急性胰腺炎是常见的急腹症，患者由于各种因素（如饮酒、暴饮暴食、胆石症等）造成胰腺组织和功能的损害，致使胰酶异常激活、胰腺自身消化及胰腺血液循环障碍，最终造成胰腺及周围组织器官出现急性炎症反应甚至坏死、出血。一旦发病可能会迅速波及其全身多个器官，严重时可危及生命。

临床上，80%～90% 的急性胰腺炎患者属于轻型，即急性水肿性胰腺炎，经过及时有效的治疗后，往往预后较好，死亡率在 1% 以内。其余患者则属于急性出血坏死性胰腺炎，又称为重症胰腺炎，病程十分凶险，常常导致多个脏器功能损坏，治疗非常复杂，预后不良，死亡率高达 10%～30%。

急性胰腺炎的主要临床症状包括剧烈持续的腹痛并可放射至腰背部，还常常伴有腹胀、恶心呕吐、黄疸、发热等，体格检查可发现明显的中上腹部甚至全腹腹膜炎体征，严重患者甚至有休克表现。一旦怀疑自己或家人患有急性胰腺炎，应立即就医并在确诊后尽早接受系统的治疗。

急性水肿性胰腺炎有一定自限性，临床上一般采用非手术治疗方式，即"胰腺休息法"，具体包括禁食、补液、抑制胰腺分泌及抗胰酶治疗、预防性抗感染、镇痛解痉等。

急性出血坏死性胰腺炎的治疗早期也是以非手术治疗为主，在抗休克、保护其他重要脏器功能的同时，需要严密观察病情。手术治疗也是重症胰腺炎的可选治疗方式，但需要严格把控手术指征，只有患者出现合并感染、组织坏死等情况时，才考虑进行手术，以免手术干预反而不利于病情的改善。

胰腺癌是什么病？如何治疗？

胰腺癌常常被称为"癌中之王"，不仅因为其发病隐匿、早期很难发现，还因为其"两高一低一差"的特点，即恶性程度高、死亡率高、5 年生存率低、治疗效果差。即便肿瘤直径不足 2 cm 的患者，其 5 年生存率也仅有

5%；当肿瘤直径大于 2 cm，患者几乎活不过 3 年。

胰腺癌早期往往没有明显的特异性症状，不少患者早期仅表现为上腹隐痛不适或腹胀、腹泻等消化道症状，极易被误判为消化不良等肠胃疾病，因此，大约 85% 的患者在确诊时已属晚期。

目前，胰腺癌的主要治疗手段是手术切除，但由于胰腺癌具有隐匿性，临床确诊病例中只有 10%～15% 的患者有手术切除的机会，其中能根治者仅为 5%～7.5%。对于不可切除的中晚期胰腺癌，应用多种疗法综合治疗虽有一定效果，但仍不理想，5 年生存率极低。

胰腺癌重在早期发现、早期诊断和早期治疗。胰腺癌的发病与吸烟、饮酒、长期高脂高蛋白饮食、家族史有一定关联性。通过针对这些诱因来减少危险因素，同时提高机体健康水平，或许是我们应对胰腺癌的最佳预防方式。戒烟戒酒、提倡低脂饮食、避免接触致癌物、防治胰腺相关疾病等都是有效的预防胰腺癌的方式。

为什么胃肠道肿瘤要重视早诊早治和营养支持？

杨东杰 中山大学附属第一医院胃肠外科教授、主任医师、博士研究生导师、胃肠外科二科副主任。美国外科学院 Fellow，中国抗癌协会胃癌专业委员会委员，中国抗癌协会胃肠间质瘤专业委员会内镜学组委员，广东省健康管理学会胃肠病学专业委员会常务委员、秘书长，广东省健康管理学会双镜联合学组副组长，广东省杰出青年医学人才。

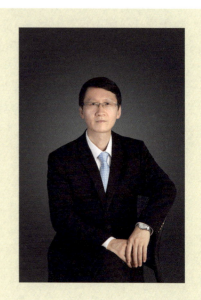

消化道癌症如何早诊早治？

2019 年发布的《2015 年中国恶性肿瘤流行情况分析》显示，作为胃肠道三大恶性肿瘤的胃癌、结直肠癌和食管癌，不管是新发病例数还是死亡病例数均排在全部恶性肿瘤的前十位。

随着医疗技术的提升和医疗设备的更新，我国消化道肿瘤患者的治疗效果已得到很大的改善，但患者的总体死亡率仍居高不下。究其原因，是因为我国消化道肿瘤患者一旦确诊，多数已属中晚期。以胃癌为例，我国早期胃癌比例不足 20%，而同为胃癌高发地区的韩国和日本，其早期胃癌比例可高达 70%。因此，胃肠道癌症的早诊早治是决定患者总体预后的一个关键环节。

早期食管癌、胃癌和结直肠癌一般没有特殊表现，要想做到早诊早治，一般建议重点人群定期进行胃肠镜筛查,即 40 岁以上,有以下高危因素之一的均应定期进行筛查:来自消化道肿瘤高发地区、有幽门螺旋杆菌感染(胃癌)、手术后残胃(胃癌)、有上消化道症状、有家族史、患相关癌前病变、其他胃肠道癌的高危因素。

针对没有淋巴结转移的早期食管癌、胃癌或结直肠癌患者,可以采取内镜治疗。对于有淋巴结转移的早期和进展期癌症患者,可考虑进行内镜与腹腔镜联合手术(双镜联合手术)、腹腔镜/胸腔镜/机器人手术或开放手术。

对于已经发生肝脏或其他部位转移的胃肠道肿瘤,部分患者仍可通过化疗、手术、介入治疗、靶向治疗或免疫治疗的综合应用达到根治肿瘤的目的。甚至部分食管癌和直肠癌患者可通过放疗和化疗直接根治肿瘤。

胃肠道肿瘤的双镜联合手术是什么?

双镜联合手术是指在消化内镜系统(包括胃镜、十二指肠镜、小肠镜和结肠镜)和腹腔镜系统(包括传统腹腔镜和胸腔镜,以及近几年发展起来的机器人腔镜手术平台)的有机结合下进行的更加微创和精准的手术。

只有当一位医生同时掌握多种治疗方式的时候,才能更客观地评估哪种方式对患者最合适,也能避免不同学科之间合作所带来的各种障碍,而患者可得到更精准的治疗。

比如早期胃癌患者,虽然胃黏膜病变可以在内镜下切除,但患者已确认淋巴结有转移,这种情况下,可以先在胃镜下进行内镜黏膜下剥离术(ESD 术)切除胃黏膜癌变,再进行腹腔镜下淋巴结清扫,既微创,又精准。

单纯内镜手术会遗漏转移的淋巴结,造成肿瘤残留,进一步发生肿瘤远处转移的严重后果;而单纯外科手术会对患者造成更大的创伤,不但增加了手术并发症的风险,而且明显延缓了患者的术后康复。

一般胃癌患者腹腔镜或开腹手术的术后恢复时间约 1 周左右,而双镜联合手术则可将患者的术后恢复时间缩短至 1~2 天。

营养支持对改善消化道肿瘤患者预后的重要作用有哪些?

良好的营养支持不但可以改善肿瘤患者的自我感受、减轻乏力等症状,更能够提升患者的营养状况和免疫力,从而进一步提升患者的抗肿瘤能力及对治疗的耐受性,最终将大大提升患者的总体治疗效果。因此,营养支持是与手术和放化疗同样重要的治疗手段。

营养素摄入不足是肿瘤患者营养不良的主要原因，而社会上盛行的一些误导性理念，包括"喝汤比吃汤渣更好""禁食疗法饿肿瘤"等，导致很多消化道肿瘤患者得不到正确有效的营养支持，最终严重影响这些患者的治疗效果。

胃肠道肿瘤如何进行营养支持？

针对胃肠道肿瘤患者的营养支持，首选经口营养。对胃肠道肿瘤患者而言，基本无须忌口，且食物应该做到色香味俱全，一日三餐外还需添加营养素，早餐尽量多吃。

此外，患者和家属需要注意避开一些营养误区，如冬虫夏草替代营养、只吃中药排斥手术等。

为什么胃肠道间质瘤要做基因检测？

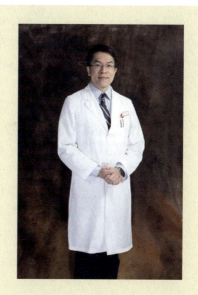

张信华 中山大学附属第一医院胃肠外科副教授、副主任医师、硕士研究生导师、胃肠外科三科副主任、胃肠外科中心教职工党支部书记。中国临床肿瘤学会（CSCO）胃肠间质瘤专家委员会常务委员、中国医师协会外科医师分会胃肠间质瘤专业委员会青年委员会副主任委员、中国抗癌协会胃肠间质瘤专业委员会常务委员兼副秘书长、中国抗癌协会青年理事会理事、广东省医师协会胃肠外科医师分会胃肠间质瘤专业组副组长、广东省医师协会结直肠外科医师分会委员。

什么是胃肠道间质瘤？

胃肠道间质瘤英文简称GIST，是胃肠道最常见的间叶源性肿瘤，病理表现具有恶性潜能，部分表现为高度恶性。肿瘤呈膨胀性生长，多数由于KIT或PDGFRA（血小板源性生长因子受体－α）基因突变而导致肿瘤发生。临床上直径大于2 cm的潜在恶性间质瘤属于较为少见的肿瘤，占所有胃肠道肿瘤的3%～5%，发病率大概是（1～2）/10万。胃肠道间质瘤可发生在胃肠道的所有部位，但以胃和小肠最常见，并以50～65岁的中老年人最为多发。

胃肠道间质瘤有什么症状?

最常见的症状是消化道出血,约占20%,表现为呕血、黑便、血便等,尤其需要对黑便提高警惕。其次是腹部的不适和疼痛,还有少数患者可出现消化道梗阻。由于症状没有特异性,胃肠道间质瘤较难早期被发现;部分患者甚至不表现出任何症状,仅在体检时偶然发现腹部肿物而确诊。有20%左右患者首次诊断时已合并远处转移,这部分间质瘤属于完全恶性。最常见的转移部位是肝脏和腹膜腔。

为什么胃肠道间质瘤要做基因检测?

胃肠道间质瘤的发病多与正常细胞的异常基因突变有关,进行基因检测确定突变的基因类型,对诊断和后续靶向药物治疗具有重要意义。

胃肠道间质瘤患者通常携带有 KIT 或者 PDGFRA 的异常基因突变。检测期突变状态,对于间质瘤的临床诊治至少具有以下四个作用:一是辅助诊断,二是帮助了解肿瘤的生物学行为(恶性程度),三是指导靶向治疗,四是评估耐药原因。

如何治疗胃肠道间质瘤?

首先需要确诊,确诊依赖于病理诊断。

其次需要明确分期,胃肠道间质瘤的分期分为局限期(原发,单病灶)和广泛期(复发或者同时合并转移),不同分期采取的治疗策略不同。局限期主要的治疗手段是手术治疗。局限期胃肠道间质瘤的治疗目标是临床治愈,而手术目前仍是间质瘤唯一的治愈手段。

在此强调,首次手术非常重要。通过规范的手术治疗,可以治愈60%~70%的初发单病灶的局限期胃肠道间质瘤。而术后病理提示存在中高度复发风险的胃肠道间质瘤患者,可以通过有效的术后靶向治疗降低复发风险。

广泛期患者的治疗目标是延长生存期,提高生活质量。研究显示,随着靶向治疗的出现,广泛期间质瘤的平均生存时间已经超过5年;23%以上的患者能够存活10年以上。对于广泛期患者,主要的治疗手段是靶向药物治疗,其属于全身治疗,是广泛期患者治疗的基础和根本。

对于胃肠道间质瘤患者，针对特定基因突变类型选择合适的靶向药物能够体现精准治疗的诊疗理念。结合疾病状态和患者身体条件，在多学科团队的参与下，在靶向治疗的基础上，增加其他如手术、介入消融、放疗等局部治疗手段，确实能够提高治疗效果，使患者获益。

什么是胃肠道间质瘤的靶向治疗？

超过80%的胃肠道间质瘤都存在KIT或PDGFRA基因突变，小分子靶向药物（如伊马替尼、舒尼替尼等）通过定向作用于上述的基因表达的异常蛋白，锚定了受体的激酶域，阻断了生长信号的传递，从而导致肿瘤细胞的凋亡。靶向治疗的出现，彻底改变了晚期胃肠道间质瘤的治疗模式，显著延长了患者的平均生存期。以伊马替尼或者阿伐替尼（针对PDGFRA外显子18突变）一线治疗为例，总体的治疗有效率可高达90%，大部分患者在服药后肿瘤会缩小，相关症状也会得到改善。

靶向药物也有着一定的局限性，主要表现为肿瘤耐药。部分患者治疗有效一年后会陆续出现耐药的现象，后线靶向治疗有效率相对逐步下降，维持的时间也会递减。但随着医学科学的进步和药物研发的进展，新型靶向药陆续出现，有望克服耐药现象的发生。

为什么肝移植能根治肝癌？

鞠卫强 中山大学附属第一医院器官移植科副主任医师、硕士研究生导师。中华医学会器官移植学分会器官捐献学组委员、中国医师协会器官移植医师分会青年委员、中国医师协会外科医师分会器官移植围手术期管理专业委员会委员、广东省医学会器官移植学分会委员、广东省基层医药学会肿瘤多学科综合诊治专业委员会肝癌学组副主任委员、广东省医院协会肿瘤防治管理分会委员、广州市医学会肝胆外科分会常务委员。

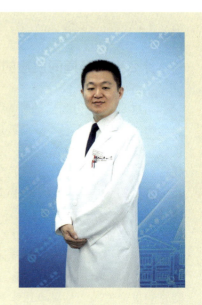

如何及早发现肝癌？

肝癌早期症状不典型，中晚期可能会出现肝区疼痛、消化道症状、发热、肝大、黄疸等症状。对肝硬化患者而言，当出现肝掌、蜘蛛痣和男性乳房肥大、门脉高压等相关症状时，须提高警惕。

对乙肝或丙肝患者、酒精肝患者，长期摄入黄曲霉素（广西常见）、毒物接触（指长期化学毒物刺激如亚硝胺）、有家族史人群、非酒精性肝脏脂肪样变（少见）患者等高风险人群而言，建议最少每6个月进行血清肿瘤标记物（如甲胎蛋白）和肝脏超声的检查。

哪些肝癌患者可以进行手术切除？

手术是清除早期肝癌病灶的首选策略。对早期肝癌患者而言，手术和射频消融是主要的治疗方式，手术可以使得一部分肝癌患者达到临床治愈。

但随着医学技术的不断进步，能从手术中获益的，早已不再局限于早期肝癌患者。比如说已有门脉癌栓的患者，过去是不建议手术的，而现在，对于符合指征的病例，手术也能大大延长他们的生存期。

总体而言，对早、中期肝癌患者而言，可以通过手术获益；而晚期肝癌患者，部分情况下也可以考虑进行手术切除。

肝移植为什么可以根治肝癌？

肝脏移植既可以将患者的肝脏肿瘤及潜在的多中心子灶全部切除，还能将或已硬化的病变肝脏一并切除，因此不仅能根治肝癌，还能预防肝癌复发，尤其适用于有失代偿肝硬化背景、不适合切除的小肝癌患者。

当然，肝移植并非所有患者都能做，目前认为肿瘤主要局限在肝内，不伴有血管及胆管的侵犯，尚未出现肝外转移灶的患者，都可考虑进行肝移植手术，但最终还是需要医生进行综合的判断。

肝移植手术怎么做？

常见的肝移植手术方式包括经典原位肝移植、背驮式肝移植、减体积式肝移植、活体肝部分移植、劈离式肝移植和辅助性肝移植等。

中山大学附属第一医院近年来开展了具有特色的无缺血肝移植术，即通过体外机械灌注设备模拟人体内环境，保持肝脏在移植手术全过程不缺血。因为供肝不经历缺血再灌注的过程，避免了肝脏损伤，大大提升了手术安全性，对患者术后的恢复及长期疗效也产生了积极作用。

初始不可切除的肝癌应该怎么治疗？

对于不可切除的肝癌，首先可以进行其他方式的治疗，如射频消融、介入治疗等，或可达到肿瘤降期/延缓肿瘤进展的疗效。这时候部分患者可以获得手术切除的机会；对适合进行肝移植的患者而言，他们也可获得更多时间等待适合的供肝。

总体而言，目前肝癌有着丰富多样的治疗手段。一旦确诊肝癌后，患者及其家属一定要镇静，千万不要惊慌失措，应尽快到具备雄厚技术力量的专科医院或大的肝胆外科中心专家门诊就诊。专业的医生会根据患者病情制定个体化的治疗方案,通过多种治疗手段交替联合应用、互相补充,以获得最佳的疗效。

为什么说介入治疗是治疗肝癌的枢纽手段？

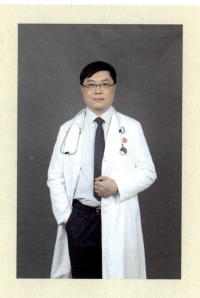

黄勇慧 中山大学附属第一医院放射介入科教授、主任医师、硕士研究生导师、放射介入专科副主任。中国静脉介入联盟常务理事，中华医学会放射学分会介入放射学分会全国委员，中国医师协会腔内血管学专业委员会血透通路专家委员会全国委员，广东省健康管理学会介入医学专业委员会执行副主任委员、秘书长，广东省基层医药学会肿瘤多学科综合诊治专业委员会副主任委员。

什么是介入治疗？为什么说它是开启肝癌正确就诊的第一步？

介入放射学是以影像诊断为基础的，在影像设备的导向下，经过经皮穿刺或者导管引导的技术，对疾病进行病理学、细菌学的诊断，同时利用该渠道对疾病进行干预的一门新型学科。由此可以看出，介入治疗技术内容非常丰富，尤其是其具有微创、可重复、定位准确、疗效快、安全性高等优点，因此，它可以成为无法直接手术切除的肝癌治疗的首选治疗手段。并且，它还可与多种疗法联合应用，进一步提升传统内科治疗手段的疗效。因此，它与传统的内科治疗、外科治疗被认为是并驾齐驱的临床三大治疗技术。

有一项令人遗憾的数据，根据中国抗癌协会 2010 年发起的中国肝癌治疗现状调查显示，超过 80% 的肝癌患者确诊时已经是中晚期，也就是说他们是无法直接通过外科手术进行治疗的。另一项 2015 年的调研显示，介入治疗是目前我国无法手术的肝癌患者最重要的治疗手段，有61.9%的肝癌患者首选治疗手段是介入治疗。所以，认识介入治疗，是开启肝癌患者正确就诊的第一步。

为什么肝癌病死率高？

临床上，我们把肝癌分为极早期、早期、中期、晚期和终末期，随着病情的发展，它的进展速度会加快，而病程越往后，治疗难度越大，治疗手段和疗效越有限，患者死亡率也越高。由于肝癌早期症状隐匿，目前肝癌极早期诊断率只有6.1%，早期也仅有不足20%。肝癌极早期和早期治疗手段多为治愈性治疗，通常的手段是手术根治，也就是人们常说的"开刀"。中期和晚期治疗手段只能是姑息性治疗，但是姑息性治疗不是"姑息养奸"的治疗，这种理解很肤浅。姑息性治疗其实包含两层含义：第一，延缓病情的进展，延长患者生存期。生存期的延长就是给患者更多接受新的治疗技术方法的机会。近5年，针对肝癌的特效药物数量已经开始呈井喷式上市，也给肝癌的疗效带来了突破性进展。第二，通过介入等微创手段，把不能手术切除慢慢过渡到可以手术根治，即采取循序渐进的策略来达到根治的目的。需要提醒大家的是，当肝癌到了终末期，基本只能针对症状改善患者生活质量。就终末期肝癌患者而言，患者平均自然生存期仅有3～4个月。所以，不论什么时候发现了肝癌，及时就诊非常重要。

为什么说介入治疗是肝癌治疗的枢纽？

（1）TACE，即经肝动脉化疗栓塞。它是指通过介入手段，直接中断肿瘤供血，再加入化疗的治疗手段。它能提升化疗效果，对于不可直接根治的肝癌，其疗效优于外科手术和其他手段。

（2）HAIC，即肝动脉灌注化疗。它是指直接把化疗药物灌注到肿瘤的供血动脉里面去，使化疗药物直接杀死肿瘤的治疗手段。它副作用较小，患者较易耐受，更适合高龄或是肝功能较差的患者。

（3）消融治疗，包括射频消融、物理消融、冷冻消融、微波消融、无水酒精注射等。通过物理或化学手段使肿瘤坏死，主要针对小肝癌伴有严重肝硬化的患者，无法外科切除的患者。

介入治疗，特别是TACE治疗，在肝癌全程管理过程中起到枢纽作用。

部分进展期的肝癌患者，经过有效的 TACE 治疗病情可缓解乃至降级，使患者再次获得根治性手术的条件，我们将这种治疗策略叫作转化治疗。近期的研究表明，通过这种转化策略，有 20%～50% 的患者可以再次获得手术根治的机会。此外，对等待肝移植的肝癌患者而言，也可用介入的疗法控制和稳定病情，使患者在肝移植等待期处于安全可控的状态。

肝癌治疗需要全程管理和多学科合作

肝癌治疗需要做到及时和全程管理，在治疗的过程中需要同时考虑保护患者的肝功能和有效控制肿瘤进展。因此，任何一个专科都没法单独全面负责肝癌的全程治疗管理。另外，肝癌是一种异质性较大的恶性肿瘤，患者不同的肝癌病灶可能存在不同特性，需要各学科医生根据自身丰富经验做出科学判断。因此，针对肝癌治疗，目前提倡多学科会诊的医疗制度，即 MDT，强调综合各个学科专家的意见，以团队的形式对患者进行个体化的治疗。

由于介入治疗是在各种肝癌转化治疗中的核心和枢纽，因此，目前我国绝大部分肝癌患者都接受过介入治疗。介入治疗在肝癌治疗中，起到了承上启下的关键作用，建议肝癌患者少走弯路，一定要及时咨询介入专科医生的意见，他们有可能会让患者看到重获健康的希望。

为什么肿瘤精准治疗离不开介入技术？

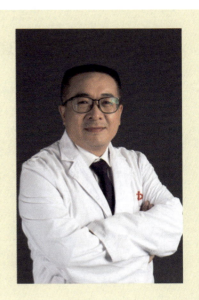

向贤宏 中山大学附属第一医院放射介入科副教授、副主任医师、硕士研究生导师。耶鲁大学肿瘤中心访问学者、广东省健康管理学会疼痛多学科协作与管理专业委员会副主委、广东省健康管理学会放射学专业委员会常务委员、广东省本科专业医学影像技术教学指导委员会秘书长、《影像诊断与介入放射学》杂志编委。

如何进行肿瘤诊断？

（1）根据患者的症状或体征，来初步判断肿瘤或病灶的部位。

（2）进行基础的检查，包括血常规、肝肾功能检查等，通过实验室检查，能找到不少肿瘤的相关信息。

（3）影像学检查，可以明确患者体内是否有肿瘤，若有，还能了解肿瘤的基本情况：位置、大小、是否坏死、是否被血管包绕以及与周围组织的关系。例如，PET-CT 还可以鉴别肿瘤的良恶性。

（4）病理学检查是临床肿瘤诊断的"金标准"，能确切诊断肿瘤的良恶性以及判断癌症的类型。

如何精准进行病理检查？

为了得到肿瘤精准的诊断以及分辨不同类型的肿瘤，理论上需要进行精准的病理组织取材，有时当病灶位置比较特殊，取样难度较大，往往需要介入科医生的帮助。比如在胸壁、骨骼中的病变，有时 CT 无法明确性质，而手术取样风险又太高无法进行，这时候则可采用介入的方法，用细针取材从而进行精准的病理检查，这样既能取到病理组织，又能避开重要组织器官，并且是微创的。

如何对肿瘤进行精准治疗？

肿瘤的治疗方案的选择与患者肿瘤的类型、分期以及患者的个体条件都有密切关系，个体的差异非常大。可影响肿瘤治疗方案的因素包括肿瘤分型、肿瘤分期，以及患者的身高、体重、性别、年龄、是否有基础疾病或吸烟史、过敏原因等。因此，要想得出绝对准确的肿瘤治疗方案难度极大，但介入医学可以解决部分的问题。如在肺结节手术环节，可通过介入技术在毛玻璃样结节旁边注入组织胶或标记钢丝，提高外科医生切除病灶的准确性。如针对部分因消化道梗阻无法进食的患者，可通过介入科的协助建立胃造瘘，满足营养需求和给药需求。如部分很小对常规治疗手段不敏感又在增长的病灶，可通过微波消融针的介入直接杀灭病灶。这项技术在肝癌、肺癌、前列腺癌、结直肠癌、骨肉瘤等治疗领域都有应用，针对个别微小的病灶，消融甚至可直接代替外科手术，达到根治的目的。

介入技术在癌症疼痛治疗上有什么应用？

不少癌症中晚期的患者可伴有剧烈而顽固的疼痛，如胰腺癌腹膜后淋巴结转移，造成淋巴结肿大压迫腹腔神经节的损伤，侵犯腹腔的神经丛，可给患者带来顽固性疼痛或爆发痛，极大地影响患者的生存质量。这时候可以通过介入手段，将无水酒精注入病灶附近并使之弥散，损毁神经节后即可达到理想的止痛疗效。针对顽固性疼痛，植入脊髓电刺激到硬膜外持续地刺激疼痛的部位，也能达到治疗疼痛的目的。针对癌症晚期的顽固性疼痛，甚至还能通过介入手段在患者腹壁放置吗啡泵，以微小剂量直接作用于脊髓中的神经受体，达到镇痛的目的，以极小的剂量即可达到与口服相当甚至更好的治疗效果。

为什么说介入治疗是晚期神经内分泌肿瘤肝转移的首选方法？

王于 中山大学附属第一医院肿瘤介入科副教授、主任医师、硕士研究生导师、肿瘤介入科副主任。中华医学会消化病学分会第十一届委员会胃肠激素与神经内分泌肿瘤学组委员，中国抗癌协会胰腺癌专业委员会神经内分泌肿瘤学组委员，中国医师协会胰腺病专业委员会胰腺神经内分泌肿瘤专业委员会委员，中国研究型医院学会消化外科专业委员会神经内分泌肿瘤学组委员，广东省临床医学学会肿瘤介入学专业委员会常务委员、秘书。

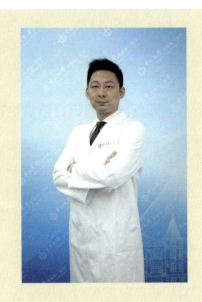

什么是神经内分泌肿瘤？

神经内分泌肿瘤是指起源于全身肽能神经元和神经内分泌细胞的肿瘤，它可以发生在除了头发和指甲之外的全身各个组织器官，苹果公司联合创始人乔布斯就是罹患胰腺神经内分泌肿瘤并肝转移。

80%以上的神经内分泌肿瘤是无症状的，所以大部分患者在首次就诊时就出现了远处转移，而肝转移最常见。神经内分泌肿瘤肝转移以两叶多发的Ⅲ型肝转移最常见，这种类型肝转移无法进行根治性外科切除手术。而肝肿瘤增多增大将会导致肝衰竭和恶病质，最终导致生命危险，需要尽快通过介入治疗减瘤。

如何治疗神经内分泌肿瘤？

神经内分泌肿瘤治疗的基础是全身药物治疗，如生长抑素类似物治疗、靶向药物治疗和化疗等，通过该治疗可以使患者达到长期生存的效果。但这些药物对缩瘤的客观缓解率并不理想，一般不超过40%。同时，肝内转移瘤负荷过大的，会造成全身药物治疗效果不理想。

外科手术在神经内分泌肿瘤肝转移治疗上的应用有限，只有不到20%的肝转移可进行根治性外科手术，仅有不到5%的患者可以通过肝移植方法治疗。

针对最常见也是最棘手的不可手术切除的Ⅲ型肝转移来说，介入治疗是首选，通过栓塞转移瘤血供可以达到最大程度安全减瘤，显著延长患者生存期，改善患者生活质量。

如何进行神经内分泌瘤肝转移的介入治疗？

介入治疗通过栓塞神经内分泌肿瘤肝转移瘤病灶的血供，达到肝转移瘤缺血坏死的治疗目的。目前，中山大学附属第一医院神经内分泌瘤肝转移患者的介入治疗整体有效率约为80%，其中约20%的患者肝内肿瘤能完全消失。

介入治疗可以针对不同类型的神经内分泌瘤肝转移，包括无功能性和功能性。针对功能性神经内分泌肿瘤肝转移，如胰岛素瘤、胃泌素瘤等，应尽早进行介入治疗，降低肝转移瘤释放大量激素导致的类癌综合征等。介入治疗可以减缓转移瘤的生长速度，减轻患者肝脏的肿瘤负荷，改善患者腹泻、低血糖等症状。肝脏转移瘤高负荷超过75%的患者，中山大学附属第一医院采取分次介入治疗的方式，达到患者围手术期零死亡率。

神经内分泌瘤肝转移的介入治疗安全吗？

中山大学附属第一医院针对低级别神经内分泌瘤肝转移的介入治疗一般采取单纯栓塞TAE方式，术前使用短效生长抑素来防止和减少类癌综合征的发生，术后进行止呕、镇痛及制酸等对症处理。术后患者一般3天即可出院，7天后可基本恢复正常生活。

介入治疗安全可靠，术后并发症可控可治。最常见的并发症是肝区疼痛、发热、恶心呕吐等，临床上一般很少出现严重并发症。

为什么肺癌放疗需要定期复查？

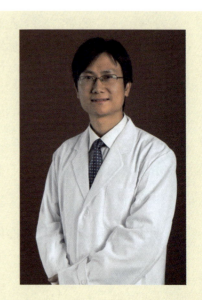

包勇 中山大学附属第一医院放射治疗科教授、主任医师、硕士研究生导师，肿瘤中心、放射治疗科副主任。广东省医院协会放射治疗科管理专业委员会副主任委员、广东省临床医学学会放疗专业委员会副主任委员、广东省肝脏病学会肿瘤综合治疗分会副主任委员、广东省精准医学应用学会肿瘤综合治疗分会副主任委员、广东省精准医学应用学会罕见肿瘤分会副主任委员、广东省基层医药学会肿瘤多学科综合诊治专业委员会副主任委员、广东省医药质量管理协会放射肿瘤学专业委员会副主任委员、广东省生物医学工程学会医学物理分会常务委员，获2019年度《广州日报》评选"实力中青年医生"称号。

肺癌放疗为什么需要定期复查？

（1）监测治疗副作用。不论是小细胞肺癌，还是非小细胞肺癌，同期放化疗都是其主要治疗手段。同期放化疗疗效确切，但毒性也比较大，在治疗中容易发生骨髓抑制、肺炎、食管炎等不良反应，如果在治疗期间发生上述反应而不及时进行对症和支持治疗会导致严重感染、呼吸衰竭、营养不良、电解质紊乱等并发症，轻者治疗中断，严重时可危及生命。因此，治疗期间至少每周复查一次，必要时需要每3天复诊一次，以便及时发现问题。早期进行干预可提高治疗耐受性，更好完成治疗、保证疗效。

（2）监测治疗疗效并及时调整治疗方案。对于一些特殊病情，比如肿瘤堵塞气道所导致的肺炎、肺不张，通过有效治疗，肿瘤可迅速退缩，堵塞得以解除，原来的堵塞性肺炎、肺不张相应解除，当肺叶再次膨胀恢复后，肿瘤位置受膨胀肺叶挤压而偏离原来放疗的位置，这时候就必须重新调整放疗位置，再次进行计划设计，保证肿瘤准确投照，避免正常肺组织受到无谓的放射损伤。

放疗后，定期返院复查的重要作用是什么？

（1）有助于发现放疗的副作用并及时进行处理。肺癌放化疗后放射损伤可能持续一段时间，有时往往因为患者免疫力下降合并感染，进一步加重肺放射损伤，尤其在放疗后3个月内，容易并发严重放射性肺炎。放射性肺炎如果没有明显症状可以先密切观察，但如果有弥漫炎症性病变就需要及时进行治疗，防止后期发生严重肺纤维化，进一步影响肺功能。尤其是现在放疗技术的广泛开展，放射性肺炎的发生率不断增加。因此，密切观察肺部改变有助于早期进行治疗，巩固治疗效果，避免严重治疗并发症发生。

（2）有助于早期发现、早期治疗。定期返院复查还有一个很重要的作用，就是早期发现复发、转移病灶，进行及时干预治疗。只有早期进行治疗，才能带来更高的生存率和更低的治疗损伤率。

为什么妇科肿瘤需要进行放射治疗？

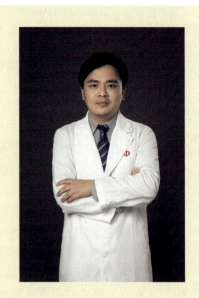

任玉峰 中山大学附属第一医院放射治疗科副主任医师、硕士研究生导师、妇科/泌尿肿瘤组 MDT 成员。国家卫生健康委住院医师规范化培训考核题库建设专家、中国抗癌协会近距离放射治疗专业委员会常务委员、青年委员会委员，中国医师协会医师培训学院培训导师，广东省医学会放射肿瘤学分会近距离放疗学组秘书。

放射治疗技术主要用于哪些妇科肿瘤？

肿瘤治疗有三种传统手段：手术、放疗和化疗，约85%的患者在肿瘤治疗过程中需要进行放射治疗。放疗在妇科肿瘤领域，常用于宫颈癌、子宫内膜癌和卵巢癌等常见妇科肿瘤，以及罕见的外阴和阴道肿瘤。

放射治疗如何运用于宫颈癌？

宫颈癌是常见的妇科肿瘤，推荐早期患者进行根治性手术，术后根据病理情况补充术后放疗或者化疗；对于局部晚期患者，美国国立综合癌症网络发布的恶性肿瘤临床实践指南推荐进行根治性同期放化疗；寡转移可根据病情进行高姑息或低姑息放射治疗。

宫颈癌根治性放疗是外照射（EBRT）结合腔内后装放疗。外照射技术已经从二维时代跨入强放射时代，极大地提高了肿瘤治疗效果，降低了肿瘤治疗的副作用；腔内后装放疗（近距离放疗）也由二维后装时代进入CT/MRI引导下的三维近距离放射治疗时代。

有些综合实力强的医院可在麻醉科的协助下开展无痛后装放疗，患者舒适度得到极大提高，在更好地保护正常组织的同时，能达到理想的剂量覆盖，提升妇科肿瘤放疗的治愈率。

哪些患者在宫颈癌术后需要进行放疗？

盆腔淋巴结转移、手术切缘有癌残存、阴道切除范围不够彻底及伴有预后不良因素的术后患者都建议进行放疗。另外，肿瘤直径大于4cm、未分化或低分化、脉管见癌栓、侵犯宫颈深肌层、特殊病理类型如宫颈小细胞癌等的患者也需要进行放疗。

放射治疗如何运用于子宫内膜癌？

子宫内膜癌治疗以手术为主，根据术后病理结果再决定是否进行术后放射治疗和化学药物治疗。

接受单纯放射治疗的一般是有严重内科合并症的患者，老年人、肥胖者、Ⅰ或Ⅱ期不宜手术者，治疗方案则需要进行全院多学科会诊后确定。

晚期或复发转移患者根据肿瘤转移情况可接受高/低姑息放射治疗，针对晚期转移的患者，手术已经难以使患者获益，这时候可进行放疗缩小肿瘤，缓解患者的症状，延长患者的生存时间。

放射治疗如何运用于卵巢癌？

卵巢癌是预后较差的妇科恶性肿瘤，70%的患者会出现复发，容易出现盆腔腹腔的广泛转移。卵巢恶性肿瘤的治疗以手术为主，术后进行辅助化疗，放射治疗仅用于出现肺部、肝、骨的寡转移的患者及锁骨上、纵隔和腹盆腔的淋巴结转移。

卵巢癌中无性细胞瘤对放疗高度敏感，颗粒细胞瘤次之，上皮癌敏感性较低，恶性畸胎瘤、内胚窦瘤等对放疗敏感性最差。

放射治疗如何运用于外阴、阴道癌？

在外阴癌的治疗中，由于外阴解剖部位特殊，肿瘤距尿道或肛门很近，放疗照射剂量难以均匀；并且会阴部皮肤对放射线耐受性差，易发生放射反应，放疗过程中常出现会阴部皮肤破溃，引起患者难以接受的疼痛，放疗无法顺利进行。

近年来对于早期病例采用外阴肿瘤根治性切除加淋巴结引流区放射治疗，在提高治疗效果的同时极大地降低了患者治疗时的副作用。

在居里夫人发现射线后，放射治疗便在医学领域中最早运用于宫颈癌。随着技术的进步和医学的发展，宫颈癌治疗方法变迁史就是一部肿瘤放射治疗学的百年发展史，完美展现了肿瘤治疗的进步，为肿瘤病患提供更优的治疗选择，也为肿瘤学的发展做出巨大的贡献。

为什么实体肿瘤和非实体肿瘤的治疗方式不同？

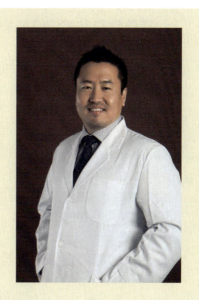

王岩 中山大学附属第一医院放射治疗科副教授、副主任医师、硕士研究生导师、放射治疗科秘书。广东省临床医学学会放疗专业委员会副主任委员，广东省生物医学工程学会青年学术分会副主任委员，广东省健康管理学会肿瘤防治专业委员会常务委员，广州抗癌协会泌尿、生殖细胞肿瘤专业委员会常务委员。

恶性肿瘤常见的治疗方式有哪些？

（1）手术。将肿瘤及其邻近结构直接切除，能达到根治的目的，优点是治疗简单直接；缺点是切除后会出现局部功能和结构的缺失，而且是不可恢复的。

（2）放疗。即放射治疗，是指用射线杀伤肿瘤细胞的结构及遗传物质DNA，进而使肿瘤消退的治疗方法。放疗杀灭肿瘤是一个缓慢的过程，在肿瘤细胞逐渐凋亡的过程中，人体正常组织器官的结构和功能可逐步恢复。放疗也有它的缺点，首先是治疗时间较长，患者身心的负担较大；其次会对局部组织带来急性和慢性的放射性损伤。

（3）化疗。即化学治疗，是指用药物进行全身性的抑制和杀伤的手段。其优点在于作用于全身，能无死角地对全身肿瘤细胞起到杀灭的作用；缺点则是杀伤肿瘤的同时会误伤代谢较快的组织和器官，带来恶心呕吐、脱发、白细胞低等毒副作用。

（4）近年来还有其他新的治疗手段出现，如靶向治疗和免疫治疗等，但目前尚待医学研究和临床试验的数据确认，方可实现广泛的临床应用。

实体性和非实体性肿瘤的治疗有什么不同？

（1）非实体性肿瘤，指的是血液系统的肿瘤，如白血病。这类肿瘤没有可见的实体性肿物，其主要治疗手段是化疗，其他治疗手段较难起到显著的疗效。

（2）实体性肿瘤，即有实体性肿物的肿瘤，如常见的肝癌、肺癌等。对实体性肿瘤，我们希望治疗能起到"斩草除根"的目的。在这个过程中，手术可将肿瘤彻底"铲除"；放疗的范围较为扩大，一定程度上可以"烧除"可能残留的"草根"，但也可能损伤邻近正常组织；化疗则是通过化学药品"除草剂"来控制肿瘤的生长。

治疗肿瘤前要做哪些检查？

（1）患者的基础身体状况，包括患者是否患有高血压、糖尿病、心脏病、肝肾功能不全等。这些基础疾病会影响患者对治疗的耐受性，也会增加治疗过程中的风险，因此需要在治疗前明确。

（2）肿瘤的病理情况，包括良恶性情况、分化状况、侵犯状况以及有无远处转移，这会给肿瘤治疗方式的选择提供最重要的指导依据。

（3）局部检查，包括区域淋巴结和邻近器官，需要明确肿瘤和邻近器官的关系，来判断疾病发展的程度。

（4）全身器官检查，恶性肿瘤会随着血液播散到全身各个器官，包括肺、肝和骨等。对这些器官的状况进行明确诊断，能指导医生对治疗方式做出更准确的选择。

为什么恶性肿瘤往往采用综合治疗？

临床上，针对恶性肿瘤的治疗，往往需要通过多种治疗手段的综合运用来对肿瘤进行有效的控制。

第七章
抵御癌症的正确方式

比如针对较大的肿瘤，直接手术切除难度较大，这时候通过放化疗使肿瘤消退，手术的难度会降低，根治的概率也会更高；而对部分患者来说，术后结合放化疗也可达到降低复发概率的目的。

总的来说，恶性肿瘤的治疗比较复杂，在完善相关检查的基础上，进行个体化的综合治疗，患者往往能收获更好的治疗效果。

为什么肝癌发现时大多已是中晚期?

李鹤平 中山大学附属第一医院肿瘤科教授、主任医师、博士研究生导师、中山大学附属第一医院东院肿瘤科主任。中国医师协会肝癌专业委员会内科学组委员、中国医师协会介入医师分会消融专业委员会委员、中国抗癌协会肿瘤微环境专业委员会常务委员、中国抗癌协会多原发和不明原发肿瘤专业委员会委员、中国抗癌协会肿瘤热疗专业委员会委员、广东省医师协会重症肿瘤医师分会副主任委员、广东省抗癌协会多原发和不明原发肿瘤专业委员会副主任委员、广东省基层医药学会肿瘤多学科综合诊治专业委员会主任委员。

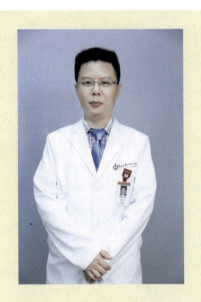

哪些原因会导致肝癌?

(1) 乙型肝炎。乙型肝炎是一种病毒性肝炎,若不对病情加以控制,可逐渐发生肝硬化,最终转变为肝癌,肝炎、肝硬化、肝癌也称肝癌发展的三部曲,是我国原发性肝癌的主要病因。

(2) 丙型肝炎。它同样是一种病毒性肝炎,导致肝癌的原因和过程与乙肝类似,在欧美、日本等地区较为高发。

(3) 酗酒。长期酗酒可导致酒精性肝硬化,同样容易导致肝癌。

(4) 霉变食物。如发霉的花生米、米粒等,这些霉变食物明确含有致癌物黄曲霉素,同样容易导致肝癌发病。

第七章
抵御癌症的正确方式

如何早期发现肝癌?

肝癌常见的症状包括肝区疼痛、食欲减退、发热、消瘦等,但出现这些症状,说明患者很可能已经处于中晚期,治疗手段较为局限,预后也远不如早期患者。

早期肝癌大多无明显相关的阳性体征,只有少部分患者会有轻度肝肿大、黄疸、皮肤瘙痒等,患者一般难以自我察觉。因此,要想及早发现肝癌,建议定期进行全面的体检。对乙肝病毒携带者而言,更需要每半年进行一次肝脏彩超和血液甲胎蛋白的检查,单纯检测肝功能和乙肝两对半不能起到筛查早期肝癌的目的。

肝癌治疗的原则是什么?

肝癌治疗原则分为根治、延长生存期和减轻痛苦三种,分别针对不同病程的肝癌患者。

(1)根治。主要针对早期肝癌患者,通过治疗达到根治肝癌的目的,患者可实现长期生存,即俗称的治愈。

(2)延长生存期。主要针对中晚期患者,这部分患者如果不治疗或简单保守治疗,患者生存期大概不超过半年。而通过采取积极的治疗手段,患者生存期可延长至两三年甚至更长。

(3)减轻痛苦。中晚期患者在进行相关治疗时,随着肝脏肿瘤的增大或转移,可带来一系列的不适症状,如黄疸、腹水、疼痛等,需要进行对应治疗以减轻患者痛苦,提高其生活质量。

肝癌的治疗方式有哪些?

(1)外科手术。包括肝切除手术和肝移植手术,多用于早期肝癌患者。

(2)消融介入治疗。包括微波、射频、冷冻和无水酒精消融,部分疗效可与外科手术媲美,尤其适用于肿瘤较小及年纪较大无法耐受外科手术的患者。

(3)动脉介入治疗。主要包括动脉化疗栓塞术(TACE)和动脉灌注化疗术(HAIC),这也是治疗不能进行外科手术的中晚期肝癌患者最常用的方法。

（4）放疗。用于局部治疗，目前主要进行 SBRT 立体定向的放疗，适用于特殊部位的病灶和门静脉癌栓等。

（5）靶向药物治疗。为全身治疗的新型手段，目前获批的药物有索拉非尼、仑伐替尼、多纳非尼等。

（6）免疫治疗。主要通过激活人体免疫细胞来杀灭肿瘤，目前常用药物包括 PD-1、PD-L1 和 CTLA4，多与靶向药物治疗和介入治疗联合使用。

肝癌治疗讲究个体化的综合治疗，多数患者往往需要联合多种手段进行治疗。此外，患者也应该尽可能保持平稳心态配合治疗，不必谈癌色变。

一发现多是晚期，为什么胰腺癌这么难治？

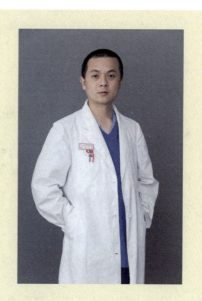

陈东 中山大学附属第一医院胆胰外科教授、主任医师、硕士研究生导师。中国医师协会胆道外科医师分会青年委员，中国抗癌协会胰腺癌专业委员会青年委员，广东省医学会肝胆胰外科学分会胆道学组、外科学分会胰腺疾病学组委员。

为什么说胰腺癌是难以治愈的恶性肿瘤？

胰腺癌，即发生在胰腺的恶性肿瘤，被称为"癌中之王"，预后情况不甚理想。由于早期胰腺癌基本没有症状，当出现症状时，很可能患者已经无法进行手术。胰腺癌患者仅30%左右有机会进行根治性手术，即便能手术，患者5年生存率还是不足20%。医学科技日益发展，但目前新出现的分子靶向治疗和免疫治疗对胰腺癌都不是特别有效，影响了胰腺癌的治疗效果。因此我们说，胰腺癌是一种难治的恶性肿瘤。

胰腺癌有什么症状？

（1）腹痛。如上腹剧痛、钝痛或胀痛，是由肿瘤导致胰腺分泌困难或肿瘤压迫包膜所引起。胰腺癌向周围神经侵犯，导致患者腹痛甚至后背疼痛，此时胰腺癌可能已处于晚期。

（2）黄疸。胰头的肿瘤压迫或侵犯胆总管下端，阻碍胆汁排出就会导致患者皮肤黏膜出现黄染，部分胆红素较高的患者可出现全身瘙痒。

（3）非特异性的消化道症状。包括腹胀、消化不良、腹泻、便秘等。

（4）消耗性症状。如消瘦、乏力等。

（5）其他症状。如感染可引起发热、胰管堵塞可造成胰腺炎，部分患者合并有糖尿病。

自己或亲人得了胰腺癌怎么办？

首先明确诊断。检查项目包括 CT、核磁共振、PET-CT 等，胰头癌需明确肿瘤和肠系膜上动脉及肠系膜上静脉的关系，以判断肿瘤是否能切除。全面评估患者的身体状况，部分高龄或合并严重基础疾病的患者可能无法耐受手术。

手术方式根据患者病情而定，可选择腹腔镜手术、机器人手术或传统开腹手术，针对肿瘤较大或需要合并血管切除重建手术的患者，开腹手术较可靠。

针对交界性可切除胰腺癌患者，可采用新辅助化疗，监测肿瘤大小及肿瘤标志物的变化，再次影像学评估是否可手术。

若明确不能手术，则可放置胆管引流，改善患者的肝功能以便接受后续的放化疗。部分不能手术患者可选择纳米刀治疗。

目前胰腺癌的治疗方式都有哪些？

（1）手术是首选的治疗手段。胰头癌一般采用 Whipple 手术（胰十二指肠切除术）。胰体尾癌手术通常要把脾脏同时切除，原因为肿瘤侵犯脾血管以及达到区域性淋巴结清扫使手术更加彻底。

（2）短路手术（Bypass）。包括胆肠吻合和胃肠吻合，主要解决患者胆道或胃肠道梗阻的问题。亦可用支架植入代替短路手术，通过梗阻胆总管下段的部位支撑来改善患者的黄疸。

（3）无水酒精消融。主要针对晚期出现剧烈疼痛的患者，无水酒精消融胰腺肿瘤周围的神经节可以缓解疼痛。

（4）放化疗。针对晚期有治疗意愿且能耐受的患者，通过化疗或放疗可获得手术切除的机会。

（5）纳米刀，也叫不可逆电穿孔，采用电场的作用使肿瘤细胞发生膜破裂，适用于直径小于 3 cm 的肿瘤，且需要患者本身没有心脏基础疾病。

笔者近年来处理过 3 例典型的胰头癌：第一例患者明确为胰头癌，以腹痛为主要表现，患者拒绝化疗，逐渐出现腹痛加重、黄疸的症状，由于没有及时治疗影响了生存时间。第二例患者的情况是，先进行胰十二指肠切除手术清扫了 16 组淋巴结，再进行根治性切除手术，尽可能延长患者的生存期。第三例患者的肿瘤侵犯门静脉，考虑行新辅助化疗，但这种治疗方式亦可能带来肿瘤进展，患者经过考虑后选择直接手术治疗，笔者为其行胰十二指肠切除合并门静脉血管切除重建，目前患者仍生存。

胰腺癌近年来的诊治进展有哪些？

（1）对于胰头癌，只要肠系膜上动脉不受侵犯，仅肠系膜上静脉受到侵犯可能还有手术机会。

（2）纳米刀治疗延长了部分患者的生存期。

（3）新辅助治疗提高了切除率，使部分不能进行切除手术的患者可以接受手术切除治疗，靶向治疗及免疫药物治疗胰腺癌的研究目前正在进行，尚无明确的结论。

第八章 辨"症"施治，要了解这些知识

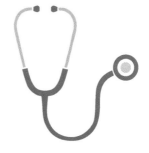

为什么男性健康问题要重视中西医结合？

莫穗林 中山大学附属第一医院中医男科教授、主任医师、博士研究生导师、男性健康管理中心主任。广东省健康管理学会男性健康专业委员会副主委、广东省精准医学应用学会生育力保护专业委员会副主委、广东省中西医结合学会肿瘤专业委员会副主委。

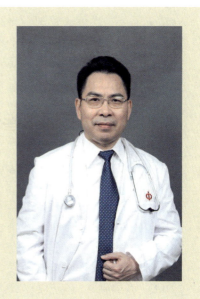

男性全生命周期会遇到哪些健康问题以及应该如何面对？

（1）婴儿—儿童期。以包皮、包茎和隐睾最为常见。在明确诊断、判断是否需要手术，以及如何手术、什么时候手术等方面，都需要西医的专科医生进行评估和判断。

（2）青春期。多为前列腺的问题，如前列腺炎、前列腺钙化、前列腺囊肿等，以及性功能问题、生育力的问题。这些问题都比较复杂，有些其实不需要干预，有些只需要中药调理，有些可能需要用西药规范治疗。当然，有少部分可能需要手术，无论哪种治疗方式，中西医结合综合评判、联合处理，可起到更理想的效果。

（3）壮年。容易出现性功能问题，如阳痿、早泄等，以及生育力问题，如二孩、三孩的需求。但是这些问题不一定是器质性的，更多的可能只是功能性的，在明确诊断及评估后，可以通过相关的中西医结合调理，甚至只需要使用中药，也可以得到显著改善。

（4）中老年。由于退行性变化，中老年男性容易出现前列腺增生，甚至罹患前列腺肿瘤。如果前列腺增生引起了明显的症状，需要进行医疗干预，包括中药治疗、西药治疗、中西医结合治疗甚至手术，究竟哪种治疗方式更合适，需要男性健康管理专科医生才能准确评估并予处理。前列腺肿瘤是可以做到早发现、早诊断、早干预的，关键是要进行定期的专科检查，比如定期的男性健康体检，具体需要做哪些项目，也需要男性健康管理专科医生进行个性化的设计。

男性健康问题，有哪些常见的误区？

男性健康问题，有不少认识上的误区，最常见的是"勃起不坚""射精过快"，与"阳痿""早泄"不分。"阳痿"是指"勃起功能障碍"，"早泄"是指"射精功能障碍"，医学上都有非常明确的含义与界定的。许多男性，甚至连正常的性生活都还没有，就自我认定为"阳痿""早泄"，从而引起诸多的心理障碍。像这类问题，最好还是到男性健康管理门诊咨询专科医生，必要时通过医学检查手段，进行专业的评估，才能明确是否真的患上了"阳痿""早泄"，还是仅仅只是性生活无规律而引起的"勃起不坚"或"射精过快"。比较常见的误区还有：男人性功能不好就一定要补肾。很多男性总会怀疑自己肾虚，特别是出现一过性的"勃起不坚"或"射精过快"时，往往都会第一时间去想办法"补补肾"。实际上，并非所有男性都需要补肾。青春期的男性还处于集体发育期，肾气即便相对不足，但也处于上升阶段，这时一般是不建议补肾的。即便从人体的全年龄周期看，肾气也是处于相对不足的状态，男性的确容易出现肾虚的情况，但并非所有时候都需要补肾，因为临床上很多自述出现"阳痿""早泄"的年轻人，经诊治其实都并非肾虚，更多的患者表现为舌苔厚、口苦、熬夜失眠、大便不好等，往往是中医上出现的肝气郁结、血瘀湿热或是其他痰湿症状，因而导致性功能的异常，这时通过疏肝理气、活血化瘀、清热祛湿等调理手段，即可把性功能问题管理得很好。

为什么通过情志管理能改善性功能障碍？

部分男性的性功能问题实际上并非确实出现了"阳痿"或"早泄"，而是因为性认知、性体验、性经验的不足甚至缺失导致的。如一些尚未有性经验的年轻男性，可能会因为偶尔没有晨勃等情况从而怀疑自己性功能出现了问题。由于此种原因往往容易导致焦虑，引起情绪改变，这时候不一定需要进行药物干预，通过中西医结合的情志管理，同时通过正确的性认知的科普，相关问题就能改善甚至解决。有时候，使用疏肝解郁的中药也可以达到情志管理的目的。

如何利用中西医结合调理男性排尿异常？

排尿异常是男性常见的问题，主要表现为尿频、尿急、夜尿、尿痛、尿不畅、尿余沥等，具体原因很多，从中西医结合的角度来看，首先需要通过专科医生明确患者的排尿异常究竟是什么原因引起的，是否存在膀胱、尿道、前列腺等器质性问题？是否需要西医手段干预？然后再从中医的角度进行辨证论治，确定是否需要配合中药调理。从中医辨证上看，肾气不足、下焦湿热、心肾不交、痰湿瘀阻等都是常见的证型，其中岭南地区以湿热问题最为常见。

为什么身体没有不适还要定期体检？

王妍 中山大学附属第一医院健康管理中心副主任医师、健康管理中心副主任。广东省健康管理学会健康体检管理专业委员会副主任委员、秘书长，广东省健康管理学会脂肪肝多学科诊治专业委员会常务委员，广东省保健协会心血管病分会常务委员。

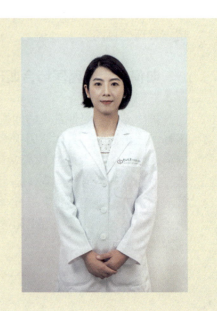

为什么要做体检？

目前，我国居民主要死亡原因包括中风、缺血性心脏病、慢性阻塞性肺疾病、肺癌等。这些都属于慢性非传染性疾病，病程进展需要经历较为漫长的发展过程，如果在这过程中我们能及时发现并给予干预，就能避免发生重大疾病及其所产生的危害。以心梗为例，大多数的心梗可以被预测和预防，针对高血压、高血脂、糖尿病、吸烟等危险因素，若进行有效管控，可避免患者出现心梗，哪怕是出现心梗，预后也会更为理想。

哪些人适合做体检？

从维护健康的角度来看，每个人都适合进行体检，从而开启后续的健康管理工作。

从预防疾病的角度来看，已存在一些危险因素的人群更适合进行健康体检。如有心血管危险因素，包括高龄、吸烟、超重肥胖、高血压、血脂异常、糖尿病、有一级亲属心血管病家族史等的人群。而有吸烟、酗酒、不良饮食习惯或是一级亲属有肿瘤患病史的人群，则更需要进行肿瘤筛查。

什么时候适合做健康体检？

总体而言，体检没有绝对的合适时间，只要存在相关意愿，随时都可以进行。但从医院人流量角度而言，一般周一医院患者较多，体检排队时间可能较长，容易造成受检者心情急躁，若情况允许应尽量避开这一时段。

此外，若感觉身体不适或出现明显的症状，建议先进行专科诊疗，否则可能会得出异常的指标或数据，也不能反映受检者的常规身体状态。

一旦开始常规体检，建议如无身体不适，可选择每年固定的时间段进行体检，以便进行数据比对。

体检要做哪些项目？

常规体检项目包括：身高、体重、内外科、眼科、耳鼻喉科、血常规、心电图、胸片、B超等的检查，女性还会有妇科检查等。

系统性检查包括：动态血压、动态心电图、肺功能检测、颅脑CT或磁共振、胃肠镜、妇科超声、乳腺检查、宫颈TCT等。

需要强调的是，并不能将抽血检验肿瘤标志物跟肿瘤筛查完全等同，肿瘤筛查是一项系统性工作，需要将肿瘤标志物检验、影像学检查甚至病理检测等相结合。

建议体检之前可以与专业体检医生交流，让医生根据受检者的年龄、性别、职业、病史、家族病史等制定合理的体检方案。

去哪里做体检好？

体检属于医学行为的一种，选择体检机构时，首先，要明确体检机构的资质。其次，要观察体检机构的环境，如布局合理、医检分离都是基本的要素。最后，为便于在体检后针对异常情况进行必要的复查、专科诊疗等操作，体检机构以就近选择综合性医院为宜。

所以，综上而言，三甲综合医院更适合进行健康体检。

怎样做体检？

（1）预约登记，体检当天先空腹进行抽血、肝胆 B 超等相关检查。

（2）空腹检查相关项目后可以进餐并逐步进行其他检查，需要做经腹部妇科超声的女性需要憋尿使膀胱充盈后才能进行检查；而做经阴道妇科超声的女性需要排尿、行妇科检查后再做妇科超声。

（3）体检结束后将体检表交回前台并明确所有项目均已完成。

（4）拿到体检报告后，找专业医生进行解读以及健康咨询，针对异常结果，在医生指导下进行生活方式干预、近期或定期复查乃至专科就诊等处理措施。

为什么治疗痤疮需要用个性化治疗方案？

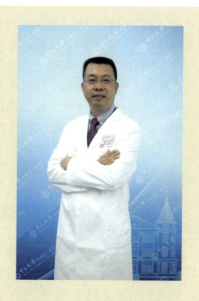

陈木开 中山大学附属第一医院皮肤科教授、主任医师、硕士研究生导师，皮肤科、皮肤病学教研室副主任。中国医师协会皮肤科医师分会皮肤肿瘤专业委员会委员、广东省医学会皮肤性病学分会常务委员、广东省医师协会皮肤科医师分会常务委员、广东省医师协会皮肤科医师分会皮肤外科与美容专业组成员、广东省医疗行业协会皮肤性病学管理分会常务委员、广东省医学会皮肤性病学分会管理和学科建设组副组长、广东省整形美容协会理事委员、广东省化妆品科学评估专业委员会副主委、广东省老年保健协会皮肤专科分会副主委。

什么是痤疮？

寻常痤疮即青春痘，它是一种毛囊皮脂腺单位的慢性炎症性疾病。痤疮发病率很高，全球约有6.5亿人受到痤疮的困扰。大多数人会在青春期经历痤疮，据统计有95%以上的青年男性和85%的青年女性会经历长痤疮，其中约20%为中度到重度，部分人到成年后还会陆陆续续长痤疮。痤疮病程长，易复发反弹，会对患者的外貌和心理产生较大的负面影响。

为什么治疗痤疮需要用个性化治疗方案？

我们每个个体的肤质不同，痤疮严重程度也不同，需要用个体化治疗方案，没有通用的最佳疗法。根据痤疮严重程度可分为Ⅰ级、Ⅱ级、Ⅲ级、Ⅳ级（或是分轻、中、重度）。对症状较轻（Ⅰ级和Ⅱ级）患者而言，可以先用外用药，若效果不好则需要增加口服药物。Ⅲ级患者一般是外用药与口服药如抗生素并用，效果不佳时有可能还需要加上异维A酸进行治疗。Ⅳ级患者往往需要外用药加上异维A酸进行治疗。另外，痤疮治疗还可以配合光动力、强脉冲光等光电类辅助治疗方式。

在用药时，为了减少副作用，一般是能外用就不口服，在控制炎性痤疮后还需要进行维持治疗，预防其复发。而痤疮印、痤疮疤痕则需要进行光电治疗加以改善。

为什么治疗痤疮要用抗生素？

除了遗传因素和皮脂腺增生分泌过度，痤疮丙酸杆菌也是痤疮的主要诱因，抗生素可抑制痤疮丙酸杆菌，且部分抗生素同时还有抗炎作用，其治疗痤疮的效果得到了临床医生的认可。因此，口服和外用抗生素治疗痤疮都是十分常见的。

口服抗生素多用于Ⅲ级和Ⅳ级患者，但长期用药可导致耐药的出现，患者有时需要结合其他药物或治疗手段进行综合治疗。

口服异维A酸治疗痤疮要注意哪些问题？

异维A酸治疗重度痤疮效果有个体差异，治疗剂量需要个体化调整，但疗效是值得肯定的。常用的异维A酸的副作用个体差异也很大，但需要注意的是，药物有致畸副作用，孕妇是口服异维A酸的禁忌群体，若患者已怀孕或有怀孕计划则不能使用。皮肤干燥、口唇脱皮是其常见副作用，口服药物后应进行皮肤和唇部保湿护理；少见副作用包括脱发、情绪低落；同时，它可能会引起少数人肝功能和血脂异常，服药时须定期检测。

光动力治疗和刷酸能治疗痤疮吗？

光动力治疗是用外用光敏剂 5-ALA 后，再用红光照射的一种治疗方式，其可直接破坏皮脂腺，杀灭痤疮丙酸杆菌并抑制皮脂腺分泌，从而达到治疗的效果。它适用于无法或拒绝进行口服药系统治疗的患者，如备孕人群，可以短时间内起到明显的改善效果；还适用于传统治疗无效的患者。常见副作用包括暂时性灼热、红肿、前 3 天反应性痤疮增多，少数人出现色素沉着，但一般在 1 个月内即可恢复正常。

刷果酸、水杨酸等属于浅层的化学焕肤，它可以溶解毛囊的角质层，并清除毛孔中的皮脂和黑头粉刺，从而减少痤疮的发生，但可能带来红肿、刺痛、色素沉着等副作用，甚至让患者皮肤变成敏感肌。刷酸需要经验丰富的医生操作，个体化使用；但目前刷酸的产品基本不能进入医院，导致正规医院医生在该方面经验不足，这个也是需要关注的问题。有些医疗机构把其作为一种痤疮常规或必须治疗手段也是不对的。

长了痤疮生活中要注意什么？

（1）不熬夜，熬夜可影响人体激素分泌的昼夜节律，从而引起皮脂腺过度增生和分泌，导致痤疮产生，且会影响治疗效果。

（2）做好面部清洁，尽量选择不含表面活性成分的洁面产品，洗脸水温以 16～18 ℃为宜。护肤品建议使用偏弱酸性的产品，质地宜轻薄，若是敏感肌建议用简单功效性保湿霜保湿。

（3）多喝水，少吃油腻、高糖和含咖啡因的食物。

（4）避免挤压皮损、过度去角质、针清等，减少痤疮疤痕的生成。

为什么麻醉前要严格禁食禁饮？

杨璐 中山大学附属第一医院麻醉科主任医师，麻醉科、麻醉学教研室副主任，手术麻醉中心教职工第二党支部书记。中华医学会麻醉学分会器官移植学组委员、秘书，中国妇幼保健协会麻醉专业委员会委员，广东省医学会麻醉学分会器官移植学组委员、秘书，广东省临床医学学会麻醉学专业委员会常务委员，广东省精准医学应用学会精准麻醉分会常务委员，广东省健康管理学会胃肠病学专业委员会常务委员，广东省抗癌协会肿瘤麻醉、镇痛治疗专业委员会委员。

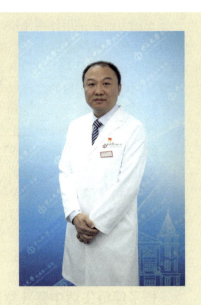

为什么需要麻醉？

麻醉指的是采用药物或其他方法，使人躯体的全部或局部发生可逆性的感觉丧失。麻醉的必要性，得从疼痛的危害说起，主要有以下三个方面。

（1）疼痛会造成身体各个器官和系统的功能出现紊乱和障碍，从而带来一系列的并发症。

（2）疼痛会导致人体内分泌系统功能出现紊乱，可导致血糖升高和血栓形成。

（3）疼痛会让患者产生焦虑、失眠甚至抑郁等精神并发症，导致患者生活质量下降。

完善的麻醉可以消除疼痛，使手术更为安全和顺畅，减少并发症和降低死亡率。

麻醉的类型有哪些？

临床上常用的麻醉方式分为全身麻醉和局部麻醉。根据用药方式不同，全身麻醉分为吸入全身麻醉、静脉全身麻醉和静吸复合全身麻醉；局部麻醉分为椎管内麻醉（包括硬脊膜外阻滞和蛛网膜下腔阻滞）、表面麻醉、局部浸润麻醉和区域阻滞或神经阻滞麻醉。

为什么开展舒适化医疗是麻醉医生的重要职责？

近年来，随着科技和社会经济的发展，人民生活水平不断提高，舒适化医疗的概念应运而生。舒适化医疗是一种先进的医疗理念，是医学发展的必然趋势，其目标就是使患者在整个就医过程中达到心理和生理上的愉悦感、无痛苦感和无恐惧感。舒适化医疗的出现得益于现代麻醉技术的高速发展，理想的麻醉药物和先进的麻醉给药技术不断出现，所以麻醉学科是开展舒适化医疗的主导学科，麻醉医师必然是主导舒适化医疗的主力军。目前，诸如术后疼痛治疗、分娩镇痛、无痛胃肠镜、无痛气管镜及各种急、慢性疼痛的诊治等舒适化医疗服务已经得到广泛开展，使患者在就医期间得到生理和心理的愉悦、舒适感，从而促进患者康复，改善患者的长期预后。

分娩镇痛有什么好处？

分娩镇痛，又称无痛分娩，是一项由麻醉医师提供的特别具有代表性的舒适化医疗服务。产妇在分娩时由于规律的宫缩，会产生剧烈的疼痛，这种疼痛不仅会给产妇带来难以忍受的痛苦，还会让她们不由自主地用力，消耗大量体力，可导致产程后期乏力，致使产程延长甚至分娩异常。有的产妇甚至可能因此出现产后抑郁，也有产妇因为惧怕疼痛会主动要求进行剖宫产。应用分娩镇痛技术后，产妇几乎感觉不到疼痛或只有轻微的疼痛，既可以放松心情和保存体力，在助产士的指导下合理用力，还能明显缩短产程。此外，如果遇到紧急情况需要进行手术，由于已经提前放置了麻醉给药通道，手术可以更为及时地进行。

麻醉会影响智力或记忆力吗？

麻醉药物会暂时对神经功能产生抑制，但这是可逆的，当药物消退后，神经功能即可完全恢复正常。对于处于发育期的儿童来说，其智力发育是受到众多因素影响的，其中，教育、家庭环境等因素可能更为重要，反而未控制好的疼痛可能会对儿童发育带来负面影响。近年的研究表明，单次、短暂的麻醉不会损害儿童的智力或记忆力。临床上，针对儿童的手术，一般建议可做可不做的手术尽量不做；可以晚做不需要早做的手术尽量晚做，这样就能将家长对此的担忧降到最低。

麻醉前有什么需要注意？

（1）麻醉前要遵从严格的禁食禁饮规则，禁食禁饮油腻和高热量的食物须大于8小时、高淀粉食物须大于6小时、婴幼儿母乳须大于4小时、清凉液体饮料大于2小时。

（2）术前停止吸烟，停止吸烟时间越早，对术后康复越有利。

（3）术前如实告知药物服用情况，必要时遵循医嘱停服药物。

（4）提供既往病历资料，若直系亲属曾发生过麻醉相关的严重并发症也需要如实告知麻醉医生，以便医生进行专业的判断。

为什么便秘需要做排粪造影检查?

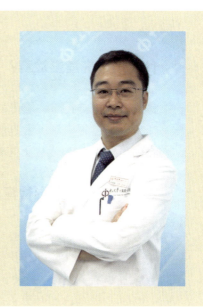

彭振鹏 中山大学附属第一医院放射诊断科副主任医师、硕士研究生导师、放射诊断科副主任、放射诊断科教职工党支部书记。广东省临床医学学会副秘书长,广东省临床医学学会放射诊断专业委员会委员,中国医学装备协会磁共振应用专业委员会腹部学组委员,广东省医师协会放射科医师分会、消化疾病专业学组委员,广东省医学会肿瘤影像与大数据分会委员。

便秘及其危害是什么?

便秘一般是指排便困难、大便干硬以及排便次数减少(每周少于3次)的症状,病程持续超过6个月则称为慢性便秘。调查显示,我国成人慢性便秘患病率约为4%~10%,女性明显高于男性。随着年龄的增长,发病率会不断提高,60岁及以上老年人群慢性便秘的患病率在15%~20%。

长期便秘会带来各种危害。便秘会增加肛裂、直肠炎、痔疮乃至结肠癌等肛肠疾患的发病率;老年人的心脑血管病也容易因排便困难导致血压增高而突然发病;还可造成胃肠神经功能紊乱,带来色素沉着、脸色晦暗等各种问题。总的来说,便秘大大降低了患者的生活质量。

便秘的病因都一样吗?

便秘的原因众多,包括结直肠和肛门功能性疾病、器质性疾病及药物。

其中，功能性排便障碍（出口梗阻型便秘）占了大约一半原因。便秘的诊断需要详细的问诊、直肠指诊、肠镜、结肠传输时间、肛门直肠测压和排粪造影等检查，而排粪造影是对功能性排便障碍及部分器质性疾病诊断非常有用的检查。

什么是排粪造影检查？

排粪造影检查是将一定量的钡剂灌到直肠里面，并模拟人正常排便的过程，在排便的过程中对患者直肠、肛门、肛管等进行动态观察的检查手段。简而言之，就是在 X 光机下边排便边检查。

如何配合排粪造影检查？

检查前要遵医嘱进行肠道准备，如口服泻剂或提前 2 小时洗肠。检查前 1~2 小时，按医生嘱咐提前喝钡剂。

检查时患者换上检查服躺到检查床上，由医生进行肛门插管并灌入 300~400 mL 钡剂，这时患者需要忍住不能排便。

患者到专门的座椅（类似坐便器）上进行检查，并听从医生的指令进行忍便动作和排便。良好的配合是检查成功的关键，也是医生后期对直肠、肛门、肛管等部位进行各个项目的准确测量，做出准确诊断的基础。

排粪造影检查能发现哪些病变？

排粪造影检查主要可以显示肛管、直肠功能性和器质性的异常，特别是能显示在排便的状态下才会出现的功能或形态的异常，能发现传统钡剂灌肠、直肠指诊和结肠镜所不能发现的问题。对于诊断功能性出口梗阻型便秘，排粪造影检查是最主要的一种手段。

功能性出口梗阻型便秘主要分为盆底松弛和盆底痉挛两大类。前者指的是盆底结构松弛，多发生于经产妇和老年人，严重时可导致直肠套叠、直肠外脱垂、盆底疝、骶直分离等；后者则常见于精神紧张或盆底肌肉不协调的人群，包括耻骨直肠肌痉挛、耻骨直肠肌肥厚、肛门括约肌肥厚痉挛等。

得了便秘，首先应该通过检查明确便秘的类型和病因，再针对病因进行相应的治疗。治疗便秘首先考虑非手术治疗，即健康教育、生活饮食调整和

第八章 辨"症"施治，要了解这些知识

药物治疗等。患者应在专科医生指导下服用泻剂等药物，不要轻信别人的"秘方"，否则反而可能加重病情甚至引起更严重的后果。

针对部分病变导致的便秘，也可以考虑进行手术治疗，但需要由专科医生经过全面评估，明确符合指征后方可进行手术。

在诊断和明确便秘成因和类型时，排粪造影检查是十分常见和重要的检查手段。

为什么超声心动图与心电图检查不能相互替代？

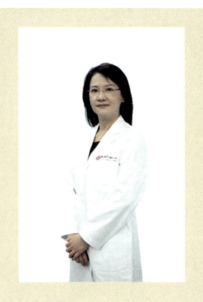

刘东红 中山大学附属第一医院超声医学科教授、主任医师、博士研究生导师。中国医师协会超声医师分会超声心动图专业委员会委员、广东省健康医学会超声分会副主任委员、广东省超声医学会委员。

什么是超声心动图？

超声心动图就是利用超声波显示心脏的形态结构、功能和血流成像的一系列检查。

检查时间为 10～20 分钟。在检查的过程中，医生会用探头发出的超声波经过体表对患者整个心脏进行任意切面的检查。探头发出的超声波能检查出患者心脏内部结构、瓣膜情况以及其连接关系。如果叠加彩色血流显像，则可一并了解患者血流的情况。

总体而言，超声心动图能给临床提供以下信息：患者心内结构是否有异常、患者血流有无异常以及患者室壁的运动状况。

超声心动图和心电图有什么不同？

心电图需要用很多导联贴在患者身体上进行检查，它可以查出心脏整个心动周期的波形图，能反映心电的活动状况。而超声心动图，它针对的主要是患者心脏的结构和形态，它能看到患者心脏的活动、心腔的大小、心肌的运动和血流的状况。两个检查的侧重点不同且不能相互替代，临床上有时需要联合应用。

什么情况下需要做超声心动图检查？

（1）诊断先天性心脏病。当孩子在儿保检查时怀疑有先天性心脏病的可能，就需要做超声心动图进行排除或确诊，主要是看孩子心脏内部连接有无异常以及心脏发育的情况。

（2）诊断冠心病和心肌病。对成年人而言，如果怀疑患有冠心病或心肌病，都需要通过超声心动图进行结构和功能的诊断。如果确诊，还需要对患者心脏的各个数据进行测算，以判断出患者心功能的状况，为患者生活方式的调整以及治疗方案提供依据。

（3）判断瓣膜功能，可检出瓣膜有无继发性或老年性病变。针对人工瓣膜置换手术的患者，通过超声心动图，可以判断人工瓣膜功能是否正常。对植入生物瓣膜的患者而言，还需要通过检查判断瓣膜有无出现衰竭，是否需要进行后续处理。

（4）出现异常心音时。不少人在体检时会发现心脏有杂音，这时候可通过超声心动图进行排查，确定异常心音是生理性的还是疾病所致，若提示心脏存在病变则须及早干预。另外，我们也可以将不同时期的超声心动图结果进行对比分析，看心脏状况是否出现变化。

做超声心动图检查要注意什么？

（1）做超声心动图无须空腹。

（2）进行检查时保持心态平稳，配合医生要求改变体位即可。切忌过度紧张，否则过快的心跳可能会干扰检查结果。在检查前，家长要安抚好孩子的情绪，如果孩子哭闹不已，可能需要使用镇静药物。

（3）检查过程中需要暴露胸部，因此，建议女士最好不要穿连衣裙，以免造成不便。

（4）检查没有辐射，也不会带来不适。孕妇不必担心辐射问题，可放心进行检查。

为什么超声是筛查乳腺疾病的最常用手段？

郑艳玲 中山大学附属第一医院超声医学科主任医师、硕士研究生导师、超声医学科副主任、超声医学科教职工党支部书记。中国超声医学工程学会颅脑、颈部血管专业委员会常务委员，中华医学会超声医学分会青年学组委员，中国医师协会超声医师分会血管专业委员会委员，广东省医师协会超声医师分会常务委员、秘书，广东省医学会超声医学分会常务委员、青年委员会副主委。

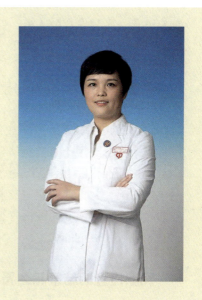

乳腺检查的方式有哪些？

（1）钼靶检查。需要患者取站立位，然后用检查机器将乳房腺体夹起来检查。它更易发现非肿块型病变及以微钙化为主要表现的乳腺癌。但检查的信息会出现叠加，小病灶定位较困难。若发现可疑钙化灶，则需要进一步检查、定位。

（2）磁共振检查。检查时患者需要趴在检查床上，使乳房呈悬垂状态。它的敏感性很高，不容易漏诊，但是假阳性率也比较高（即本来是良性的病灶被误认为是恶性的）。

（3）超声检查。患者呈仰卧姿势进行检查，能对病灶的定位更为精确，彩超则可看到血流状况，但是低速血流难以显示。超声检查也有一定的缺陷，那就是对检查者依赖性较强，跟检查者的经验密切相关。

（4）超声造影。需要静脉注入造影剂，观察病灶内血流灌注情况，造影剂直径与红细胞相似，显示血供情况比彩超更准确，可以帮助鉴别病灶良恶性和评估乳腺癌新辅助治疗的效果。

这4种检查方式各有优缺点，其中超声由于没有辐射，可随时、反复地检查，在临床筛查时应用得更广。需要注意的是，不论性别和年龄大小，只要曾出现过乳腺发育的人群，都应定期进行乳腺检查。特别是出现了乳房肿块、乳头溢血等症状时，更要立即就医，不要拖延。

乳腺超声的BI-RADS是什么？

BI-RADS其实就是美国放射学会制定的乳腺影像报告及数据系统的简写，它不但可应用于磁共振、钼靶，也可应用于超声检查。

通过标准化的BI-RADS术语，可以描述病灶的大小、边缘、血供和有无钙化等情况，并据此对它进行相应的分类，帮助临床医生对不同病变进行相应的处理，也方便不同的医疗机构之间建立相同的指标，有助于乳腺癌早期筛查和乳腺超声的随访监测。

乳腺检查的结果怎么看？

根据BI-RADS系统，乳腺检查结果分为以下几类。

0类：即暂时无法判断具体情况，建议进行其他检查。

1类：即阴性结果，超声未见异常。

2类：明确是良性且不会恶变，如囊肿等，无恶性征象。

3类：恶性可能性＜2%，建议3～6个月随访及其他检查，如纤维腺瘤等。

4类：其恶性范围比较广，其中又分为4A、4B和4C类。4A类：2%＜恶性可能性≤10%；4B类：10%＜恶性可能性≤50%；4C类：50%＜恶性可能性＜95%。

5类：高度提示恶性，恶性可能性≥95%。

一般建议4B、4C和5类都一定需要做活检对病灶性质进行明确诊断。针对4A类的结果，则需要进行超声造影或重新检查，进一步明确诊断，再判断是否需要活检。

6类：将活检样本进行病理检查，明确为恶性肿瘤则为6类。

乳腺超声造影有什么优势？

超声造影能反映肿块微循环血供情况，能判断肿块是良性还是恶性、囊性还是实性。同时，超声造影还能引导对囊实性肿物的实性部分进行活检，以及抽取炎症患者的脓液。

当乳腺癌患者进行新辅助化疗时，医生需要了解治疗过程中病灶的变化情况，从而评估治疗的效果，进行超声造影即可明确病灶的大小及微循环血供变化情况。

此外，超声造影还可协助寻找乳腺癌患者腋窝前哨淋巴结以及判断腋窝淋巴结有无转移等。

为什么介入超声治疗肩周炎能取得显著疗效？

王竹 中山大学附属第一医院超声医学科副主任医师、硕士研究生导师。中国医师协会介入医师分会疼痛治疗学组常务委员，中国医师协会超声医师分会肌骨专业委员会委员，中国医促会超声医学分会委员，中国研究型医院学会肌骨、浅表专业委员会委员，广东省保健协会男性健康保健分会常务委员，广东省健康管理学会超声医学专业委员会委员，广东临床医学会超声专业委员会委员，广东省康复医学会性功能障碍康复分会副会长，广东省健康保健协会男性保健分会常务委员。

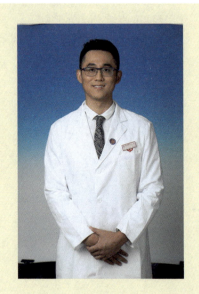

什么是肩周炎？

肩周炎即冻结肩，主要病理改变为关节囊的增厚、挛缩、粘连，而并非单纯的周围关节炎症。肩周炎的诊断是一种排他性诊断，肩部疼痛的患者，在排除肩袖损伤、肩袖钙化性肌腱炎、关节不稳、颈椎病、肿瘤、心脏病等以后，仍然无法得到明确病因，就可以诊断为原发性冻结肩。

冻结肩在普通人群中的发病率为2%～5%，好发年龄段为40～60岁。女性发病率高于男性，但男性的患者预后相对较差。冻结肩多为单次发病，治愈后很少再次发病。目前，原发性冻结肩暂时尚未发现明确的发病机制，继发性冻结肩则是指有明确病因的疼痛，如肩袖损伤、钙化性肌腱炎等。

肩周炎能自愈吗？

肩周炎临床共分为四个阶段，它有一定的自限性，但并非完全自限的疾病。

（1）一期：发病后 0～3 个月，表现为各个方向活动末出现的剧烈疼痛，外旋范围下降。患者存在静息痛，影响睡眠质量。

（2）二期：发病后 4～9 个月，即渐冻期，患者临床症状逐渐加重，可以发现肩峰下滑囊炎。

（3）三期：发病后 10～15 个月，又称冰冻期，其最显著的病理改变是关节囊的纤维化，进而使关节发生挛缩，症状加重。

（4）四期：发病后 16～24 个月，即解冻期，患者疼痛症状减轻并开始好转。

总体而言，肩周炎存在自愈的可能，但不建议患者一味忍耐等待自愈，因为有随访研究表明，发病 7 年后仍有 50% 的患者存在不同程度的功能受限。建议患者一旦发现相关症状应尽快治疗，越早治疗，其疗效越好。

如何治疗肩周炎？

（1）非手术治疗。包括健康教育、口服非甾体类抗炎药物、康复治疗、注射激素以及关节囊液压松解术。其中，关节囊液压松解术是将配伍的药物注射到患者的盂肱关节腔内进行治疗的手段，因其操作简单、疗效好、费用低而得到广泛的应用。

（2）手术治疗。非手术治疗疗效不明显时，则需要进行手术治疗，术式包括麻醉下的关节松解术、关节镜下关节松解术以及开放手术的关节松解术。

介入超声治疗肩周炎效果好吗？

介入超声治疗肩周炎，即在超声引导下的关节囊液压松解术，将配伍药物注射到患者盂肱关节腔以及肩袖间隙、肩峰下滑囊、肱二头肌长头腱腱鞘等结构，从而达到治疗肩周炎的目的。

疗程视患者病情而定，一般进行3次左右的治疗，每次间隔1～2周。临床疗效比较显著。

除了肩周炎外，介入超声还能治疗许多常见的慢性肌内骨骼疼痛，如劳损所致的腱鞘炎、足底筋膜炎、桡骨茎突腱鞘炎、腕管综合征、高尔夫球肘、网球肘等，绝大部分效果都较确切。

发现心脏瓣膜反流该怎么办？

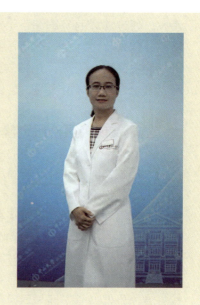

姚凤娟 中山大学附属第一医院超声医学科副主任医师、硕士研究生导师、超声医学科副主任。广东省介入性心脏病学会心脏超声分会副主委、广东省女医师协会超声分会常务委员、广东省生物医学工程学会心血管内科工程分会常务委员、广东省医师协会超声医师分会委员、广东省医学会心血管病分会影像学组委员。

心脏瓣膜是什么？

心脏包括左心房、左心室、右心房和右心室，也分别有二尖瓣、三尖瓣、主动脉瓣和肺动脉瓣，它们相当于心脏"四个房间"的"四扇门"。

心脏瓣膜对心脏血流起到单向阀门的作用，适时的开闭能使全身血流按照一定方向流动，分别从心脏泵到肺部及全身，完成肺循环和体循环。

当心脏瓣膜的开放出现问题，称为瓣膜狭窄；当心脏瓣膜关闭出现问题，称为瓣膜反流，亦称关闭不全。任何一个瓣膜发生严重病变，都可导致心脏血流方向和血流量发生改变，从而加重心脏负担，最终导致心力衰竭。

心脏瓣膜病变有哪些表现，建议做什么检查？

心脏瓣膜病常见的临床表现是胸闷，活动后加重。还有患者会出现胸痛、呼吸困难、长期发热等症状，部分病情严重的患者，会出现夜间阵发性呼吸困难。

临床上，对心脏瓣膜病患者听诊时可听到心脏杂音，胸片可见心影增大。这时候需要行心脏超声检查，它是明确心脏瓣膜病严重程度的最佳检查手段。通过常规的经胸超声心动图检查，能对瓣膜病变进行定性和定量评估。经食管超声心动图是经心脏后方观察心内结构，图像非常清楚，有助于更好地明确病变情况，在常规经胸超声诊断力度不够或者获取信息不充分时，医生会根据病情需要，建议进一步行经食管超声心动图检查。

超声发现轻度心脏瓣膜反流该怎么办？

大多数情况下，轻度瓣膜反流属于生理性反流，正常人四个瓣膜也会出现反流，通常无须处理，3～5年后复查或更久间隔复查即可。

如果轻度瓣膜反流同时存在瓣膜结构异常，如二尖瓣脱垂、主动脉瓣二叶瓣畸形等，则需要1～2年随访一次，随访情况稳定后可以间隔更久时间或咨询心血管专科医生复诊时间。

如果两次检查结果有明显差异，可能是瓣膜病变本身有进展，也可能是检查者、机器型号不同等原因所致，建议到上级医院进行确诊。

哪些疾病会导致心脏瓣膜病变？

常见的导致心脏瓣膜病的病因包括以下六种。

（1）风湿性心脏病，是心脏瓣膜病较为常见的疾病，可同时引起多个瓣膜病变，其发生率有逐年减少的趋势。

（2）瓣膜退行性变，年龄增长导致瓣膜老化，近年来随着人口寿命延长，其发生率逐年增加。

（3）感染性心内膜炎，可由身体其他部位的感染引起，比如龋齿、反复发热等。

（4）冠心病，可造成乳头肌功能不全，进而导致腱索张力发生改变甚至断裂，从而导致瓣膜关闭不全。

（5）瓣膜脱垂、瓣膜黏液样变性、腱索断裂等都会引起瓣膜脱垂，进而导致瓣膜关闭不全。

（6）先天性瓣膜发育问题，较为常见的是主动脉瓣二叶畸形，可以引起瓣膜的狭窄和关闭不全。

心脏瓣膜病变该如何治疗？

（1）药物治疗可缓解症状，但治标不治本，不能治愈瓣膜病。

（2）手术是治疗瓣膜病最重要的方法。需要手术的瓣膜病患者，术式分为传统开胸手术、小切口手术和介入微创手术。手术替换的瓣膜分为机械瓣和生物瓣，机械瓣可终身使用但须终身服用抗凝药，生物瓣无须终身服药，但有一定的使用寿命。当然，外科医生根据瓣膜病损的情况，也会考虑对瓣膜进行修复成形手术。

（3）一定要重视心脏瓣膜病术后的定期随访，随访内容须遵医嘱，主要是凝血功能监测、通过心脏彩超随访人工瓣膜及心脏功能状况，若情况良好且病情稳定，复查频率可逐步降低。

（4）若存在瓣膜病变但尚未达到手术指征，建议定期门诊随诊，同时复查超声，检查了解瓣膜进展情况。

宝宝出生 14 天后仍有黄疸，为什么要警惕胆道闭锁？

周路遥 中山大学附属第一医院超声医学科副主任医师、硕士研究生导师。中国医师协会超声医师分会儿科超声专业委员会委员，广东省医学会医学人工智能分会委员，在 Nature Communications、Radiology 等国际知名杂志上发表多篇论文，主持国家级、省级自然科学基金多项，获软件著作权一项，中华医学科技二等奖一项。

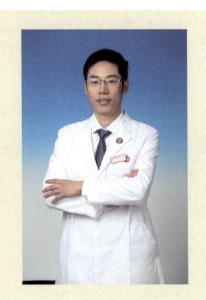

什么是胆道闭锁？

胆道闭锁是婴儿期破坏性炎症导致不同程度的以肝内和/或肝外胆管闭锁为特征的阻塞性胆道疾病，患儿发病年龄小于 1 岁，而且往往会在出生后就开始发病。胆道闭锁是一种罕见病，我国内地发病率缺乏确切统计数据，推测与中国台湾地区相近，大概是万分之一。

胆道闭锁有哪些症状？

正常情况下，肝细胞分泌的胆汁会顺着肝内毛细胆管流到胆囊内储存，再在进食后从胆囊排出到达肠道。在这个过程中，胆汁可以帮助消化吸收，同时也会排出毒素，如胆红素。

当出现胆道闭锁后，一方面，胆汁排出障碍，会导致消化吸收出现障碍；另一方面，胆红素也会在肝内淤积，从而引起器官功能障碍。因此，胆道闭锁会有以下一些表现。

（1）皮肤黏膜发黄，这是胆红素回流到血液造成的结果，宝宝会出现黄疸，眼白会发黄。

（2）颜色异常的大小便，胆红素无法排到肠道会导致大便变成陶土色，而胆红素代偿排泄进入尿液，则会导致尿液颜色变黄。

（3）营养不良，这是由于胆汁无法参与肠道消化导致营养物质吸收障碍所致。

（4）晚期症状，与肝硬化有关，有腹胀、腹壁静脉曲张、腹水、消化道出血等。

宝宝在出生3天内进行抽血检测肝功能时发现直接胆红素大于17.1 μmol/L，或出生14天后仍有黄疸且伴有大便颜色变浅，则应警惕是否存在胆道闭锁。

胆道闭锁是遗传病吗？

目前，胆道闭锁的病因尚不明确。科学家把胆道闭锁分为两类：一类是基因缺陷所致的胆道闭锁，往往会合并其他器官的畸形，如脾脏畸形、空肠闭锁等，占胆道闭锁的10%左右；另一类是孕晚期到出生阶段，胎儿由于病毒感染等原因导致胆道损伤，使胆管逐渐闭锁，这是最常见的类型，约占90%。

因此，胆道闭锁并非遗传病，临床上有时可以碰见双胞胎宝宝一个出现胆道闭锁，另一个则是正常的情况。对曾生育过胆道闭锁宝宝的夫妻而言，不必对二胎宝宝是否会患胆道闭锁过于担心，出现这种情况的概率是很低的。

通过产前排畸超声只能筛查出基因缺陷所致的胆道闭锁，绝大多数的胆道闭锁则无法通过孕期超声筛查出来。

胆道闭锁能治好吗？

治疗胆道闭锁常见的手术方法是葛西手术。患儿在60天内手术，疗效相对较好。但临床上只有约1/3的患儿能在术后建立有效的胆汁引流并带来较长期的自体肝存活，其余 2/3 的患儿手术效果不太理想。

  针对年龄大于 3 个月的胆道闭锁患儿和葛西手术效果不理想的患儿，则需通过肝移植手术进行治疗。其中，父母的亲体肝移植效果要优于公民逝世后器官捐献肝移植，术后的 5 年生存率大于 90%。

  总之，胆道闭锁是罕见病，但它并不可怕。只要及早发现并进行有效治疗，大多数胆道闭锁患儿都能获得较为理想的预后。

为什么感染性腹泻要做病原菌检测？

廖康 中山大学附属第一医院医学检验科主任技师。中华微生物与免疫学会临床微生物学组委员、中国医药教育学会感染疾病专业委员会委员、中国医疗保健国际交流促进会临床微生物与感染分会委员、中国医院协会临床微生物实验室管理专业委员会委员、广东省精准医学应用学会抗感染分会副主任委员、广东省精准医学应用学会脓毒症分会副主任委员、广东省医疗行业协会中枢神经系统感染管理分会副主任委员、广东省药事管理与药物治疗学委员会委员、全国真菌病监测网广东省级中心负责人、全国细菌耐药监测网中山一院实践培训基地负责人。

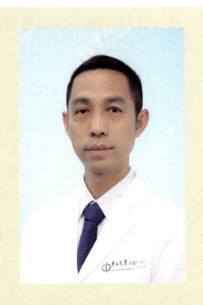

什么是感染性腹泻？

腹泻一般是指每天大便次数超过3次，且排出的大便性状不成形。而感染性腹泻，则是指由细菌、真菌、病毒、寄生虫等导致肠道感染进而引起的腹泻。除了腹泻外，感染性腹泻还会伴随着腹痛、腹胀、恶心、呕吐甚至脱水休克等症状。

按照持续的时间，腹泻分为急性（14天内）、持续性（14～29天）和慢性（30天以上）。

按照发病机制，则分为炎症性腹泻和分泌性腹泻。炎症性腹泻是病原体侵袭肠道上皮细胞引起炎症所致，大便往往是脓血便和黏血便。分泌性腹泻是病原体或其毒素刺激肠道上皮细胞引起肠液分泌增多或吸收障碍所致，大便往往是水样。

为什么会患上感染性腹泻？

当食用了被病原菌污染的食物和水源，易发生感染性腹泻。从流行病学特点来看，感染性腹泻夏秋两季比较高发，饮食卫生或个人卫生较差的地区容易发生感染性腹泻，这与细菌生长繁殖的特点有关。

感染性腹泻的病原体包括细菌、病毒和寄生虫，其中，细菌包括沙门菌、霍乱弧菌、痢疾志贺菌等。

大部分感染性腹泻都是通过粪－口传播的，即俗话说的"病从口入"；也有少数是通过接触或呼吸道传播的，如诺如病毒感染等。

如何确定感染性腹泻的病原菌？

确诊感染性腹泻的"金标准"为大便培养，轻中度患者一般无须进行病原菌检测，通过系统治疗可有效缓解症状。但当合并发热、脓血便、黏液便或是患者年龄小于3个月、存在免疫缺陷时，则需要进行病原菌的检测。

（1）霍乱弧菌。取患者米泔水样便或者呕吐物至碱性蛋白胨水管，再分离培养菌落进行菌种鉴定。

（2）沙门菌属、志贺菌属。取患者脓血便或者黏液便至无菌试管，再分离培养菌落进行血清凝集试验。沙门菌可引起全身感染，有发热等全身症状时，还需要进行血培养。

（3）致泻性大肠埃希菌。取患者水样便或脓血便，培养后先进行生化鉴定，再用血清凝集试验进行确认。

（4）轮状病毒。感染者分A组（多为婴幼儿）和B组（多为青壮年），临床检测主要集中在A组，检测方式是取水样便并进行金标法检测。

（5）腺病毒。易引起婴幼儿腹泻，须送检水样便或呕吐物进行金标法检测。

（6）艰难梭菌。艰难梭菌是肠道正常菌群，只有分泌毒素时才会引起感染性腹泻。需要将患者不成形的大便用免疫学或核酸检测的方法，来检测毒素或毒素基因。

如何治疗感染性腹泻？

（1）及时进行隔离和治疗，避免传染他人。

（2）饮食上注重少食多餐，进食易消化的食物并注意补液，以免腹泻造成脱水。对呕吐症状比较明显的患者，则需进行静脉补液。同时，还需要进行药物止泻，控制水分的排出。

（3）抗菌药物治疗，一般针对重症或传染性强的感染性腹泻患者才需要及时给予相应的抗生素治疗。

（4）预防胜于治疗，注意个人卫生和消毒，将感染性腹泻的发生概率降到最低。

为什么地中海贫血患者生育前要做基因检测？

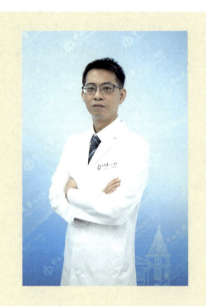

陈培松 中山大学附属第一医院医学检验科主任技师，医学检验科副主任、检验医学教研室副主任、医学检验科教职工党支部书记。国家药品监督管理局医疗器械技术审评外聘专家、广东省医学会检验医学分会青年委员、广东省妇幼保健协会产前诊断专家委员会临床分子遗传学组成员、广东省新冠病毒核酸检测能力建设和质量控制专家组成员。

地中海贫血有什么危害？

地中海贫血是一组遗传性溶血性贫血疾病，其患者数量有数千万之多且遍布全球，是全球危害最大的单基因遗传病。在我国，地中海贫血多发于两广、四川、重庆等地区。地中海贫血发病的根本原因是患者出现了基因缺陷，导致血红蛋白合成不足，进而导致贫血的出现。血红蛋白在人体的主要功能是携带氧和释放氧气。如果缺乏血红蛋白，人体首先会出现贫血，严重时影响身体的健康和发育。此外，地中海贫血通常会有异常血红蛋白的合成，容易导致红细胞破裂，最终产生溶血。当地中海贫血病情严重时，早期可导致出现胎儿水肿、自发性流产等情况，患儿甚至无法平安降生。若出现在出生后，则会造成典型的地中海贫血表现，即脸色苍白、皮肤黄疸、肝脾肿大以及地中海面容（颧骨突出、鼻梁塌陷、头颅大）等。

地中海贫血有哪些类型？

地中海贫血主要分为两大类：α-地中海贫血和β-地中海贫血。α-地中海贫血是由于 16 号染色体缺陷所致，具体分为静止型、标准型、中间型和重型，主要按照累及的基因个数和临床症状进行划分。其中，静止型病情最轻，基本没有临床症状；重型症状最重，一般在胎儿时期就会出现流产，胎儿即便能生出也会很快死亡。β-地中海贫血是由 11 号染色体缺陷所致，具体分为轻型、中间型和重型，其症状同样是从轻到重的。与 α-地中海贫血不同的是，重型 β-地中海贫血可出现在成人身上，表现出典型的贫血、溶血和发育障碍等症状，会给患者本人及其家庭带来深远的负面影响。

得了地中海贫血怎么办？

地中海贫血是否需要治疗以及如何治疗，应根据患者的疾病分型而定。①轻型、静止型：对健康不造成影响，基本无须治疗。②中间型：会出现一定贫血、溶血、生长发育障碍等症状，患者需要补充叶酸和维生素促进造血，必要时需要进行输血治疗。这类患者即便经过治疗，其健康状况与正常人仍会存在差异。③重型：目前仍缺乏较为有效的治疗手段，唯一可能实现根治效果的是造血干细胞移植，但它对医院技术要求高，加上配型难度很大，因此，全国范围内仍无法普及。重型地中海贫血患者日常需要进行对症治疗，如输血、排铁等，若出现明显肝脾肿大，还需要进行脾脏切除术。

如何避免生下严重的地中海贫血后代？

地中海贫血有遗传性，但其遗传与性别无关，夫妻双方都有可能把致病的染色体遗传给下一代，并且机会是均等的。理论上讲，当夫妻双方均患 α-地中海贫血或 β-地中海贫血，他们即有 1/4 的概率会生出重型地中海贫血的后代。因此，站在优生优育的角度，建议地中海贫血基因携带者或地中海贫血患者生育前到正规的遗传学门诊进行基因检测和咨询。当确定夫妻双方的确可能生出中间型或重型地中海贫血后代时，可选择进行第三代试管婴儿，挑选出健康或患较轻型地中海贫血的胚胎。也可选择自然怀孕，然后进行产前的基因检测，若发现胎儿存在重型地中海贫血则需要及时终止妊娠，若胎儿是健康的或仅为轻型地中海贫血则可自然分娩。

为什么用药前须仔细阅读药品说明书？

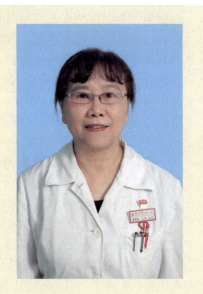

黎曙霞 中山大学附属第一医院药学部主任药师、硕士研究生导师，临床药品、设备和医疗新技术伦理委员会副主任。中国医院协会药事管理专业委员会委员、广东省医院协会药事管理专业委员会副主任委员、广东省药学会医院药学专业委员会副主任委员、广东省中医药学会医院药学专业委员会副主任委员、广东省药理学会医院临床合理用药管理专业委员会副主任委员。

药品有哪些常见的分类？

药品包括中药和西药，也可以细分为中药、化学药和生物制品。

从剂型来划分，可分为注射给药、口服给药和外用给药。口服药物包括药片、胶囊和胶丸，外用药包括涂抹剂、贴剂、喷雾剂、眼药水和溶液剂。注射剂一般在医疗机构由医护人员给患者注射。

如何从产品批准文号看它是不是药品？

所有药品都有自己唯一的批准文号，企业想要生产药品，必须向国家药品监督管理部门申请药品批准文号，经过审核批准，才能按照法定的生产标准、生产工艺以及在相应的生产条件下生产该药品。

药品批准文号一般是"国药准字"加上 1 个英文字母，后面再接上 8 位数字，其中字母 H 表示化学药、Z 表示中成药、S 则表示生物制品。数字的前 4 位是批准文号获得的年份，后 4 位则是药品批准文号编号。

对进口药品而言，它需要的是进口药品注册证号，其同样是 1 个英文字母和 8 位数字，具体格式和分别代表的含义与非进口药品类似。

正常情况下，药品的批准文号都会在外包装上清晰显示，而且可以通过国家药品监督管理局的官网进行查询。但是保健品由于其是食品而并非药品，则不会有药品的批准文号。

处方药和非处方药有什么不同？

（1）处方药。主要用于比较复杂的病情或是针对中重度患者用药，它的药理作用相对较强，使用较为复杂，需要执业医师或者是执业助理医师的处方才能够调配、购买和使用，并需要严密监测用药过程中的不良反应。

（2）非处方药。标识为 OTC，它的疗效比较确切且安全性高，能治疗轻微病症，无须医生开具药方即可由消费者在药店自行购买，也可在家根据药品说明书自行使用。常见的非处方药包括感冒药、止咳药、镇痛药、助消化药、抗酸药、通便药、维生素类和滋补药、外用药、避孕药等。

如何安全用药？

（1）切忌盲目用药。尽可能遵医嘱或是仔细阅读药品说明书后用药，不要自行增减药量或改变用药频率，若有疑问可向医生、药师和护士请教。

（2）选对用药时间和方式。按照说明书的"餐前""餐后""空腹"等要求选择服药时间。针对吞服的药物，需要温开水送服；含服需要让药品在口腔中慢慢溶解；嚼服则需要将药品咬碎后再吞下。

（3）注意儿童用药剂量。部分药品有专门的儿童剂型，但部分药物是成人和儿童共用的，需要注意儿童用药的剂量，其与儿童的年龄和体重都有关联性，具体须遵循医嘱。

（4）妥善储存药品。温度、湿度、紫外线等因素都会影响到药品的质量，需要根据药品说明书的要求对药品进行存放，并及时清理过期的药品。需要注意的是，药品开封后有效期不再是原标识的日期，而需要遵循医嘱。

（5）孕妇慎用药品。孕期用药为避免给胎儿带来负面影响，需要咨询专科医生的意见。因此，孕妇一旦生病应就医诊查，而不能自行购买非处方药服用。

为什么输液不能随意调节滴速？

陈杰 中山大学附属第一医院药学部主任药师、硕士研究生导师、药学部副主任、药学部教职工第一党支部书记。中国研究型医院学会药物评价专业委员会常务委员，中国药师协会药物治疗管理工作委员会委员，广东省药学会临床药学服务与实践专业委员会主任委员，广东省医学会细菌感染与耐药防治分会常务委员，广东省药学会重症医学专业委员会、科普用药专业委员会等副主委，广东省药理学会药学监护专业委员会副主委，广东省精准医学应用学会精准用药分会常务委员，广东省中西医结合学会慢病防治及管理专业委员会常务委员。

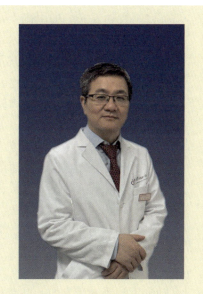

输液的目的是什么？

不是所有的疾病均需要输液，"能吃药不打针，能打针不输液"是世界卫生组织（WHO）建议的用药原则。

输液的目的是：补充水电解质，纠正水电解质失调并维持酸碱平衡，多用于脱水和酸碱失衡的患者；补充营养和热量，常用于长期慢性消化道疾病或肿瘤患者；输入药物治疗疾病，用于严重感染等疾病的患者；增加血容量和维持血压，常用于抢救严重烧伤、失血休克的患者；输入脱水剂，利尿消肿，常用来降低患者的颅内压；等等。

输液有哪些危害？

（1）发热反应。即由微生物等微粒污染触发的输液反应，包括寒战、高热等，严重时可引起心悸、休克甚至危及患者生命。

（2）静脉炎。输液造成皮肤组织局部刺激，可导致肿痛甚至静脉炎，特别多见于使用刺激性大的药物时。

（3）栓塞。输液会带来肉眼不可见的微粒，若大量进入血管，可堵塞毛细血管形成血栓。

（4）过敏反应。多表现为皮疹、胸闷、呼吸困难、心悸，甚至出现休克、血压下降等，它出现的速度、强度和发生率都远高于口服药物。

（5）体液平衡紊乱。过快、过量输液会引起包括心衰、水钠潴留、水中毒、酸中毒等。

输液有哪些误区？

（1）认为输液治疗，病就好得快。实际上输液的确起效快，但不一定会让患者好得快，同时不良反应也会更为明显。

（2）认为输液十分安全。实际上输液是侵入性、有创性的给药方式，存在较大的风险，出现不良反应的概率远高于口服给药和肌注给药。

（3）认为输液可以疏通血管。导致血管狭窄的主因是动脉粥样硬化，治疗需要长期的药物干预，并不能通过输液就把血管的硬化疏通或冲走。

（4）认为输液能补充营养。输液补充营养仅是针对无法正常进食、营养状况比较差的患者。一般能正常进食的患者，把输液当作摄取营养、增强免疫的手段是不可取的。

输液过程中要注意什么？

输液器本身会对微小的气泡自动过滤，避免其进入血管，患者不必太过担心。若输液时出现回血，多与输液部位过高导致压力不足有关，只需让输液部位低于滴斗即可自行恢复。

不建议患者和家属随意调节滴速，输液速度是影响药物治疗和安全性的重要因素，一般由医生和护士根据患者情况进行确认，自行调节输液速度可导致严重不良反应的出现，甚至导致死亡。

若输液部位出现鼓包，可能是药液漏液所致，应尽快关闭输液器的开关并呼叫护士进行处理，鼓包处一般无须处理可自行吸收恢复。

如何安全输液？

要想避免输液带来的不良反应，建议患者服从医嘱而不要盲目主动要求输液。世界卫生组织提倡用药应能口服不肌注，能肌注不静脉注射。很多常见疾病，如感冒、慢性炎症等，其实大多都可通过口服药物治疗而无须输液。同时，要尽量避免空腹输液，输液时也不能自行调节输液速度，出现任何不良反应应及时呼叫护士进行处理。输液结束后应用棉签按压输液部位5～10分钟，并休息观察20分钟左右再离开。若长期输液，可通过更换输液部位或热敷消除水肿。